麻醉学问系列丛书

总主审 曾因明 邓小明
总主编 王英伟 王天龙 杨建军 王 锷

小儿麻醉

主 审 左云霞
主 编 杜 溢

Pediatric Anesthesia

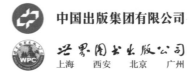

中国出版集团有限公司

世界图书出版公司
上海 西安 北京 广州

图书在版编目(CIP)数据

小儿麻醉 / 杜溢主编. —上海：上海世界图书出
版公司，2024.1
（麻醉学问系列丛书 / 王英伟总主编）
ISBN 978-7-5232-0808-3

Ⅰ．①小… Ⅱ．①杜… Ⅲ．①儿科学—麻醉学—问题
解答 Ⅳ．①R726.14-44

中国国家版本馆 CIP 数据核字（2023）第 175094 号

书　　名	小儿麻醉	
	Xiaoer Mazui	
主　　编	杜　溢	
责任编辑	沈蔚颖	
出版发行	上海世界图书出版公司	
地　　址	上海市广中路 88 号 9-10 楼	
邮　　编	200083	
网　　址	http://www.wpcsh.com	
经　　销	新华书店	
印　　刷	杭州锦鸿数码印刷有限公司	
开　　本	787mm×1092mm　1/16	
印　　张	25.5	
字　　数	468 千字	
版　　次	2024 年 1 月第 1 版　2024 年 1 月第 1 次印刷	
书　　号	ISBN 978-7-5232-0808-3/ R·711	
定　　价	180.00 元	

总主编简介

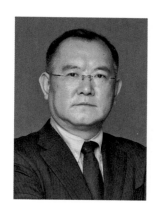

王英伟

复旦大学附属华山医院麻醉科主任，教授，博士研究生导师。

中华医学会麻醉学分会常委兼秘书长，中国医学装备协会麻醉学分会主任委员，中国神经科学学会理事兼麻醉与脑功能分会副主任委员，中国研究型医院学会麻醉学分会副主任委员，中国药理学会麻醉药理分会常务委员。

以通讯作者发表 SCI 论文 60 余篇。作为项目负责人获得国家 863 重点攻关课题、科技部重点专项课题，以及国家自然科学基金 7 项其中包括重点项目。主编《小儿麻醉学进展》《小儿麻醉学》《临床麻醉学病例解析》《神奇的麻醉世界》《麻醉学》精编速览（全国高等教育五年制临床医学专业教材）、《麻醉学》习题集（全国高等教育五年制临床医学专业教材）等专著。

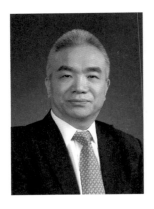

王天龙

首都医科大学宣武医院麻醉手术科主任医师,教授,博士研究生导师。

中华医学会麻醉学分会候任主任委员,中华医学会麻醉学分会老年人麻醉学组组长,国家老年麻醉联盟主席,中国医师协会毕业后教育麻醉专委会副主任委员,北京医学会麻醉学分会主任委员,中国研究型医院麻醉专业委员会副主任委员,欧洲麻醉与重症学会考试委员会委员。

擅长老年麻醉、心血管麻醉和神经外科麻醉,发表 SCI 论文 90 余篇,核心期刊论文 300 余篇。领衔执笔中国老年人麻醉与围术期管理专家共识/指导意见 9 部。主译《姚氏麻醉学》第 8 版,《摩根临床麻醉学》第 6 版中文版;主编国家卫健委专培教材《儿科麻醉学》等。

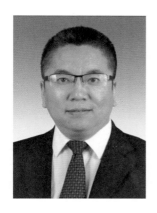

杨建军

郑州大学第一附属医院麻醉与围手术期及疼痛医学部主任,郑州大学神经科学研究院副院长,教授,博士研究生导师。

中华医学会麻醉学分会常务委员,中国精准医学学会常务理事,中国老年医学学会麻醉学分会副会长,中国神经科学学会麻醉与脑功能分会常务委员,中国神经科学学会感觉与运动分会常务委员,教育部高等学校临床医学类专业教学指导委员会麻醉学专业教学指导分委员会委员,河南省医学会麻醉学分会主任委员。

主持国家自然科学基金6项。发表SCI论文283篇,其中32篇IF＞10分。主编《麻醉相关知识导读》《疼痛药物治疗学》,主审《产科输血学》,参编、参译30余部。

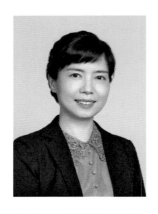

王　锷

一级主任医师,二级教授,博士生导师。

中南大学湘雅医院麻醉手术部主任,湖南省麻醉与围术期医学临床研究中心主任,国家重点研发计划项目首席科学家,中华医学会麻醉学分会常委,中国女医师协会麻醉学专委会副主委,中国睡眠研究会麻醉与镇痛分会副主委,中国心胸血管麻醉学会心血管麻醉分会副主委,中国超声工程协会麻醉专委会副主委,中国医师协会麻醉科医师分会委员,中国医疗器械协会麻醉与围术期医学分会常委,湖南省健康服务业协会麻醉与睡眠健康分会理事长,湖南省麻醉质控中心副主任。《中华麻醉学杂志》《临床麻醉学杂志》常务编委。

分册主编简介

杜　溢

　　副主任医师,医学博士。上海交通大学医学院附属新华医院麻醉与重症医学科副主任。

　　从事小儿麻醉二十余年,在各种小儿常见和罕见的先天性疾病的麻醉及围手术期处理方面具有丰富经验,尤其擅长新生儿、婴幼儿各类疾病手术麻醉以及青少年复杂脊柱侧弯等手术麻醉中的呼吸、循环、血液保护等方面的管理和临床研究。

麻醉学问系列丛书

总主审

曾因明　邓小明

总主编

王英伟　王天龙　杨建军　王　锷

总主编秘书

黄燕若

分册主编

麻醉解剖学	张励才	张　野
麻醉生理学	陈向东	张咏梅
麻醉药理学	王　强	郑吉建
麻醉设备学	朱　涛	李金宝
麻醉评估与技术	李　军	张加强
麻醉监测与判断	于泳浩	刘存明
神经外科麻醉	王英伟	
心胸外科麻醉	王　锷	
骨科麻醉	袁红斌	张良成
小儿麻醉	杜　溢	
老年麻醉	王天龙	
妇产科麻醉	张宗泽	
五官科麻醉	李文献	
普外泌尿麻醉	李　洪	
合并症患者麻醉	王东信	赵　璇
围术期并发症诊疗	戚思华	刘学胜
疼痛诊疗学	冯　艺	嵇富海
危重病医学	刘克玄	余剑波
麻醉治疗学	欧阳文	宋兴荣
麻醉学中外发展史	杨建军	杨立群
麻醉学与中医药	苏　帆	崔苏扬

编写人员

主　审
▼

左云霞（四川大学附属华西医院）

主　编
▼

杜　溢（上海交通大学医学院附属新华医院）

副主编
▼

徐　颖（重庆医科大学附属儿童医院）

编　委
▼

崔　宇（成都市妇女儿童中心医院）

丁旭东（中国医科大学附属盛京医院）

杜　彬（四川大学华西医院）

顾志清（上海市儿童医院　上海交通大学医学院附属儿童医院）

黄瑾瑾（浙江大学医学院附属儿童医院）

刘国亮（国家儿童医学中心首都医科大学附属北京儿童医院）

刘立飞（重庆医科大学附属儿童医院）

孙　瑛（上海交通大学医学院附属上海儿童医学中心）

孙　瑗（上海交通大学医学院附属新华医院）

魏　嵘（上海市儿童医院　上海交通大学医学院附属儿童医院）

杨振东（山东大学附属儿童医院　济南市儿童医院）

叶雪飞（温州医科大学附属第二医院、育英儿童医院）

周志坚（复旦大学附属儿科医院）

参编人员（以姓名拼音为序）

陈华林　郭　建　何　裔　胡瑶琴　黄清华
李思源　刘燕飞　吕井井　沈　辰　宋蕴安
万玉骁　王江梅　王思聪　王　艳　叶　平
张　帆

主编秘书

李思源（上海交通大学医学院附属新华医院）

总　序

　　我投身麻醉学专业 60 余年,作为中国麻醉学科从起步、发展到壮大的见证者与奋斗者,欣喜地看到 70 余年来,特别是近 40 年来,我国麻醉学专业持续不断的长足进步。新理论、新观念、新技术、新设备、新药品不断涌现,麻醉学科工作领域不断拓展,人才队伍的学历结构和整体实力不断提升,我国麻醉学事业取得了历史性成就。更令人欣慰的是,我国麻醉学领域内的后辈新秀们正在继承创新,奋斗于二级临床学科的建设,致力于学科的升级与转型,为把我国的麻醉学事业推至新的更高的平台而不懈努力。

　　麻醉学科的可持续发展,人才是关键,教育是根本。时代需要大量优秀的麻醉学专业人才,优秀人才的培养离不开教育,而系列的专业知识载体是教育之本。"智能之士,不学不成,不问不知"。"学"与"问"是知识增长过程中两个相辅相成、反复升华、不可缺一的重要层面。我从事麻醉学教育事业逾半个世纪,对此深有体会。

　　欣悉由王英伟、王天龙、杨建军、王锷教授为总主编,荟集国内近百位著名中青年麻醉学专家为主编、副主编及编委的麻醉学问丛书,历经凝心聚力的撰著终于问世。本丛书将麻醉教学中的"学"与"问"整理成册是别具一格的,且集普及与提高为一体,填补了我国麻醉学专著中的空白。此丛书由 21 部分册组成,涉及麻醉解剖、麻醉生理、麻醉药理和临床麻醉学各专科麻醉,以及麻醉监测、治疗等领域,涵盖了麻醉学相关的基础理论及临床实践技能等丰富内容,以问与答的形式为广大麻醉从业者开阔思路、答疑解惑。这一丛书以临床工作中常见问题为切入点，编撰时讲究文字洗练，简明扼要，便于读者记忆和掌握相关知识点，减少思维冗杂与认知负荷。

　　值此丛书出版之际，我对总主编、主编和编委，以及所有为本丛书问世而辛勤付出的工作人员表示衷心的感谢！感谢你们为了麻醉学事业的发展、为了麻醉学教育的进步、为了麻醉学人才的培养所做出的不懈努力！"少年辛苦终身事，莫向光阴惰寸功"，希望有更多出类拔萃、志存高远的后辈们选择麻醉学专业作为自己奋斗终生的事业，勤勉笃行、深耕不辍！而此丛书无疑是麻醉学领域传道授业解惑的经典工具书，若通读博览，必开卷有益！

（丛书总主审：曾因明）

徐州医科大学麻醉学院名誉院长、终身教授

中华医学教育终身成就专家获得者

2022 年 11 月 24 日

前　言

在当前信息化的时代,专业人士获取信息和资源的方式已经发生了翻天覆地的变化,从以前阅读大部头的专业书籍,定期阅读期刊文献到现在随时随地从互联网获取资讯,科技在改变着人们的阅读习惯。本系列丛书是王英伟总主编基于时代的变革,为麻醉界同行们精心编撰的问答式口袋书,并将以此为基础编撰便携式电子书。这是一个非常有创意,有实用价值,同时又非常符合麻醉医师工作、阅读习惯的大型丛书编撰想法。

《小儿麻醉》分册聚焦小儿麻醉,主要为从事小儿麻醉的专业医生提供工作中相关内容的便捷检索查询,也为从事儿科麻醉的综合医院麻醉医师在临时需要时检索使用。本书集结了国内知名的具有小儿麻醉先进临床经验的医疗机构麻醉专家,以当前小儿麻醉临床工作中常见问题为主要内容,同时兼顾一些容易被忽略的、疑难的问题进行解答,内容基本涵盖了小儿麻醉临床工作的各个方面。在内容的编排上,也突破了传统的医学书籍组织框架,以各家机构擅长的特色领域为提纲,力求把目前小儿麻醉临床工作的基础和前沿内容传递给读者。希望本书的出版在给广大麻醉医师带来先进的麻醉专业知识的同时,更能让大家体会到便捷阅读给麻醉医师在提高工作水平、加强麻醉安全方面带来的好处。

（本书主编：杜溢）

上海交通大学医学院附属新华医院

麻醉与重症医学科副主任

目　录

第一章　小儿麻醉术前评估 ·· 1

第一节　小儿麻醉术前评估相关问题 ······························ 1

第二节　小儿五官科、眼科手术麻醉评估 ····················· 15

第三节　小儿镇静、舒适化医疗术前评估 ····················· 16

第四节　新生儿术前评估 ·· 18

第五节　慢性疾病患儿术前评估 ··································· 25

第六节　小儿气道评估 ·· 26

第七节　小儿心脏病的术前评估 ··································· 27

第八节　先天性基因缺陷病的术前评估 ························ 32

第二章　小儿麻醉的术中监测和液体管理 ················· 40

第一节　动脉穿刺 ·· 40

第二节　静脉穿刺 ·· 42

第三节　体温监测 ·· 47

第四节　呼吸监测 ·· 49

第五节　循环监测 ·· 53

第六节　小儿特殊监测 ·· 59

第七节　围术期液体管理 ··· 62

第八节　输血及血液保护 ··· 66

第九节　麻醉重症超声 ·· 68

第三章　小儿手术室外镇静镇痛及日间手术麻醉 ················· 82
第一节　日间手术 ················· 82
第二节　小儿无痛胃肠镜 ················· 90
第三节　小儿无痛纤维支气管镜 ················· 95
第四节　镇静 ················· 98
第五节　MRI 中的镇静 ················· 102
第六节　特殊患儿的镇静 ················· 105

第四章　小儿麻醉的并发症及处理 ················· 108
第一节　术中呼吸系统并发症及处理 ················· 108
第二节　术中循环系统并发症及处理 ················· 112
第三节　术中有创操作并发症及处理 ················· 115
第四节　术中其他系统并发症及处理 ················· 120
第五节　术后呼吸系统并发症及处理 ················· 124
第六节　术后循环系统并发症及处理 ················· 130
第七节　术后其他系统并发症及处理 ················· 133
第八节　小儿基础和高级生命支持 ················· 139
第九节　新生儿生命支持 ················· 144
第十节　小儿围术期的心肺复苏 ················· 150

第五章　小儿先天性心脏病手术麻醉问题 ················· 160

第六章　新生儿麻醉 ················· 191

第七章　小儿胸科麻醉问题 ················· 226
第一节　病理生理学 ················· 226
第二节　小儿单肺通气 ················· 228
第三节　小儿胸科手术的镇痛 ················· 241
第四节　各类小儿胸外科手术麻醉 ················· 244

　　第五节　超声在小儿胸科手术中的应用 ··· 263

█ 第八章　神经外科麻醉问题 ·· 276
　　第一节　生理学基础 ··· 276
　　第二节　麻醉药的神经生理学影响 ··································· 277
　　第三节　神经外科麻醉一般问题 ····································· 278
　　第四节　各类神经外科手术麻醉 ····································· 283

█ 第九章　小儿耳鼻咽喉及支气管镜手术麻醉 ······· 289

█ 第十章　小儿骨科手术麻醉 ·· 298
　　第一节　小儿上肢手术麻醉 ··· 298
　　第二节　小儿下肢手术麻醉 ··· 301
　　第三节　小儿颈椎手术麻醉 ··· 307
　　第四节　小儿脊柱侧弯手术麻醉 ····································· 309
　　第五节　小儿骨科一日手术麻醉 ····································· 329
　　第六节　小儿骨髓炎手术麻醉 ······································· 331
　　第七节　小儿骨科肿瘤手术麻醉 ····································· 332

█ 第十一章　儿科普外、泌尿、烧伤整形手术的麻醉 ·················· 338

█ 第十二章　小儿围术期疼痛管理 ······························· 360
　　第一节　区域麻醉 ··· 360
　　第二节　外周神经阻滞 ··· 366

小儿麻醉术前评估

第一节 小儿麻醉术前评估相关问题

1. 手术前为什么要禁食禁水？具体禁食禁水是怎么规定的？

患儿在接受深度镇静或全身麻醉时，其保护性呛咳及吞咽反射减弱或消失，食管括约肌松弛使得胃内容物极易反流至口咽部，可误吸入气道内，引起气道梗阻和吸入性肺炎。麻醉前建议禁食时间遵循 2-4-6-8 原则，即禁食清饮料 2 小时、母乳 4 小时、牛奶配方奶和淀粉类固体食物 6 小时、脂肪及肉类固体食物 8 小时。对于婴幼儿和儿童，过长的禁食时间，可使患儿口渴、饥饿等不适感加重，造成不必要的哭闹或烦躁，严重时还可出现低血糖和脱水，故可采取个体化禁食方案。

2. 上呼吸道感染患儿可以进行择期麻醉吗？

上呼吸道感染患儿是否可以施行麻醉，不能一概而论，应结合患儿的实际情况、手术的类型、是否急诊等做出综合判断。上感症状轻微、短小手术、非气管插管、由经验丰富的儿科麻醉医师在场等情况下可以考虑麻醉，当出现下呼吸道症状和体征(湿咳，有啰音或哮鸣音，胸片阳性)或发热＞38.5℃时，择期手术应推迟。

3. 对于平时就有气道高反应的小儿，术前评估和术中麻醉需要特别注意什么？

气道高反应患儿的术前评估包括：年龄，是否早产儿，上呼吸道感染，哮喘，过敏性鼻炎，被动吸烟史，临床症状，手术类型，是否需要插管，家属对疾病的理解等。哮喘急性发作，控制情况不佳，需要使用大量吸入雾化者应推迟手术至控制良好。术中需要有经验的麻醉团队，麻醉前预防性应用沙丁胺醇；应用丙泊酚诱导，推荐静脉诱导而不是吸入诱导;术中应用七氟烷可治疗支气管痉挛,但不推荐用于缓解喉痉挛;术中使用七氟烷优于其他吸入麻醉药,不用地氟醚;拔管前可静脉给予丙泊酚和利多卡因等处理。上呼吸道感染的围术期处理,见图 1。

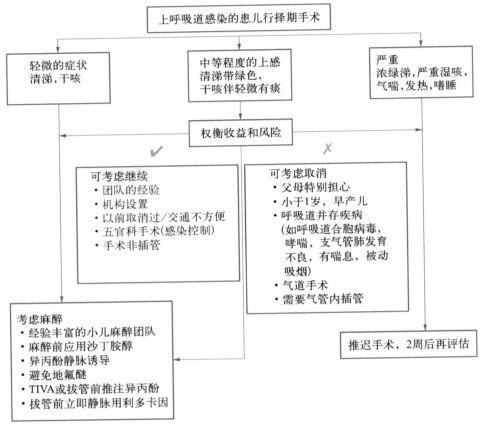

图 1　上呼吸道感染的围术期处理

4. 急诊手术患儿在发热状态可以麻醉吗?

小儿发热可使机体代谢及氧耗增加,可以发生相对缺氧。高热患儿常发生代谢性酸中毒和高碳酸血症、脱水和电解质紊乱、低血糖、循环衰竭、脑缺氧,脑水肿甚至惊厥等,细胞膜通透性升高全身弥漫性水肿。急症患儿在高热状态下进行麻醉和手术,其风险增大,易发生麻醉意外及并发症。尚没有文献说明体温必须降到多少才可以手术,急症手术可能需要边降温,边准备,注意围术期水电解质酸碱平衡和补液。

5. 如果青春期女孩正处于月经周期中,需要注意哪些问题?

月经周期的激素水平的变化对青春期女孩身体和多种疾病病程产生影响。研究发现,经前阶段急性支气管哮喘会加重。癫痫发作的频率会在月经期间增加。月经期间青光眼、双相情感障碍和过敏等全身性疾病的症状可能加重。月经期间声带更容易水肿,且痛觉敏感,但术后恶心呕吐发生率有无变化尚无定论。对激素敏感的组织手术出血量可能增加。

6. 小儿皮疹影响麻醉吗?

首先要分辨皮疹是属于什么类型,哪种疾病,急性还是慢性的,药物治疗史,必要时请皮肤科会诊。皮疹部位特别是有破损的,穿刺时需要避开。对于过敏性原因引起的皮疹,注意围术期支气管痉挛的发生,甚至过敏性休克的可能性。

7. 新生儿术前血色素应该维持在什么范围内可以接受手术?

根据小儿围术期输液和输血指南 2017 年版,术前新生儿血色素需要大于 140 g/L,可接受术前 HCT 为足月新生儿 30%～35%,早产儿 35%。

8. 小儿手术前可以打疫苗吗?

最好接种疫苗 2 周后再行择期手术,3～4 周抗体比较稳定。根据免疫反应的时间推算,疫苗接种后 10 天左右出现抗体,IgM 为主,之后逐渐出现 IgG,3～4 周后比较稳定表达,并维持较长时间。

9. 小儿生理状态下是以口腔还是鼻腔为主要呼吸途径?

生理状态下小儿是经鼻呼吸。因其鼻腔相对短小,鼻道狭窄,无鼻毛,鼻黏膜柔嫩并富于血管,所以易于感染,且感染时黏膜肿胀,易造成堵塞,导致呼吸困难或张口呼吸。

10. 相较于成人小儿行气管插管困难的原因?

小儿舌体相对较大,减少口腔的间隙,使其更易发生气道梗阻,舌肌张力降低也使小儿气道更易发生被动梗阻。婴幼儿仰卧位吸气或经鼻被动呼气时,舌体易与软腭相贴合。

11. 婴儿及儿童喉头最狭窄位置是哪里？

婴儿及儿童喉头最狭窄的部位为环状软骨水平。喉部呈漏斗状，喉腔较窄，声门狭小，软骨柔软，黏膜柔嫩且富含血管及淋巴组织，故轻微炎症即可引起喉头狭窄致吸气性呼吸困难。

12. 小儿左右侧主支气管夹角随年龄如何变化？小儿气管支气管分叉处与成人有何区别？对气管插管有何影响？

儿科学第九版指出小儿左主支气管细而长，由气管侧方伸出；而右主支气管短而粗，由气管直接延伸。这种夹角的不对等是先天性的，故气管内异物较易进入右侧主支气管。新生儿气管较短，分叉在 T_2 水平，而成人在 T_5 水平。由于小儿气管的以上解剖特点，使得小儿气管插管容易插到右侧，或者容易滑出声门。

13. 小儿呼吸肌更易出现疲劳的原因？

小儿胸廓较短，前后径相对较长，呈桶状，肋骨呈水平位，膈肌位置较高，胸腔小而肺脏相对较大。因此，在呼吸时，肺的扩张受到限制，尤以脊柱两旁和肺的后下部受限更甚，不能充分扩张进行通气与换气。小儿的呼吸肌发育不全，表现为肌纤维较细，间质较多，肌肉组织中耐疲劳的 I 型肌纤维所占的比例少。故小儿呼吸肌肌力弱，容易疲劳，易发生呼吸衰竭。

14. 生理状态下小儿呼吸运动主要依赖于什么？

小儿肋间肌发育差，呼吸主要靠膈肌的运动，以腹式呼吸为主，易受腹胀的影响。

15. 小儿呼吸频率远高于成人的原因？

小儿需氧量大，新生儿肺泡面积约为成人的 1/3，但代谢率却是成人的 2 倍，小儿潮气量小于成人，呼吸道容量小，婴幼儿呼吸储备量较小。因此，小儿主要通过增加呼吸频率而不是增加容量来满足高代谢要求。

16. 小儿出现呼吸道阻塞的发生率远高于成人的原因？

小儿呼吸道狭窄，黏膜软血管丰富，咳嗽反射和纤毛运动较差使得清除能力差；肺泡数量少且肺泡小，弹力组织发育较差，血管丰富，间质发育旺盛，致肺含血量多而含气量相对少；小儿呼吸道的非特异性和特异性免疫功能均较差。小儿的以上生理特点使得该人群易于发生呼吸道的感染。小婴儿呼吸道梗阻主要是由呼吸道感染后黏膜肿胀和分泌物堵塞引起。

17. 婴幼儿更容易出现脱水的原因？

① 需水量大。水的需要量大，交换率快。小儿生长发育快，婴儿每日水的交换量为细胞外液量的 1/2，而成人仅为 1/7。② 水排出多。小儿体表面积相对大，呼吸频率快使不显性失水较成人多。小儿排泄水的速度较成人快，年龄愈小，出量相对愈多。小儿肾小球滤过率低，髓袢短，抗利尿激素分泌不足，尿液浓缩功能不足。入量不足易发生脱水甚至急性肾功能不全。

18. 什么是 Starling 方程？修改后的 Starling 方程是什么？

Starling 方程：$F=(Pc-P_i)-\sigma(\pi p-\pi_i)$，F 为过滤率，$Pc-P_i$ 为血管内与组织间隙静水压差，$\pi p-\pi_i$ 为血管内与组织间隙胶体渗透压差，σ 为反射系数。

修改后的 starling 方程：$F=(Pc-Pg)-\sigma(\pi p-\pi g)$，Pg 为内皮细胞糖萼层（EGL）外内皮细胞间缝隙的静水压，πg 为 EGL 外内皮细胞间缝隙的胶体静水压。EGL 产生的跨内皮多糖蛋白胶体渗透压是毛细血管液体内外流动的主要决定因素。

19. 小儿代谢率与氧耗量和成人有何差异？

小儿的基础代谢较成人高，在婴儿期基础代谢率所需占总能量的 50%，12 岁后与成人相仿。成人的氧耗量为 3 mL/(kg·min)，小儿安静时的氧耗量约为 6 mL/(kg·min)。

20. 小儿生理状态下产热、散热功能与成人有何差异？小儿生理状态下对寒冷应激的反应与成人有何不同？

产热一般包括代谢活动、颤抖和非颤抖产热。新生儿无寒战反应，通过棕色脂肪组织产热。年龄越小体温调节中枢系统越不成熟，小儿皮下脂肪较薄，容易散热，因此很容易出现体温过低现象。散热通过皮肤蒸发、辐射、对流和传导等方式。新生儿单位面积汗腺数量是成人的 6 倍，但功能仅为成人的 1/3，在高温的环境中，只有少量不显性散热，易发展成高热。

21. 小儿体温调节的特点？新生儿合适的环境温度是多少？

小儿体温调节中枢发育不完善，容易受环境温度的影响；且体表面积相对较大,而皮肤汗腺散热不全,容易出现散热和产热不平衡而出现体温波动。在室内,相对湿度为 50% 的条件下,新生儿合适的环境温度是 32~34℃,早产儿合适的环境温度是 35℃。

22. 小儿体液总量及分布特点,小儿体液分布与单位药量较成人相比有何差异?

新生儿体液约占其体重的 80%,至 1 岁时 70%,此后该比例维持相对稳定在 65%,直至青春期约占体重的 60%,肥胖儿童体液较正常儿童偏低。其中新生儿细胞外液约占总体液的 50%,随着年龄增长,占比下降。小儿以上生理特点产生不同于成人的药代动力学差异:① 水溶性药物的分布容积大,首次剂量需要加大才能达到理想的血药浓度。② 新生儿脂肪少,依赖脂肪再分布终止其作用的药物其临床药效将延长。③ 在肌肉中再分布的药物的临床药效可能延长。

23. 小儿麻醉前用药是否需要镇痛类药物?

一般患儿不推荐使用镇痛药。虽然在麻醉前使用镇痛药会增加患儿入室后的镇静程度,但在患儿与父母分离的容易程度和患儿配合面罩诱导等方面并未表现出优势,而且镇痛药会增加麻醉前的呕吐及术后恶性呕吐的发生率而增加患儿的不适。

24. 小儿术前用药的种类、剂量及禁忌有哪些?

小儿术前一般也需要镇静和抗焦虑,而抗胆碱药不常规使用。若为婴儿或术中采用氯胺酮麻醉,可加用格隆溴铵 0.05~0.1 mg/kg 口服(或 4 μg/kg 静脉推注)或者阿托品 10~20 μg/kg 静脉推注。小儿术前药物:咪达唑仑口服 0.3~0.7 mg/kg;氯胺酮肌内注射 2~4 mg/kg;右美托咪定经鼻 1~4 μg/kg。禁忌证:① 镇静和抗焦虑药:严重肺功能不全、支气管哮喘、颅脑损伤所致的呼吸中枢抑制、肝性脑病等禁用或慎用。② 抗胆碱药:甲状腺功能亢进症,高热,心动过速、青光眼等禁用。

25. 小儿术前心脏功能评估方法?

① 病史回顾:患儿的一般情况和活动能力。有无喂养困难、出汗、疲劳、呼吸困难和唇周紫绀。呼吸道反复感染往往提示肺血流增多。② 体格检查:充血性心力衰竭患儿的生长发育速度常落后于同年龄儿童。新生儿和小婴儿的体格检查应

包括肝脏和囟门触诊以评估血容量,肝脏大小也是衡量小儿心脏功能的绝佳指标。③ 实验室指标:血液学指标,胸片,心电图,超声心动图,心脏磁共振成像,心导管造影检查。④ 进行心功能分级,多采用 NYHA 分级。

26. 小儿全身麻醉术后多久可以再次接受全身麻醉?

无确定的时间限制,主要根据外科手术指征进行。国外大多数的研究表明,单次全身麻醉暴露不影响小儿术后认知功能。婴儿早期全身麻醉时间不足 1 小时,并不会改变神经发育结果。而多次重复麻醉与手术暴露会可能会对神经发育有影响。

27. 哪些患儿不适合进行无痛消化内镜?对执行无痛消化内镜检查的患儿进行术前评估需要注意哪些问题?

不适合进行无痛消化内镜检测的指标有:ASA 分级Ⅳ级及以上、重要脏器功能障碍如严重先天性心脏病、严重传导阻滞、恶性心律失常;重要器官功能失代偿;持续哮喘状态;严重肺部感染或上呼吸道感染的患儿;重度肥胖;胃潴留;上消化道出血;近期使用抗凝药的患儿。术前评估:① 近期有无上呼吸道感染;② 是否有严重的先天性心脏病;③ 是否存在困难气道;④ 是否有胃肠道潴留、活动性出血、梗阻;⑤ 是否按照常规禁食;⑥ 是否有持续哮喘史;⑦ 是否服用抗凝药物。

28. 腹泻患儿麻醉应注意的问题?

① 正确评估患儿的脱水程度及性质,是否有低钾血症。要及时补充晶体液进行液体复苏及补钾。② 注意患儿是否有酸碱平衡紊乱尤其是代谢性酸中毒或混合性酸碱平衡紊乱。故该类患儿必须手术麻醉时,麻醉前应进行充分补液,纠正患儿水电解质、酸碱平衡紊乱。

29. 危重患儿如何进行术前麻醉评估?

患儿病情危急程度的评估程序:一般评估、初步评估、进一步评估和高级评估。一般评估(60 秒内):迅速判断患儿呼吸循环病情严重程度,判断是否有生命危险。初步评估:通过 ABCDE［气道(airway)、呼吸(breathing)、循环(circulation)、神经损伤程度(disability)、全身检查(exposure)］判断是否应被视为威胁生命的危重患儿,危重患儿立即启动急救程序,如果病情不威胁生命,开始进一步评估和高级评估：进一步评估，包括收集病史的 SAMPLE 程序[S(signs and symptoms)、A(allergies)、M(medications)、P(pertinent past history)、L(last oral intake)、E(events)]和体检，实施全面体检，不放过任何疑点。高级评估：实施各种辅助检查协助诊断和判断病情的严重程度。

30. 急腹症患儿如何进行术前麻醉评估？

了解患儿的进食情况和疾病病程，急腹症常常当饱胃处理。全面体格检查，了解有无其他合并症，如先天性心脏疾病或其他畸形。严重的消化道梗阻可使腹部扩张，膈肌上抬而影响呼吸。患儿一旦出现腹膜炎或脓毒血症应使用有效抗生素控制感染并评估循环和脏器功能。急性病变常因呕吐和腹泻使水和电解质紊乱，评估患儿的脱水程度和血气、电解质情况。

31. 肾上腺区肿瘤患儿如何进行术前麻醉评估及制订麻醉方案？

肾上腺皮质肿瘤通常有为皮质醇增多症、原发性醛固酮增多症、肾上腺性征异常综合征和无功能性肾上腺皮质肿瘤。肾上腺皮质肿瘤术前需纠正水、电解质酸碱紊乱，围术期还需补充皮质类固醇。肾上腺髓质肿瘤主要是嗜铬细胞瘤，表现为阵发性或持续性高血压，术前准备相当重要，血压、心率应控制接近正常范围；适当补液使血容量恢复，微循环改善，高代谢症群及糖代谢异常得到改善。术中防高血压危象，肿瘤血管尤其是肿瘤大静脉阻断时需防血压下降。

32. 终末期肝病患儿的病理生理及儿童肝移植术前评估要点？

① 营养和生长发育情况。② 中枢神经系统，肝性脑病。③ 肝功能情况。④ 心血管系统，患儿心脏指数增加和外周血管阻力降低的高动力循环状态，心脏对应激的反应能力降低，心室收缩和舒张功能不全，QT 间期延长以及心肌电-机械耦联异常等。⑤ 呼吸系统，肝肺综合征。⑥ 肾功能，终末期肝病患儿常合并肾功能异常。⑦ 出凝血状态异常，血小板数量减少和功能减退、凝血因子减少和纤溶相关物质减少。⑧ 内环境与电解质急性变化。

33. 什么是肝肺综合征？

肝肺综合征是在慢性肝病和(或)门脉高压的基础上出现肺内血管异常扩张所致肺内分流增加、通气-血流失衡、气体交换障碍、动脉血氧合异常导致的低氧血症及一系列病理生理变化和临床表现，临床特征为：排除原发心肺疾患后的三联征——基础肝脏病、肺内血管扩张和动脉血氧合功能障碍。

34. 儿童肝移植适应证及禁忌证有哪些？

适应证：胆汁淤积性肝病，包括先天性胆道闭锁、Alagille 综合征、原发性硬化性胆管炎等，遗传代谢性肝病合并肝损伤。此外，爆发性肝衰竭、肝脏肿瘤以及病毒性肝硬化、自身免疫性肝炎等终末期肝病也是小儿肝移植术的适应证。

禁忌证：不可逆的中枢神经系统受损；合并严重影响患儿预后的肝外器官功能衰竭，如终末期的肝肺综合征、重度门脉性肺动脉高压等；严重的心肺功能不全；严重的全身感染以及难以根治的恶性肿瘤等。

35. 肝移植手术成人和儿童麻醉有哪些不同之处？ 儿童肝移植术前准备？

终末期肝病患儿反流误吸风险增加，可按饱胃处理。合并肝性脑病患儿禁止术前使用镇静药。麻醉药品和设备：肝移植患儿术中病情变化大，麻醉诱导前应将小儿相关麻醉药品及设备准备齐全。加温装置需要提前预热，其他相关的设备一旁备用状态。治疗液体以 5% 葡萄糖和复方氯化钠、白蛋白等为主，需提前准备充足的血制品，非肿瘤患者的肝移植手术准备术中自体血回收可以减少异体血液的输注。麻醉药和抢救药需按照患儿体重提前稀释到合适的浓度。此外，结合术前对患儿的评估制订更个体化的麻醉方案。

36. 儿童发生恶性高热(MH)的危险因素有哪些？

有异常高代谢性麻醉病史；MH 易感者一级亲属；患有先天性骨骼肌肉疾病的患儿。如果术前有不明原因的乳酸脱氢酶或肌酸磷酸激酶显著升高，也应提高警惕。对于既往曾有高热、惊厥、肌强直等病史的患儿，在排除特定原因疾病的基础上行易感人群的筛选。恶性高热的触发因素：挥发性吸入麻醉药和（或）去极化神经肌肉阻滞药琥珀酰胆碱。

37. 如何预防儿童恶性高热(MH)？

MH 的预防：① 麻醉前仔细询问家族史；② 评估患儿对 MH 的易感性；③ 避免使用诱发 MH 的麻醉药物；④ 备用或快速采购注射用丹曲林钠；⑤ 全身麻醉常规监测呼气末二氧化碳分压、体温、ECG、BP 和 SpO_2；⑥ 可快速进行血气、电解质、肌红蛋白、心肌酶谱检测；⑦ 备一台未使用过挥发性吸入麻醉药的麻醉机或呼吸机；⑧ 成立多学科抢救小组；⑨ 建议 MH 患儿及家属进行筛查；⑩ 随访，MH 患者及其有血缘关系的所有亲属告知病史。

38. 如何处理儿童恶性高热？

① 即刻抢救措施，应立即求助、终止相关药物、尽快经大孔径静脉血管通路注射丹曲林钠。注意更换通路和钠石灰，并用高流量氧过度通气，降低呼气末二氧化碳分压。② 对症处理，降温，纠正糖、酸中毒、电解质紊乱（高钾血症）并监测，纠正心律失常，稳定血流动力学；持续监测各项生命体征等；维持尿量＞1 mL/(kg·h)，碱化尿液。MH 患儿可能需要小剂量肝素预防 DIC 发生。③ 其他处理措施，如条件允许，通过相关专科评估积极进行血液净化治疗。

39. 小儿循环系统的特点如何？

新生儿心率波动较大，在 1 个月内随日龄而增加，1 个月以后随月龄逐渐减慢。小儿每分钟心脏输出量相对较成人大。新生儿心肌顺应性较成人差，婴儿每搏输出量相对固定，因此增加心输出量的唯一有效途径是增加心率。胎儿和新生儿心肌中交感神经分布较少，心脏对这类神经刺激反应敏感，这种副交感神经和交感神经的相对不平衡使新生儿期窦性心律的频率极不稳定，容易发生心动过缓。

40. 不同年龄小儿心血管参数正常值（心率、收缩压、心脏指数、血红蛋白、血容量、氧耗量）有哪些？

不同年龄小儿循环参数见表 1。

表 1　不同年龄小儿循环参数

	心率 （次/min）	收缩压 （mmHg）	心脏指数 [L/(min·m²)]	血红蛋白 （g/L）	血容量 （mL/kg）	氧耗量 [mL/(kg·min)]
新生儿	120～140	65	2.5	170	80～85	6
6 个月	110～130	90	2.0	110	80	5
1 岁	100～120	95	2.0	120	80	5
5 岁	80～100	95	3.7	125	75	6
12 岁	70～90	120	4.3	130	70	3

41. 小儿颅内压的正常范围及特点,小儿颅内压增高的临床征象?

小儿颅内压正常值,新生儿 0.75～1.47 mmHg,婴儿 2.21～5.88 mmHg,幼儿 2.94～11.03 mmHg,年长儿 4.41～13.2 mmHg。一般认为,颅内压 11～20 mmHg 为轻度增高,21～40 mmHg 为中度增高,>40 mmHg 为重度增高。小儿颅内高压时常常缺乏主诉,婴儿在颅压增高时可通过前囟膨隆、骨缝裂开进行代偿,临床症状不典型,视乳头水肿亦少见。小儿颅内压增高的临床征象有:① 呼吸不规则;② 瞳孔不等大或扩大;③ 前囟隆起或紧张;④ 视乳头水肿;⑤ 无其他原因的高血压;⑥ 昏睡或昏迷;⑦ 惊厥或四肢肌张力增高;⑧ 头痛;⑨ 呕吐。

42. 重度营养不良患儿如何行术前评估?

重度营养不良分为三种类型:能量供应不足为主的消瘦型;以蛋白质供应不足为主的浮肿型以及介于二者之间的消瘦-水肿型。了解是何种原因导致的营养不良。此外,还要评估有无伴发重要脏器功能损害,如心脏功能下降,心肌收缩力减弱,泌尿系统有无肾小管重吸收功能减低以及神经系统有无精神状态异常反应迟钝等。重度营养不良患儿还常伴随水电解质、血色素、血糖、血白蛋白的异常,对麻醉的耐受性下降,也要一并评估。

43. 肥胖患儿如何行术前评估?

首先要评估患儿属于单纯性肥胖还是遗传疾病或是内分泌疾病导致的肥胖。此外评估患儿肥胖程度,可以采用体重指数法(BMI)评估患儿的肥胖程度。病态肥胖的患儿还要评估有没有发生肥胖性低通气量综合征、低氧血症甚至肺动脉高压及右心功能不全的情况。部分患儿还伴有睡眠呼吸暂停综合征。肥胖患儿还要评估有无伴发非胰岛素依赖型糖尿病。

44. 对于长期使用抗凝药物治疗的患儿进行择期手术时应该如何权衡利弊及麻醉要点?

长期抗凝药物治疗主要包括抗血小板药以及抗凝血药等。单纯阿司匹林抗凝,多数手术可以在围术期继续使用,如果术前停用,停药期为 5～7 天。氯吡格雷抑制血小板功能,增加围术期出血风险,宜停药 5～7 天,如患儿围术期出血明显,可输注血小板进行治疗。华法林半衰期 2～4 天,停药 5～7 天抗凝作用才消失,对于发生血栓的高危患儿,停止华法林治疗时,术前需用小剂量低分子肝素桥接治疗。

45. 儿童凝血功能异常,行急诊手术麻醉管理要点是哪些?

人体止血功能包括血管壁的完整性、血管内皮细胞的功能、血小板的数量和功能以及 13 种凝血因子。任何一种成分数量不足或功能异常都有可能造成凝血功能异常。急诊手术尽可能明确凝血异常的原因,并积极采取相应的补充至最低需要量。神经阻滞或椎管内麻醉尽量避免。吸入麻醉药在深麻醉时可增加纤溶的活性,对血小板凝集及血栓素 A_2 受体亲和力有影响。术中避免缺氧、酸中毒,增加创面渗血。避免低温和大量输入血浆代用品。手术过程中检查血栓弹力图(TEG)可以使凝血管理更具目标性和针对性,实现合理科学的输注异体血液制品。

46. 术前机械通气的患儿麻醉前访视的关注点有哪些?

首先明确患儿术前机械通气的原因,是先天性心脏病心功能不全,还是颅内出血意识昏迷,或是窒息后吸入性肺炎、高处坠落后多发性复合伤等等。再了解患儿目前机械通气的通气条件如何,包括氧浓度、潮气量、呼吸频率、PEEP 等,或者是用了高频正压通气,跟麻醉机作一个对比,看麻醉机的性能能不能满足患儿的呼吸参数。科学规划患儿转运入手术室的流程,避免在患儿转运途中出现缺氧、循环波动等病情恶化的情况发生,提前做好各种处置预案。

47. 肠套叠的患儿术前如何评估脱水的情况?

① 轻度脱水:30～50 mL/kg 体液减少,精神稍差,略有烦躁不安,体检皮肤稍干燥,弹性尚可,眼窝和前囟稍凹陷,有泪,口唇略干,尿量稍减少;② 中度脱水:50～100 mL/kg 体液减少,精神萎靡,皮肤苍白、干燥,弹性较差,眼窝和前囟明显凹陷,泪少,口唇干燥,四肢稍凉,尿量明显减少;③ 重度脱水:100～120 mL/kg 体液丢失,精神极度萎靡,昏睡甚至昏迷,皮肤发灰或有花纹,弹性极差,眼窝和前囟深凹陷,无泪,口唇极干燥,以及休克症状、尿极少甚至无尿。

48. 小儿气道异物麻醉前访视要点有哪些?

首先快速评估有无窒息、呼吸窘迫、发绀、意识不清危急状况,如以上皆无,继续进行详细的麻醉前评估。年龄,是否合作,禁食时间,结合症状、体征、影像学检查结果,判断有无异物以及异物的位置、大小、种类和存留时间。存留时间较长的植物种子类,常会产生花生四烯酸等炎症介质,是否有上呼吸道感染、肺炎、哮喘发作等并存症或是异物导致的肺气肿、肺不张甚至急性肺水肿等并发症。还要评估手术医生操作技能以及自身麻醉管理经验。

49. 小儿尿常规异常中哪些情况可以行择期手术？

正常情况下，尿酮体、尿糖、尿比重降低、尿微量蛋白有可能出现于正常人群，除此之外，尿常规的异常情况在择期手术前均应予以排查。

50. 小儿中心静脉解剖特点与成人有何不同？

小儿的颈内静脉、锁骨下静脉、股静脉的位置、走行，以及与周围组织结构的解剖关系同成人一致，但婴幼儿静脉直径、长度与成人比较而言相对细小而短，穿刺难度较大，颈内静脉置入导丝时容易过深刺激心脏引起心律失常。如反复多次穿刺，出血后形成血肿压迫静脉从而增加静脉穿刺难度、容易损伤动脉、胸膜和周围组织结构，引起并发症。婴幼儿头大颈短，因为肌肉不发达，体表标志常不清楚。超声引导有助于定位。

51. 如果患儿监护人都是文盲或存在交流困难，如何做好知情同意？

如果患儿监护人是文盲，尽量用通俗的语言解释有关麻醉风险，如果监护人不会写字，可以让他（她）临摹自己的名字，并用右手大拇指摁手印。如果患儿父母是精神病患者等存在交流困难的人，按照法律规定精神病患者在宣告为无民事行为能力、限制民事行为能力后，应协商确定监护人，所以如果是这种情况，应该由患儿父母的监护人来行使知情同意。

52. 有精神疾病的患儿术前如何进行沟通？

总体来说可归纳为以下几点：① 维持患儿适当的营养、休息和活动；② 维持一个让患儿感到安全的环境；③ 建立治疗性的一个人际关系和信任感；④ 协助患儿成为治疗团体的参与者；⑤ 增进患儿和其他人沟通的能力；⑥ 减少精神症状期，减少攻击和发泄行为；⑦ 通过规律服药和有效沟通，使患儿达到并维持最佳的一个功能状态。

53. 全身麻醉药物是否影响儿童神经系统发育？该如何回答家长提出的相关问题？

2016 年，FDA 发布的报告中明确了全身麻醉的安全性，短暂接受麻醉（<3 小时）对于婴幼儿是安全的，而对手术时间超过 3 小时或需要多次手术的婴幼儿（3

岁小孩),则需要谨慎考虑全身麻醉的利弊。医学权威杂志《柳叶刀》报道婴儿在短于1小时的手术中实施全身麻醉和局麻在神经系统发育方面没有差异,但全身麻醉对小儿中枢神经系统的结构和神经认知功能的影响尚没有定论。同时,也要将手术和患儿本身的疾病状态纳入影响神经系统发育的因素中去。

54. 小儿麻醉如何开展合适的术前宣教? 降低家长及患儿的术前焦虑情况?

① 与患儿及家长进行手术麻醉的基本过程沟通,用通俗易懂的语言解答相关问题,消除疑虑,建立信任和适当的重视程度,了解患儿完整的现病史、既往史、过敏史、家族史等,结合体格检查做出麻醉安全性评估;② 宣教禁食禁饮时间、禁食的意义及风险。告诉家长禁食禁饮是为了孩子的安全,打消家长疑虑;③ 询问患儿呼吸道情况及体温,并跟家长解释原因;④ 对于术后可能出现的一些常见问题(如疼痛、恶心呕吐等)予以解释并做好防范。

55. 患儿术前焦虑的危险因素有哪些?

术前焦虑的原因及影响因素:① 社会人口学因素:幼儿、<30岁的年轻人、女性、受教育程度高、有恶性肿瘤病史的患者,术前焦虑的发生率高;② 社会心理学因素:与家人关系疏远、缺少亲友关爱和支持的患者,情感脆弱、缺乏自信、性格内向、多虑、情绪不稳定者,术前存在无助感和自责的患者更易发生术前焦虑;③ 麻醉类型:患者对全身麻醉的焦虑程度高于局部麻醉。

56. 各个年龄段小儿的围术期心理特征有哪些?

新生儿与婴儿期在与陌生人接触时表现出惊恐、啼哭。幼儿期担忧与父母分离。学龄前期是患儿动作语言逐渐完善、想象力增强时期,应充分运用图片、模具、书籍及手术康复期儿童进行对照等形式直接向患儿讲手术经过,告知手术必要性,并用英雄人物鼓舞他们意志,以取得患儿信任,但禁用欺骗手段。学龄期能清楚明白事物前因后果,显现怕羞心理,应注重患儿的自我意识,尽可能让患儿提出各类问题,作出相应解答,使他们踊跃配合手术。

57. 麻醉医师可采取何种措施改善小儿在麻醉诱导期间的依从性?

术前可与患儿应用麻醉诱导相关的物品如儿面罩、电极片、指脉氧探头,听诊器等进行麻醉诱导过程的模拟来降低他们在陌生环境下对他们进行的模式的操作的恐惧感来改善患儿在麻醉诱导期间的依从性。同样可以通过和患儿做小游戏或讲故事,播放患儿喜欢动画片等方式安抚其情绪,转移其注意力。以和蔼的态度、专业的形象使患儿及家长更加信任医护人员并配合治疗。对患儿家长进行健康教育,提醒家长避免用直接、粗暴的话语威胁患儿,以免令患儿产生抗拒心理。

58. 麻醉医师可使用哪些药物来改善小儿在麻醉诱导期间的依从性?

咪达唑仑常用于儿童术前镇静。该药起效快,作用时间短,镇静和抗焦虑效果可靠。右美托咪定是一种作用于中枢系统的新型 α_2 肾上腺素受体激动剂,并且具有更短的半衰期,生物利用度高,但右美托咪定剂量增大后会增加术中低血压、心动过缓等不良反应发生的概率,因而有必要进一步研究以确定右美托咪定给药的最佳剂量和最佳方式等。

第二节 小儿五官科、眼科手术麻醉评估

59. 小儿斜视手术麻醉需要注意什么?

牵拉眼外肌特别是内直肌时易引起眼心反射,建议诱导时静脉使用阿托品。术中需密切监测心电图,一旦发生心动过缓,并伴有血压下降,应暂停手术操作,同时静脉给阿托品 $0.01\sim0.02\ mg/kg$。牵拉眼外肌引起的术后恶心、呕吐很常见,手术开始前静注昂丹司琼($0.1\ mg/kg$)或手术刚结束时给甲氧氯普胺($0.15\ mg/kg$)可以减少术后呕吐的发生。斜视手术也是恶性高热的高危因素,避免用琥珀胆碱、强效吸入麻醉药诱导和维持,密切监测患儿体温和呼气末二氧化碳是非常必要的。

60. 心动过缓的患儿可以行斜视手术么?

心动过缓分为生理性的窦性心动过缓和病理性的心动过缓。眼科手术为低风险手术,但根据麻醉术前评估原则,如果为严重的房室传导阻滞和有症状的心动过缓,需要延迟手术至病情稳定。眼科手术时压迫、刺激眼球或眼眶,牵拉眼外肌引起心脏迷走神经反射,称为眼心反射,一旦发生眼心反射,应立即停止刺激。若心率婴幼儿<100 次/min,儿童<60 次/min,需给阿托品($0.01\sim0.02\ mg/kg$,静脉注射)。完善的球后神经阻滞和副交感神经阻滞也对眼心反射有一定的预防作用。

61. 儿童扁桃体和腺样体手术的麻醉关注要点有哪些?

① 麻醉前应注意评估患儿气道梗阻的情况;② 选择带套囊气管导管,插管后

仔细听诊双肺,避免插入一侧。上开口器时应注意气管导管是否移位或受压,并适当加深麻醉;③ 手术结束时,防止残留的出血导致喉痉挛。尽量避免用常规的吸引管盲目的经口或经鼻吸引;④ 术后镇痛禁忌使用水杨酸制剂,会诱发出血;⑤ 对术后烦躁的患儿要慎用麻醉镇痛药,尤其是有气道不畅的迹象时。烦躁有时是气道梗阻引起缺氧的症状。

62. 如何评估小儿喉乳头状瘤患儿的气道?

重点在于了解喉阻塞程度,阻塞可分为四度。Ⅲ度以上应采取紧急措施解除喉阻塞。术前用药避免镇静剂和麻醉性镇痛药,可用抗胆碱药减少呼吸道分泌物。呼吸道状况进行评估:① 依据病史初步判断通畅度;② 与五官科医师协商,评估喉乳头状瘤的位置、大小、潜在危害及对麻醉操作的影响,并确定围麻醉期出现危急状况的应急方案;③ 术前尽可能多观察小儿不同体位、神志状态下的呼吸状态,掌握喉乳头状瘤的活动范围和规律。

63. 如何选择小儿喉乳头状瘤患儿麻醉诱导方式?

保留自主呼吸首选吸入,诱导过程中使用面罩正压辅助呼吸(5~10 mmHg),须有经验的耳鼻喉科医师在场,并准备好各种型号导管、导芯、肉芽钳、抢救设备和药品。导管内放置硬质导芯,从声门裂瘤体的间隙插入;Ⅲ度以上喉阻塞待患儿不挣扎对抗即可行气管插管;部分患儿无法窥清声门裂,需按压患儿胸部时呼出气流判断声门裂的位置;若仍无法窥见声门裂,可由手术医师用肉芽钳咬除部分肿瘤但这是最危险的做法,必须争分夺秒。吸入麻醉结合表面麻醉可以减少麻醉深度不足而引发的气管插管的起到并发症的发生。

第三节　小儿镇静、舒适化医疗术前评估

64. 舒适化治疗麻醉需要做哪些准备?

舒适化医疗是一个完整的概念,医院领导的支持、相关科室的紧密合作、麻醉科的积极参与缺一不可。舒适化医疗服务的核心是无痛技术,需要各种先进的麻醉、镇痛技术,并辅以镇静技术,在减轻患者疼痛的同时也消除患者紧张的情绪,从而促进患者配合手术,不仅能提高治疗效果,更有利于提高患者的满意度。此外,也要关注非技术性问题,需要有效的质量控制标准和医疗法律规范的约束和管制。

65. 舒适化治疗麻醉术前是否输液？一般输什么液体？

因术前禁食多有轻度液体不足,术前 2 小时饮用清饮料对于婴幼儿更为重要。严重创伤、肠梗阻、伴有胸、腹水的患儿可能存在进行性的血容量的丢失和第三间隙的液体转移。术前有发热、呕吐和腹泻等临床情况者可伴有不同程度的脱水。患儿手术时间超过 1 小时或术前禁食禁饮时间较长,应给予静脉输液,术前补充生理需要量。大手术或者术前因各种原因脱水较多,应尽量做到目标导向治疗,根据患儿对补液的反应及时对补液量和速度作出调整。

66. 舒适化治疗前需要空腹么？

舒适化治疗中需要实施镇静或者全身麻醉的患儿,术前禁食应按照"2-4-6-8"的原则。术前禁食禁饮时间过长易致脱水和低血糖,应向家长仔细交代禁食禁饮的确切时间、可以进食(饮)的种类和量。如果出现推迟手术 2 小时以上者,可给患儿适量的水或清饮料。术前禁饮禁食的个体化方案能有效减轻患儿术前不适。

67. 存在必须检查却不适合深度镇静的情况如何解决？（如可能存在气道受压的大型脉管瘤或肿瘤,术前必须了解其浸润情况而需要 MRI 检查?）

气道异常是小儿镇静的禁忌证之一。镇静前评估存在气道受压部位和症状、严重程度,对有症状的患儿建议清醒安抚下进行,避免盲目镇静下进行检查。如果没有压迫症状,或改变体位时有症状,对 MRI 室配备有麻醉机的场所可取适当体位保留自主呼吸,吸入诱导,通过面罩通气评估气道,镇静前做好抢救准备和人员准备,困难气道所需设备和抢救药物甚至 CPB,需全程监护生命体征。

68. 镇静的进食时间应该如何控制？

欧洲临床营养与代谢学会(ESPEN)指南建议除非存在禁忌证,否则术后尽可能早开始进饮,尽早开始进食可以减少留院时间,但固体食物应谨慎,进食的顺序遵从清水-流质食物-固体食物的顺序,逐渐加量,以不出现腹胀、恶心呕吐为原则。

69. 对需要行影像学检查的患儿进行评估时,什么情况下最好不用镇静药物？

小儿镇静的禁忌证包括：① 上、下呼吸道异常导致有明显的气道梗阻症状；② 颅内压升高；③ 意识水平减低；④ 睡眠呼吸暂停病史；⑤ 呼吸衰竭；⑥ 心力衰竭；⑦ 神经肌肉疾病；⑧ 肠梗阻；⑨ 呼吸道活动性感染；⑩ 存在对镇静药物过敏/先前出现不良反应；⑪ 即使充分术前准备,患儿仍旧哭吵剧烈(呼吸道分泌物骤增);⑫ 存在行为障碍的大孩子(对他们的镇静往往失败);⑬家长/监护人/患儿拒绝。

第四节　新生儿术前评估

70. 新生儿(早产儿、足月儿)术前访视的注意事项?

　　新生儿是指产后 28 天内的小儿,孕龄<37 周(260 天)出生者为早产儿。早产儿又可分为:晚期早产儿、中期早产儿、极早产儿和超早产儿。新生儿的术前评估:病史,出生史,胎龄、出生体重、Apgar 评分、惊厥、出血以及母亲妊娠、用药、分娩史。过去史。家族史。通过体检对其进行全面、系统的评估。早产儿的评估还需评估早产可能带来的并发症。呼吸系统和中枢未成熟,胎龄越小,神经发育结局不良的风险越高,包括认知功能受损、运动障碍等。

71. 新生儿和早产儿心率的合理范围,血压需要维持多少水平?

　　在安静状态下新生儿的心率范围为 90~180 次/min。与相同日龄的足月儿相比,早产儿心率较快,出生时为 140 次/min,3 天后增快至 150 次/min,一周时间平均达 160 次/min。新生儿血压比大儿童和成人低得多,而且因出生体重和年龄不同而各异。新生儿的血压随体重、孕周及生后日龄的增加而增高,简易的算法:一般需要维持的血压为:平均压=胎龄(周)+出生后周龄。

72. 新生儿糖代谢特点?

　　新生儿出生至开奶前正常血糖的维持主要依靠肝糖原的分解,12 小时后外源性葡萄糖和糖原异生是维持血糖的主要途径。糖代谢受多种因素的影响,胰岛素分泌的应答情况,肝糖原的合成与分解,组织利用葡萄糖能力以及糖原异生作用等。由于新生儿各器官发育均不成熟,容易发生糖代谢紊乱,需要加强监护,及时调整。

73. 新生儿体温代谢特点?

　　主要依靠棕色脂肪的代谢产热。新生儿体表面积相对大,皮下脂肪层薄,皮下棕色脂肪少,血管舒缩性差,血管丰富,散热快且多,体温调节中枢发育尚不完善,自身调节能力差,体温容易随环境温度变化而变化。肌肉不发达,产热能力不足,容易产生低体温。新生儿散热功能也不完善,环境温度高时体温也容易升高。体温过高时可引起心动过速、呼吸急促,甚至惊厥、脑损伤。

74. 新生儿血脑屏障功能对药物影响较成人的差异是什么?

血脑屏障主要由毛细血管内皮细胞、内皮细胞间紧密连接、神经胶质细胞、基膜和星形细胞组成,其中,毛细血管内皮细胞以及细胞间紧密连接为血脑屏障的基本组成成分。在不同的发育阶段,血脑屏障的渗透性是不同的。新生儿出生时血脑屏障未发育完全,故许多药物在脑内的浓度比成人高。

75. 新生儿腹裂和脐膨出的区别是什么?

腹裂是以腹腔内脏通过脐环的一侧(绝大多数为右侧)腹壁缺损脱出腹腔外为特征的先天性畸形。脐膨出是指腹壁发育不全,在脐带周围发生缺损,腹腔内脏由此膨出体外的先天性畸形。

76. 如何评估先天性脐膨出患儿的术前麻醉?

先天性脐膨出患儿关注膨出大小,膨出囊内容物的种类等,术前液体的丢失情况,包括尿量、电解质、血糖、血色素等。应参照肠梗阻的情况处理,留置胃管减压,以减少呕吐和吸入性肺炎的发生。还需评估是否合并畸形,其中 20% 为心脏畸形,法洛四联症和房间隔缺损最常见,其他畸形还包括染色体异常,Beckwith-Wiedemann 综合征(脐膨出、巨舌、巨人症),Cantrell 五联征等。术前可通过超声、放射学等辅助检查来排除。

77. 什么是新生儿腹腔间隔综合征?

任何原因导致腹内压增高,从而引发心血管、肺、肾、胃肠及颅脑等多器官系统功能障碍的综合征,即为腹腔间隔综合征。新生儿腹腔间隔综合征诊断标准定义为:膀胱内压≥2.45 kPa,并至少伴发以下情况之一:① 气道分压(PIP)≥2.94 kPa 或 $ETCO_2$≥45 mmHg。② 尿排出量<1 mL/(kg·h)。③ 下肢中重度水肿。

78. 先天性肛门闭锁患儿术前准备有哪些?

完善相关辅助检查,确定直肠盲端的位置(倒立侧位 X 线片)、有无瘘管(尿液检查)及有无伴发畸形(B 超、CT、MRI 排除泌尿系统、心血管、食管气管及脊髓异常)。完善血常规、凝血相关检查。先天性肛门闭锁的患儿常有腹胀、呕吐,并伴有酸中毒及水、电解质平衡紊乱,术前应留置胃管进行胃肠减压,预防反流误吸,补充液体和葡萄糖,必要时纠酸,保持水电解质酸碱的平衡。术前进行保温。

79. 先天性肥厚性幽门狭窄术前如何评估及准备?

　　以呕吐为主要症状,逐渐出现低钾低氯性碱中毒,血中游离钙下降,随着脱水的加重,组织缺氧,乳酸堆积,甚至肾功能损害,合并代谢性酸中毒。有重度贫血和营养不良的患儿术前应给予输血和静脉营养。往往存在胃潴留,术前应按照饱胃病人群进行评估,术前超声测量判断胃排空情况,术前留置鼻胃管减压。麻醉应按照改良顺序诱导的方式进行准备,温和的面罩持续通气,吸入纯氧直至插管。若超声下显示胃排空的患儿,可以考虑常规麻醉诱导。

80. 先天性胆总管囊肿的术前准备有哪些?

　　先天性胆总管囊肿患儿需在术前完善检查,明确诊断。当患儿合并囊肿内感染时,可有发热,严重者伴有全身中毒症状。这类患儿要及时控制感染,纠正营养不良和水、电解质平衡失调。病程较长或频发黄疸者,可因脂溶性维生素吸收障碍导致凝血因子合成低下,故应给予足量的维生素类药物和适量的凝血药物,合理应用抗生素,输液、输血,改善术前全身情况。若患儿有肝功能改变,应给保肝类药物。

81. 先天性胆道闭锁术前如何准备?

　　应积极改善全身营养状况,输入新鲜血液或血浆以提高血浆蛋白含量及纠正贫血,以免伤口和吻合口愈合不佳。术前重点注意的是凝血功能的正常,注射维生素 K 以增强其凝血机制,使凝血酶原时间达到正常范围。胆汁淤积同时也可引起必需磷脂和脂肪酸(如亚油酸和花生四烯酸)的缺乏,可以通过体外补充或者口服熊去氧胆酸胶囊(UDCA)进行治疗。术前 3 日应用抗生素,以防感染的发生。术前晚和术日晨清洁灌肠,灌肠后禁食。

82. 新生儿先天性无肛分几种情况? 新生儿先天性无肛的手术方式有哪些?

　　先天性无肛种类繁多,包括从最轻症的膜状肛门到严重的泄殖腔畸形,前者仅需简单手术,后者手术难度大。部分因肠梗阻或紧急处理的泌尿道或消化道畸形而表现急症症状。根治手术的时机选择因人(手术医师、患儿)而异,若患儿情况良好,有经验的儿外科医师可选择新生儿期行一期根治手术。若患儿情况不允许或手术医生主张分期手术,新生儿期先行结肠造瘘,2 个月后行肛门成型术,3 个月后再行结肠关瘘术。

83. 新生儿肠梗阻术前有哪些准备？

新生儿肠梗阻术前应完善检查，明确诊断，排查伴发畸形。早期经鼻放置胃肠减压管，吸净胃肠道内积贮物，以免患儿呕吐时造成误吸。若有脱水、电解质紊乱应积极进行静脉液体复苏，及时采血进行电解质检查，纠正脱水、电解质紊乱和酸中毒。根据血常规和凝血情况酌情补充适量的全血或血浆，合并吸入性肺炎时给予吸氧、保暖和抗生素治疗。注意保暖并避免低血糖。

84. 新生儿食管闭锁/气管食管瘘往往容易合并哪些畸形？

最常见的是合并心脏畸形如房间隔缺损、室间隔缺损、动脉导管未闭、法四、右位心/右位主动脉弓等，可占 30%，胃肠道畸形占 12%，如肛门闭锁、十二指肠闭锁、环状胰腺、幽门狭窄等。其他：骨骼畸形、面部畸形、泌尿生殖畸形等。危及生命的畸形包括双侧肾发育不全、脑发育不良、18-三体等。

85. 新生儿食管闭锁/气管食管瘘出生后的临床症状是什么？

患儿出生后口腔及咽部存在大量黏稠泡沫，并不断经口鼻向外溢出，第一次喂水或奶，吸吮一二口后，小儿即出现剧烈呛咳，水或奶从口腔、鼻孔反溢，有发绀及呼吸困难，甚至窒息，再次喂食，又出现同样的症状。伴有气管食管瘘时，由于酸性胃液经瘘管反流进入气道，可导致化学性肺炎等。大量气体随呼吸经瘘管进入胃肠道，导致腹部膨胀，并且由于严重腹胀引起横膈抬高，压迫肺部，加重气急等呼吸道症状，甚至导致呼吸衰竭。

86. 新生儿食管闭锁/气管食管瘘的诊断标准是什么？

（1）产前诊断：上颈部袋症表现为产前 B 超发现胎儿颈部中线出存在盲袋，随着胎儿吞咽此囊性的盲袋"充盈"或"排空"，该盲袋即为食管闭锁的上段盲端。磁共振（MRI）检查可以提高食管闭锁诊断率。

（2）产后诊断：如怀疑食管闭锁即做食管造影，可以充分了解盲袋的位置，扩张的程度，近端有无瘘管。CT 可以提供多平面和三维重建图像并且作为无创的检查，较气管镜有更大的应用前景。

87. 术前纤维支气管镜检查对新生儿先天性食管闭锁/气管食管瘘患儿有什么意义？

术前支气管镜检：① 可直接帮助引导手术。颈部水平的瘘管并不需要开胸修复。支气管镜检查可以发现气管软化或第二瘘管(罕见)等先天性气道发育异常问题的存在。对瘘管位置的确定可以帮助正确放置气管插管(ETT)的位置。② 如果条件合适,可采用 3.5Fogarty 阻塞导管阻断瘘口,从而可以避免正压通气时引起的腹部胀气。检查时还需仔细排除有无合并近端食管与气管之间的瘘管,以及排除喉部的喉气管食管裂。

88. 气管食管瘘的患儿术前常规行心脏及腹部超声检查的原因?

气管食管瘘的患儿常见合并心血管系统、胃肠道和泌尿生殖系统畸形,常规行心脏及腹部超声检查可有效检出合并的畸形,并给予恰当的处理。

89. 气管食管瘘患儿围术期最大的危险是什么?

通气通过瘘管至胃膨胀,反流至气管,加重气道痉挛,均导致通气困难和低氧血症。另根据其预后分级,超低体重儿或极低体重儿,合并有中度至重度肺炎,或严重先天性畸形的患儿,存活率最低。

90. 膈疝患儿的术前访视要点有哪些?

关注新生儿疝入胸腔的脏器种类、数量、容积等以及对心脏、肺、气管及胃部的压迫情况,关注脱水、酸中毒、电解质紊乱等症状。关注新生儿肺发育不良和低氧血症的严重程度,评估围术期机械通气能否维持氧饱和度。病情严重者出现持续性肺循环高压,还可以阻碍胎儿循环向出生后正常血循环的转换。持续低氧血症、高碳酸血症和酸中毒使动脉导管难以关闭。如果患儿并发卵圆孔未闭或室间隔缺损,可以进一步加重病情,造成恶性循环。

91. 判断新生儿先天性膈疝病情严重程度的指标有哪些?

肺头比(LHR)是通过超声探头扫查四腔心平面,将心脏后右肺的两个垂直直径的乘积除以头围来计算,LHR<1.0 提示预后不良。由于不同胎龄胎儿肺和头部的生长发育程度不同,因此,根据 LHR 正常胎儿预期值与测量值的百分比(observed-to-expected lung-to-head ratio,O/E LHR),可将 CDH 进一步分为极重度(O/E LHR<15%)、重度(O/E LHR 15%~25%)、中度(O/E LHR 26%~35%)和轻度(O/E LHR 36%~45%)。

92. 新生儿先天性膈疝的手术方式有哪些?

先天性膈疝的手术修复包括开放手术和腔镜手术两种。胸腔镜手术具有创伤小、恢复快、住院时间短、能更早恢复喂养以及死亡率低的优势。经胸腔镜手术修补先天性膈疝时,疝入脏器还纳后因肺组织发育不良给手术操作提供了一定的空间,使得新生儿膈疝经胸腔镜修复更有优势。但应严格控制胸腔气压的程度和循环的监测,避免因追求胸腔内空间的暴露而盲目增加胸腔内压力而对循环造成严重的影响。

93. 为什么新生儿先天性膈疝患儿往往合并支气管肺发育不良?

胚胎发育早期胎儿肺芽发育受到"打击"后出现肺发育不全,且影响肝脏间充质板(PHMP)的发育,干扰膈肌在横隔上的发育而形成膈肌缺损,导致腹腔内脏器经缺损处疝入胸腔进而压迫肺组织形成二次打击,进一步影响肺发育。先天性膈疝相关肺发育不全的病理基础包括细支气管分支减少,末梢细支气管减少,肺泡间隔增厚和肺腺泡发育不全。

94. 新生儿坏死性小肠结肠炎(NEC)患儿的病理生理哪些?

肠道缺血和各种感染因子所致的肠壁损伤,导致的肠黏膜完整性受损;加上肠道喂养使肠道内渗透压改变,病原菌滋生,透过被损伤的肠黏膜在肠壁间繁殖,导致肠壁间积气或门脉积气的发生;随着病变发展,最终导致肠壁坏死、肠穿孔和腹膜炎。

95. 新生儿坏死性小肠结肠炎发病的危险因素有哪些?

早产;窒息及急性心肺疾病;肠道内喂养,包括肠道本身发育不完善及喂养方式不当;红细胞增多症;输注红细胞或其他血液制品;肠道内病原菌滋生。

96. 何谓新生儿坏死性小肠结肠炎患儿的术前评估?

病史应包括妊娠周数、出生情况(窒息、胎粪误吸、Apgar 评分)、母亲的病史(糖尿病、酗酒、滥用药物)、是否有通气支持治疗(呼吸暂停、供氧、机械通气),感染的严重程度和脏器功能。体格检查应包括评估循环状态以及并存的其他疾病(极低体重儿动脉导管未闭发生率高,支气管肺发育不良、新生儿肺透明膜病)。实验室检查应包括最近的血气,电解质,血常规、葡萄糖、血钙浓度。

97. 何谓新生儿窒息?

新生儿窒息是指婴儿出生时无呼吸或呼吸抑制者;若出生时无窒息,数分钟后出现呼吸抑制者亦属窒息。严重时呼吸功能障碍,氧及二氧化碳交换能力丧失,导致血氧浓度降低,二氧化碳聚集及酸中毒。是围生期小儿死亡和导致伤残的重要原因之一。

98. 早产儿、新生儿肺通气有何特点?

足月新生儿肺通气特点:呼吸频率较快,安静时约为 40 次/min 左右,胸廓呈圆筒状,肋间肌薄弱,呼吸主要靠膈肌的升降,呈腹式呼吸。呼吸道管腔狭窄,黏膜柔嫩,血管丰富,纤毛运动差,易致气道阻塞、感染、呼吸困难及拒乳。

早产儿肺通气特点:因呼吸中枢相对不成熟,呼吸常不规则,甚至有呼吸暂停(呼吸停止在 20 秒以上,伴心率减慢<100 次/min,并出现青紫),因肺泡表面活性物质少,易发生肺透明膜病。

99. 为何新生儿婴幼儿围术期容易发绀?

发绀是指血液中还原血红蛋白增多所致皮肤黏膜呈青紫的现象,通常毛细血管血液中还原血红蛋白超过 50 g/L 就可形成发绀。小儿肺泡发育差而氧耗量大。高氧耗和低 FRC 使得新生儿在呼吸暂停和通气不足时快速出现明显的去饱和,继而出现发绀。

100. 新生儿脑室内出血分几级?

脑室内出血(IVH)根据脑超声检查结果可分为四级:I 级,出血未超过室周的生发层基质;II 级,出血进入侧脑室不伴脑室扩张;III 级,有一定数量的出血流入侧脑室引起脑室扩张;IV 级,出血进入脑实质。

101. 什么是新生儿产时治疗(ex-utero intrapartum treatment,EXIT)?

产时胎儿手术是指在胎儿娩出过程中及胎儿娩出后立即进行的出生缺陷的手术治疗,包括子宫外产时处理(ex-utero intrapartum treatment,EXIT)、完全胎盘支持的产时胎儿手术(operation on placental support,OOPS)及断脐后产房外科手术(in house surgery,IFO),EXIT 是产时胎儿手术的一种,即在保持胎儿胎盘循环的同时去除阻碍胎儿呼吸的诱因。

第五节　慢性疾病患儿术前评估

102. 癫痫患儿麻醉术前如何评估？

抗癫痫药物应服用至手术当日。① 抗癫痫药物多数是肝代谢酶促进剂（酶促），长时间使用后肝药酶的活性增加，选用麻醉药时需要注意。② 抗癫痫药物多为中枢抑制药，与麻醉性镇痛药和镇静药有协同作用。③ 可能存在肝功能不全。④ 抗癫痫药物对造血功能有一定的抑制，应查全血象及凝血功能。⑤ 癫痫患儿可能合并其他疾患，特别是由于获得性因素而发生的症状性或继发性癫痫，常伴有原发病的各种症状。

103. 哮喘病患儿麻醉术前如何评估？

有哮喘病史的患儿，术中支气管痉挛的发生率明显增加。近期有哮喘加重需住院或急诊治疗的患儿，4～6 周内应避免择期手术。术前预防性吸入支气管扩张药对预防术中支气管痉挛发作有帮助。若患儿平素仅在疾病加重时进行药物治疗，该患儿应手术前 3～5 天开始使用发作期所用药物与剂量进行常规治疗。接受规律药物治疗的患儿应持续治疗至手术当日。

104. 小儿糖尿病麻醉术前有无特殊处理？

评估应包括目前的治疗方案、病情的稳定性、既往并发症以及内分泌医师最近评价。关键是要判断患儿处于高血糖或低血糖的风险，例如较长的进食时间，术前肠道准备，类固醇治疗以及持续的胰岛素注射。如果患儿呈现出急剧的病情变化或血糖难以控制，应立即评估酸中毒以及尿酮程度。术前血糖应严格控制，并对电解质情况进行评估。如果血糖水平持续高于 13.9 mmol/L，电解质失衡和（或）有酮尿，则手术应该延期，建议内分泌医师优化术前治疗方案。

105. 化疗药物对麻醉药物有什么影响？

化疗药物对器官系统和酶功能具有广泛的生物学效应。蒽环类化疗药降低心肌收缩力，增强麻醉药的心脏抑制作用。博来霉素具有肺毒性，吸入氧浓度高时毒性增强。化疗药物的肝肾毒性，影响麻醉药物的代谢。化疗药可以影响中枢、外周和自主神经系统。化疗患儿常见类固醇诱导的肾上腺功能抑制。一些化疗药物可干扰某些酶的活性致药物作用时间延长。由于潜在的协同效应,巴比妥类、抗组胺药、酚噻嗪类,阿片类药的使用应谨慎。

106. 睁眼昏迷患儿的麻醉与正常患儿的麻醉有何区别?

睁眼昏迷又叫持续植物状态,患儿失去意识,但脑干的上行激活系统仍有功能,让患儿出现睡眠-觉醒周期,有睁眼表现。这类患儿的麻醉极具风险,关键在于术前充分评估心肺和反流误吸风险等,完善的术前准备,术中保持适当的麻醉深度,尤其要注意长期卧床可能导致肌张力下降而引起的血压过低。另外,尽量减少麻醉药的用量,术毕应尽早停药,以保证患儿手术安全,减少麻醉并发症的发生。

107. 合并甲状腺功能减退症的患儿,术前如何访视重点及围术期管理?

甲减患儿麻醉前准备的关键是替代疗法,使血清甲状腺素恢复到正常水平。术前和术中补充糖皮质激素。未充分治疗的甲减患儿循环代偿能力差,可能合并有低血容量、贫血及低钠,对阿片类镇痛药和全身麻醉药都非常敏感耐受性降低,麻醉诱导后易出现低血压,严重者可诱发心搏骤停。患儿对血管活性药物反应差,循环功能不易维持稳定,应减量使用。选用作用时间短消除快且无蓄积的麻醉药物。监测体温并保温,警惕发生甲减性昏迷以及苏醒延迟。甲减性心脏病和甲减合并呼吸功能障碍也不容忽视。

第六节　小儿气道评估

108. 困难气道患儿如何判断?

询问是否有插管困难的经历、气道手术史;是否有打鼾或睡眠呼吸暂停综合征的病史。小儿术前应评估以下情况:① 头后仰受限:各轴线不能重叠如颈椎关节炎、颌胸瘢痕挛缩、颈椎手术史等;② 张口受限:各轴线不能重叠如口周瘢痕;③ 小颌畸形:由于舌相对过大或喉头靠上引起;④ 上呼吸道肿物:使呼吸道变窄;⑤ 头颈部的前-后位和侧位片,气道重建也是评估困难气道的好方法,另外还有 CT、电子喉镜、支气管镜等都是评估气道的重要手段。

109. 小儿气道狭窄如何分级?

Ⅳ度分类法:Ⅰ度:狭窄横截面面积/正常管腔面积<50%;Ⅱ度:狭窄横截

面面积/正常管腔面积51%～70%；Ⅲ度：狭窄横截面面积/正常管腔面积71%～99%；Ⅳ度：完全阻塞。

110. 小儿气道狭窄如何术前诊断？

CT扫描气道重建能很好地显示气道管腔的整体形态，有无狭窄，还可判断气管软骨有无缺损；硬支气管镜、纤维支气管镜能很好地显示声门及声门下气管的形态，有无塌陷、软化，有无肉芽组织增生，有无瘢痕组织生长等。对于先天性血管畸形压迫的患儿可采用颈胸部MRI。

111. 儿童睡眠呼吸暂停常见病因有哪些？最常见的病因是什么？

常见原因包括上气道解剖上的狭窄和呼吸控制功能失调等因素。解剖因素包括鼻腔阻塞性病变；舌部疾病；颅面部畸形；下颌骨发育不全；喉部疾病；其他如黏多糖贮积症Ⅱ型和IH型（Hunter综合征和Hurler综合征）等。呼吸控制功能失调的因素有肥胖、甲状腺肿大、甲状腺功能低下、肢端肥大、唐氏综合征、神经肌肉疾病。腺样体和扁桃体肥大是引起儿童OSAS的最常见病因。婴儿OSAS中，阻塞部位52%在上颚，48%在舌后。

第七节　小儿心脏病的术前评估

112. 哪些患儿术前需要进行心脏超声检查？

患儿有先天性心脏病史，需要得到有关心脏解剖，心功能以及血流动力学方面的信息，可行术前超声检查。另外，危重病患儿应明确诊断有关心脏原因导致血流动力学不稳定的因素，如二尖瓣反流，瓣膜功能失调，感染性心内膜炎，失血性休克判断血容量变化，评判左右室输出功能，心源性栓塞的病因诊断，低氧血症患儿是否存在右向左分流等，均需要超声检查来辅助疾病的诊疗和判断预后。

113. 小儿心搏骤停的常见原因有哪些？

儿童常见心搏骤停的原因有低氧血症，低血容量，低/高钾，低体温，心包填塞，张力性气胸，血栓栓塞，药物中毒，局麻药中毒，手术刺激。小儿围术期心脏骤停最常见病因包括低血容量，高钾血症；喉痉挛、吸入诱导、中心静脉穿刺的并发症、静脉空气栓塞等引起的缺氧。

114. 小儿先天性心脏病手术是否给予术前麻醉药物？

新生儿以及<6个月的婴儿由于尚未出现分离焦虑很少需要镇静，对于年长儿童，已建立静脉通路的患儿可0.1~0.25 mg/kg咪达唑仑静脉使用，未开通静脉的患儿，可口服0.5 mg/kg咪达唑仑，15~30分钟后可使患儿容易离开父母。对于每搏量相对固定的婴幼儿，很难耐受对心率下降，可根据患儿具体情况选择性给予抗胆碱能药。

115. 先天性心脏病手术患儿术前用药的目的是什么？

1~5岁先天性心脏病患儿术前容易出现分离焦虑，哭吵不安，心率增快，氧耗量增加，对于紫绀型先天性心脏病患儿容易出现缺氧发作，因此需要通过口服，滴鼻，静脉等不同方式给予适当的镇静药物，以减少分离焦虑产生的血流动力学的不稳定因素。

116. 先天性心脏病患儿行非心脏手术前如何评估？

先天性心脏病小儿行非心脏手术的常见手术类型有哪些？

先天性心脏病小儿行非心脏手术的常见手术，包括呼吸系统畸形（气管狭窄、肺发育不全、先天性喉软骨发育不全），泌尿生殖系统畸形（肾缺如、发育不全、多囊、尿道下裂、隐睾、鞘膜积液等），中枢神经系统发育异常（脑发育不全、脑积水、脉络膜囊等），消化系统畸形（肠闭锁、肛门闭锁、巨结肠等），腹壁发育异常（脐疝、腹股沟斜疝等），口腔发育异常（唇裂、腭裂），四肢异常（多指、马蹄足等）和综合征型先天性心脏病等。

先天性心脏病小儿行非心脏手术的麻醉前如何评估要点？

询问家长有无喂养困难、出汗、呼吸急促或吸吮无力以及了解缺氧发作史等情况，凡提示有心衰、活动不能耐受、紫绀或严重紫绀的意外发作症状，都予以重视。体格发育与年龄是否相称，心血管系统检查，心音、杂音、脉搏、外周灌注状况、杵状指、青紫程度及四肢有无水肿。关注呼吸道通畅度，是否存在小颌形、腭裂等可能造成气管插管困难的畸形。腹部重点了解是否有肝脾肿大和腹水。

先天性心脏病小儿行非心脏手术前需要哪些实验室和影像学检查？

血常规，肝、肾功能，凝血功能，血气电解质和血糖，胸部X线或CT，ECG，超声心动图等。心导管检查属于非必须的微创检查。

先天性心脏病小儿行非心脏手术麻醉管理的总体原则有哪些?

心脏病患儿非心脏手术的麻醉,根据先天性心脏病的病理生理特点、手术部位、全身其他脏器功能状态,选择合理的麻醉方式和用药,适宜深度的麻醉和肌肉松弛,保证镇痛完全,预防心律紊乱,保持血流动力学平稳,避免一切易于导致心脏负荷加重的因素。维持合适的通气和氧合,避免缺氧,二氧化碳蓄积及电解质紊乱。维持外周血管阻力和肺血管阻力与麻醉前状态的相对恒定,维持合适的心排血量和心肌收缩功能,对血压变化和出血做出迅速预判和及时有效的处置,避免剧烈的血流动力学波动。

先天性心脏病小儿行非心脏手术中如何预防性使用抗生素?

对于一类清洁伤口原则上不建议使用抗菌药物预防。但对于拔牙、阑尾切除等,应用抗生素以预防感染性心内膜炎。多在术前 30 分钟内用药。如果手术超过了 3 小时,术中需要追加一组抗生素。手术结束后多于 24 小时内,停用抗菌药物。原则上预防性用药不超过 48 小时,如果患儿术后查血提示感染,建议根据培养结果选择敏感的抗生素。

117. 哪些先天性心脏病患儿术前不能吸入高浓度氧?

永存动脉干,此类患儿只有发自心脏的一根大动脉血管,患儿早期可出现充血性心力衰竭,肺血流增加,动脉氧饱和度依赖于肺循环与体循环比值,为限制肺血流,保证体循环的血流,需要限制吸入氧气浓度。左心发育不全综合征,完全肺静脉引流,三尖瓣闭锁,完全大动脉转位,在进行手术矫正前,由于氧气是强效血管扩张剂,可导致肺血流过多,体循环压力过低,使得体循环灌注不足,因此为达到体肺循环之间达到平衡,吸入室内空气使 SPO_2 维持在 $75\%\sim80\%$ 就足已。

118. 上呼吸道感染的先天性心脏病患儿,能在全身麻醉下行先天性心脏病纠治术吗?

先天性心脏病患儿进行择期手术前发现有呼吸道感染病史,有咳嗽,咳痰症状,听诊呼吸音粗。血常规检查发现白细胞数增高,胸 X 片检查肺纹理增粗,诊断为上呼吸道感染的,择期手术需要等待呼吸道感染控制较佳时手术,一般需要恢复后 $4\sim6$ 周。

119. 患儿疫苗接种后多久能实施选择性先天性心脏病纠治术?

每次疫苗接种后 10 天左右可在血内查到抗体,出现疫苗反应也在疫苗接种后一周内发生较多,对于先天性心脏病患儿择期进行矫治手术的可根据接种疫苗后的反应,选择在 2 周后进行择期手术较为安全。

120. 什么是埃勃斯坦(Ebstein)畸形? 此类患儿术前访视关注点,及麻醉有何注意要点?

该畸形是胚胎期三尖瓣停止或未完全从右心室心肌剥离下来,导致三尖瓣组织向心尖部移位。埃勃斯坦畸形的瓣膜经常伴随右侧旁路,导致预激综合征,术前访视关注心超的报告,关注右侧心房压力大小,是否存在肺动脉狭窄,心排量。心电图报告关注是否存在预激综合征,以防止出现预激导致的室颤。埃勃斯坦畸形患儿右心房非常敏感,放置中心静脉导管、术中外科右房操作要防止出现刺激右心房导致的心律失常,积极处理室上性心律失常,及时进行电复律。

121. 不同年龄段的肺高压程度标准是什么?

肺动脉高压的定义是静息时,海平面,平均肺动脉压＞25 mmHg 或运动时＞30 mmHg。根据肺循环和体循环的压力(pulmonary-to-systemic pressure ratio，Pp/Ps)比值,和阻力比值(pulmonary-to-systemic vascular ratio，Rp/Rs)分为轻中重度,＜0.46 为轻度,0.46～0.75 为中度,≥0.75 为重度。

122. 重症心肌病患儿术前准备的要点是什么?

重症心肌患儿的心肌收缩力下降,最终导致心力衰竭,术前需要了解是否存在瓣膜关闭不全,狭窄,是否存在肺动脉高压,评估重要脏器(特别是肝,肾,中枢神经系统功能)的受损程度。术前继续使用 β 受体阻滞剂、利尿剂或其他药物调节 SVR,降低后负荷。正性肌力药物调整心肌收缩力,必要时安装起搏器。谨慎使用抗焦虑药物,防止抗焦虑药物造成的交感张力下降,通气不足导致呼吸性酸中毒、增加肺血管阻力。纠正贫血,改善细胞携氧能力。

123. 择期手术小儿出现怎样的心律失常需做进一步检查和治疗方可手术?

心律失常对血流动力学的影响,取决于心律失常的类型和严重程度,同时与有无器质性病变密切相关。心房颤动、阵发性室上性心动过速、室性心动过速以及严重的房室传导阻滞,可使心排量显著降低,择期手术患儿应慎重,建议实行动态心电图和心脏超声排除器质性疾病。

124. 患儿心电图提示频发室性早搏,应该怎么处理?

建议进一步行 24 小时动态心电图及超声心动图检查。室早存在左室收缩功能下降,要高度重视,积极治疗后再考虑择期手术;对于症状明显,且抗心律失常药物治疗无效或患儿不能耐受药物治疗、频发室早导致心律失常心肌病、室早导致局灶性室颤需要接受中高危非心脏手术的患儿,考虑进行消融治疗后再行择期手术。药物治疗效果不明显,但无明显血流动力学不稳定体征,室性心律失常已稳定 3 个月以上的,排除电解质紊乱,和家属谈明风险后酌情手术。

125. 室间隔缺损手术矫正的指征有哪些?

中小型的缺损可先在门诊随访至学龄前期,有临床症状如反复呼吸道感染和充血性心力衰竭时进行抗感染、强心、利尿、扩血管等内科处理。大中型缺损有难以控制的充血性心力衰竭者,肺动脉压力持续升高超过体循环压的 1/2 或肺循环/体循环量之比>2:1 时应及时处理。

126. 先天性肺动脉高压术前如何治疗?

肺动脉高压目前缺乏根本性手段,以对症治疗为主如吸氧,维持酸碱平衡,血管扩张剂在肺动脉高压患儿的治疗中得到了肯定常用的药物有前列腺素类及一氧化氮,西地那非等。

127. 术前合并心功能不全患儿,术前访视的麻醉管理要点有哪些?

首先要明确病因,评估目前临床心功能和运动耐量。对合并严重心脏疾病患儿术前应完善心脏彩超、24 小时动态心电图或冠脉 CT 等检查,请心脏专科医师共同会诊评估。术中全面监测,特别是有创性血压监测,可反映患儿血流动力学每一瞬间的变化,便于指导应用血管扩张药物和正性肌力药物治疗。中心静脉,以了解患儿血容量和右心功能情况,条件允许的情况下实施 TEE 监测评估。

128. 术前存在瘤栓的肿瘤患儿术前访视重点关注问题及如何处理?

术前麻醉医师应与外科医生充分交流沟通,熟知瘤栓的部位、大小以及延伸程度和手术方式,制订出完善的麻醉计划;术中严密监测,以维持呼吸、循环的稳定;对可能发生的严重并发症保持高度警觉,熟练掌握肺栓塞等严重并发症的预防处理办法;强调 TEE 监测在此类手术中的应用;同时还应完善术前血液制品的准备,以防去栓术的大出血。

129. 何谓肺动脉高压病因及其分类？

肺动脉高压是指由多种异源性疾病（病因）和不同发病机制所致肺血管结构或功能改变,引起肺血管阻力和肺动脉压力升高的临床和病理生理综合征,继而发展成右心衰竭甚至死亡。

肺动脉高压可以分为特发性肺动脉高压、遗传性肺动脉高压、药物和毒素诱发的肺动脉高压、与结缔组织疾病以及门脉高压、HIV 感染、血吸虫病及先天性心脏病相关的肺动脉高压、对钙通道阻滞剂有长期应答的肺动脉高压、有明显特征表明静脉或毛细血管受累的肺动脉高压及新生儿持续性肺动脉高压 7 大类。

130. 什么是肺动脉高压危象？

肺动脉高压危象指在肺动脉高压的基础上,肺血管剧烈收缩,肺脉收缩压快速上升≥20 mmHg,肺血管阻力增加导致右心后负荷突然增加,右心室排血障碍而导致的急性右心力衰竭,静脉系统淤血,而左心室由于回心的氧和血骤然减少而出现低心排症状,全身灌注不足致组织缺氧。

131. 肺动脉高压危象有哪些促发因素？如何处理？

肺高压危象最常见的诱因是缺氧,酸中毒,呼吸机使用不当,呼吸道并发症,不恰当的气管内吸引等;其次是患儿镇静不足,患儿躁动,导致氧耗增加;再者是用药不当,快速进如收缩血管的药物或者突然停用扩张血管的药物。其治疗包括镇静、中度过度通气维持 $PaCO_2$ 在（33～35 mmHg）、中度碱中毒（pH＞7.5）、提高吸入氧气浓度、最佳 PEEP 状态（3～5 mmHg）,持续应用肺血管扩张药物和强心药。

第八节　先天性基因缺陷病的术前评估

132. 黏多糖综合征患儿术前评估？

术前评估：① 既往手术及麻醉史、过敏史、用药史、心肺疾患史；② 观察患儿张口度、颈部活动度、有无强迫体位,是否会出现面罩通气困难；③ 术前充分评估患儿的肺功能,血气分析检测；④ 仔细阅读颈部、胸部 X 线片、CT,确定患儿是否合并咽喉部、气管畸形,测量气管最狭窄的宽度和深度；⑤ 应用动态心电图评估患儿是否合并心律失常及心肌缺血。心脏超声是评估 MPS 患儿心功能的必须检查。特殊患儿应多科室联合会诊充分权衡利弊。

133. 先天性心脏病常合并的综合征有哪些麻醉需要关注的点？

除了评估先天性心脏病的情况以外，还需要了解各种综合征（包括 Williams 综合征、Down 综合征、18 三体、13 三体、Turner 综合征、Pallister-Killian Mosaic 综合征、Noonan 综合征、Marfan 综合征、Holt-Oramz 综合征、Apert 综合征、Smith-Lamli-Opitz 综合征、猫眼综合征和 Ellis van Creveld 综合征等）是否合并有其他系统畸形的可能，如特殊面容、气道问题、内分泌系统的病理生理特点。如 Williams syndrome，主要的心脏问题包括因弹性蛋白基因缺陷主动脉瓣上狭窄和肺动脉狭窄等可能，除此之外有小精灵面容，智力缺失，高钙血症等内分泌异常问题。

134. 先天性肾上腺皮质增生症如何进行术前评估？

先天性肾上腺皮质增生症（congenital adrenal hyperpiasia，CAH）是一组由于肾上腺皮质激素合成途径中酶缺陷引起的疾病。21-羟化酶缺乏最为常见。一般应用氢化可的松替代治疗。治疗过程中根据病情调整糖皮质激素的剂量，对失盐型患儿还应监测血钾、钠、氯等，调节激素用量。患儿在应激情况下或青春期时，糖皮质激素的剂量应比平时增加 1.5～2 倍。围术期补足糖皮质激素，慎防出现肾上腺皮质危象。

135. 先天性甲状腺功能低下如何进行术前评估？

先天性甲状腺功能低下患儿，临床表现为智能落后、生长发育迟缓和生理功能低下，新生儿筛查后早期替代治疗预后好。术前评估：全身情况，甲状腺功能情况和治疗情况，心率和心电图。对功能减退者可致交感神经兴奋性下降，体温下降，心率慢，心电图呈低电压、P-R 间期延长、T 波平坦，对麻醉药物敏感。

136. 基因异常包括对自主神经系统有影响的疾病有哪些（如 21 三体）？如何进行术前评估？

21 三体其细胞遗传学特征是第 21 号染色体呈三体征，人类最早被确定的染色体病。母亲年龄越大，发生率越高。术前评估：① 特殊面容，可能存在困难气道；智能和生长发育落后；② 约 50% 的患儿伴有先天性心脏病，可能需要手术；③ 免疫功能低下，易患感染性疾病；④ 可伴有甲状腺功能低下，交感神经活性下降。

137. 基因异常包括对糖、水电解质酸碱平衡代谢有影响的疾病有哪些？如何进行术前评估？

什么是遗传代谢病？

遗传代谢病（inborn errors of metabolism，IEM）由于基因突变，引起蛋白质分子在结构和功能上发生改变，导致酶、受体、载体等的缺陷，使机体的生化反应和代谢出现异常。有氨基酸代谢病、脂肪酸氧化障碍、尿素循环障碍、有机酸代谢病、溶酶体贮积症、金属代谢病、线粒体代谢、核酸代谢异常、内分泌代谢异常。

糖原累积症如何进行术前评估？

糖原累积症是糖原代谢障碍引起的在肝脏、肌肉、肾脏等组织中储积糖原贮积症，Ⅰa 型是肝糖原贮积症最常见的类型。重者可表现为新生儿低血糖和乳酸酸中毒，往往因肝大就诊。特异性生化改变有低血糖、乳酸酸中毒、高尿酸和高血脂及肝酶升高，B 超常有肝肾增大。由于高乳酸血症，患儿可出现骨质疏松。围术期需要维持血糖，禁食时间不宜过长，并静脉给予葡萄糖和防止低血糖。评估肝肾功能和呼吸，维持水电解质代谢平衡，防止乳酸过高。

有机酸代谢障碍如何进行术前评估？

有机酸代谢障碍如甲基丙二酸血症，可有容貌异常，困难气道，神经系统异常和酮症性低血糖，代谢性酸中毒等围术期需要纠正，禁食时间不宜过长，维持血糖正常。

脐膨出-巨舌-巨体综合征如何进行术前评估？

脐膨出-巨舌-巨体综合征为一种过度增生性疾病。可见内脏各器官，尤其是垂体、肝、脾、心、肾明显肥大，可伴有心血管畸形。胰腺肥大且胰岛 B 细胞增生。30%～50% 的病例出生后数小时即有低血糖，3～4 个月后渐停止，少数至 2～3 岁。可伴有困难气道。

DiGeorge 综合征如何进行术前评估？

DiGeorge 综合征以先天性甲状旁腺功能减退和胸腺发育不良所致的细胞免疫缺陷为特征的一类染色体微缺失综合征，患儿多同时患有先天性心脏病，尤其是圆锥动脉干畸形，常见的包括法洛四联症、主动脉弓离断、室间隔缺损和永存动脉干等，软腭-面部等特殊面容；其他常见的症状包括：低钙血症、严重的喂养及吞咽困难、肾脏畸形、听觉丧失、喉气管食管畸形、生长激素低下、自身免疫性疾病、惊厥、中枢神经系统畸形、骨骼畸形等。

138. 先天性畸形包括对骨骼发育或可造成困难气道和通气困难的疾病有哪些？如何进行术前评估？

皮罗综合征(Pierre Robin syndrome/ sequence)如何进行术前评估？

皮罗综合征主要为合并小下巴、下巴后缩、腭裂、舌后垂症状的患儿。过小的下颚会使舌头挤在口腔后方，阻碍呼吸，严重者会造成呼吸困难。术前询问出生史、Apgar 评分、新生儿早期呼吸暂停或发绀发作。体格检查应包括完整的头部和颈部检查，多种体位进行检查，包括坐位、俯卧位和仰卧位，以评估气道症状是否加剧。床边鼻咽喉镜检查，吞咽评估，CT 或 MRI 头颅和面部检查气道情况，多导睡眠图(PSG)，合并其他并发症可能如心脏等。

第一、二鳃弓综合征(Hemifacial microsomia)如何进行术前评估？

第一、二鳃弓综合征最主要的表现是一边脸的下半部分长得短小，脸一边大一边小，明显偏斜。耳、下颌骨、上颌骨、颧骨、肌肉及其他软组织的发育差。术前评估主要是气道评估，可以应用柔性鼻咽喉镜检查，CT 和 MRI 颅脑和面部检查。文献报道 136 例患者，大多数可以面罩通气，部分需要双人合作，通过视频喉镜和纤维支气管镜均可 100％成功插管。

Vater 综合征如何进行术前评估？

VATER 综合征又称 VACTERL 联合畸形。V 是指脊柱(vertebral)；A 是指肛门(anal)；C 是指心脏(cardiac)；TE 是指气管和食管(tracheoesophaqeal)；R 是指肾脏(renal)；L 是指肢体(limb)。术前了解患儿是否存在先天性心脏病及气管食管的畸形。当患儿有肛门、脊柱、肢体畸形的时候需要特别注意出生时患儿的呼吸、心脏情况，进食情况等，必要时行心脏超声、CT、MRI、食管造影等检查。

纳格综合征(Nager Syndrome)如何进行术前评估？

纳格综合征是一种在胚胎早期以下颌骨发育不全伴轴前性肢体畸形(桡侧肢体发育不全，拇指缺失或畸形)为主的先天缺陷。其临床表现具高度多样性，面部畸形主要包括睑裂下斜、颧骨发育不全、高鼻梁、小颌畸形及外耳畸形。显著的口部畸形包括腭裂和软腭缺失，颞下颌关节纤维化及强直也会发生。因此对气道的评估尤其重要。

特雷彻·柯林斯综合征(Treacher Collins Syndrome)如何进行术前评估？

特雷彻·柯林斯综合征是一种先天性脸颊骨及下颌骨发育不全疾病，又称为下颌骨颜面发育不全。患儿除了特征性的脸部外观异常(下眼睑呈 V 字形缺陷或下垂、眼睛下垂、颧骨发育不全或缺失、嘴巴大、下巴小)、呼吸道狭小外，经常伴有腭裂和听力损失。术前呼吸道评估尤为重要。

努南综合征(Noonan syndrome)如何进行术前评估？

努南综合征患者具有特殊面容；矮身材；胸廓畸形和肺动脉狭窄肥厚型心肌病和(或)努南综合征典型的心电图改变以心电轴极度右偏，左前区导联 QRS 波异常，和异常 Q 波为特征；血液淋巴系统：凝血机制障碍。活产新生儿中发病率约为1∶2 500～1∶1 000，术前评估包括心脏，气道和凝血功能情况。

139. 各种先天性肌病的患儿如何术前评估？

进行性肌营养不良(progressive muscular dystrophy)如何术前评估？

进行性肌营养不良根据遗传方式、发病年龄、肌无力分布、病程及预后可分为假肥大型及营养不良(DMD/BMD)(最常见，最严重)等。术前评估包括心肺功能评估，心脏超声检查，心电图；营养状况和吞咽困难，误吸风险；潜在困难气道；恶性高热高风险；如果患儿常规用类固醇定期治疗，围手术期需额外的类固醇替代，血管功能障碍，接受重大脊柱手术预防性使用氨甲环酸。多学科会诊(MDT)必要时将明确和优化患者医学问题。

脊髓性肌萎缩症如何术前评估？

脊髓性肌萎缩症是由于运动神经元存活基因 1(SMN1)突变导致脊髓前角细胞变性导致的肌无力和肌萎缩的遗传性疾病。部分患者在鞘内注射诺西那生钠的时候选择在麻醉下进行。术前评估：可能存在喂养困难和吞咽困难，可能存在营养不良；呼吸功能下降，吸入性肺炎，无创通气，机械通气或气管切开可能；关节僵硬和脊柱侧凸。宜根据患儿情况经多学科协作诊疗讨论选择合适的麻醉方法，并做好术中管理及术后并发症的预防。

140. 线粒体疾病(mitochondrial diseases)的病理生理及如何术前评估？

线粒体疾病的病理生理是什么？

线粒体是真核细胞中具有自主 DNA 的细胞器，线粒体中完成很多重要的生化过程包括三羧酸循环、β-氧化、氧化磷酸化等，是能量代谢的中心。其突变或异常会导致人体几乎所有组织器官发生疾病。线粒体疾病多以母系遗传为特征，种类繁多，疾病表现复杂，累及多系统器官，且相同突变在不同个体的临床表现具有差异性，环境因素和遗传背景对疾病的发生发展有复杂影响。

如何做好术前评估？

了解病史，疾病的严重程度、营养状况、心肺功能、神经系统、治疗情况。术前检查：基础代谢功能、肝功能、甲状腺功能、尿常规、胸片或 CT、肺功能、心电图、心脏超声、血气、电解质和乳酸水平。禁食时间应尽可能短，输液补充葡萄糖，直到可以充分口服。避免压力、情绪紧张和体温过低，谨慎应用镇静剂，有反流误吸风险。有很高的房室传导阻滞风险，如果尚未安装永久性起搏器，应考虑立即使用经皮起搏器，患儿常常需要多学科会诊。

（黄瑾瑾　王江梅　胡瑶琴）

第一章

参考文献

［1］ Regli A，von Ungern-Sternberg BS．Anesthesia and ventilation strategies in children with asthma：part I - preoperative assessment［J］．Curr Opin Anaesthesiol．2014；27（3）：288 - 94.

［2］ Lee BJ，August DA．COLDS：A heuristic preanesthetic risk score for children with upper respiratory tract infection［J］．Paediatr Anaesth．2014；24（3）：349 - 50.

［3］ Regli A，Becke K， von Ungern-Sternberg BS．An update on the perioperative management of children with upper respiratory tract infections［J］．Curr Opin Anaesthesiol．2017；30（3）：362 - 7.

［4］ 陈煜，连庆泉.当代小儿麻醉学［M］.北京，人民卫生出版社，2011.

［5］ 小儿肝移植术麻醉管理专家共识（2021），中华医学会麻醉学分会器官移植麻醉学组，临床麻醉学杂志 2021 年 4 月第 37 卷第 4 期 424 - 429.

［6］ 中国防治恶性高热专家共识（2018），中华医学会麻醉学分会骨科麻醉学组，中华医学杂志 2018 年 10 月 16 日第 98 卷第 38 期 3052 - 3059.

［7］ Mary Ellen McCann，MD1，Jurgen C．de Graaff，PhD2，3，Liam Dorris，DClinPsy4，5，Nicola Disma，MD6，Davinia Withington，BM7，8，＊，Neurodevelopmental outcome at 5 years of age after general anaesthesia or awake-regional anaesthesia in infancy（GAS）：aninternational，multicentre，randomised controlled equivalence trial．Lancet．2019 February 16；393（10172）：664 - 677．doi：10.1016/S0140-6736(18)32485 - 1.

［8］ 彭浩，殷江，齐敦益.麻醉诱导模拟对儿童术前焦虑的影响［J］.世界最新医学信息文摘，2020.20（7）：56 - 57.

［9］ 张智慧，王文华.兴趣诱导改善患儿术前心理状态和麻醉诱导配合度的研究［J］.中华护理杂志，2017，52（4）：405 - 408.

［10］ 王震，杨霞.儿童术前焦虑情绪管理研究进展［J］.中西医结合护理（中英文），2018，4（2）：4 - 8.

［11］ 肖权.小儿麻醉前镇静药物及给药途径新进展［J］.临床合理用药，2015，8（60）：180 - 181.

［12］ 贾宜童，罗芳.舒适化医疗的发展与医学伦理学的关系［J］.医学与哲学，2017；38（5B）：

86 - 88.

[13] 熊利泽.导言：舒适医疗服务：麻醉学科责无旁贷[J].医学与哲学,2015,36(5B)：8.

[14] 中华医学会麻醉学分会.中国麻醉学指南与专家共识(2014 版)[M].北京：人民卫生出版社,2014.

[15] Kendrick JB, Kaye AD, Tong Y, Belani K, Urman RD, Hoffman C, Liu H. Goal-directed fluid therapy in the perioperative setting[J]. J Anaesthesiol Clin Pharmacol, 2019；35(Supplement 1)：S29 - S34.

[16] 中华医学会麻醉学分会.中国麻醉学指南与专家共识(2017 版)[M].北京：人民卫生出版社,2017.

[17] 杜真,张溪英.小儿围术期舒适化技术的研究进展[J].临床小儿外科杂志,2018;17(2)：150 - 154.

[18] 连庆泉.应重视小儿麻醉诱导的人性化和舒适化[J].中华医学杂志 2012;92(13)：865 - 867.

[19] 王英伟,连庆泉.小儿麻醉学进展[M].世界图书出版公司,2011.

[20] Toms AS, Rai E. Operative fasting guidelines and postoperative feeding in paediatric anaesthesia-current concepts[J], Indian J Anaesth. 2019；9(63)：29 - 34.

[21] Jacques T, Lee R. Improvement of renal function after relief of raised intraabdominal pressure due to traumatic retroperitoneal haematoma. Anaesth Intensive Care, 1988，16：478 - 494.

[22] 余家康,钟微,夏慧敏,等.新生儿腹壁缺损术后腹腔室隔综合症的诊治[J].临床小儿外科杂志,2006,(5).369 - 370.

[23] 郑珊.实用新生儿外科学[M].北京：人民卫生出版社,2013.

[24] 中华医学会小儿外科学分会.小儿肝胆外科疾病诊疗规范[M].北京：人民卫生出版社,2018.

[25] 张金哲,潘少川,黄澄如.实用小儿外科学·上下册[M].浙江：浙江科学技术出版社,2003.

[26] 冯杰熊,郑珊.小儿外科学(第 2 版)[M].北京：人民卫生出版社,2014.

[27] 俞卫锋,杭燕南.肝胆麻醉和围术期处理[M].北京：世界图书出版公司,2016.

[28] 杰罗尔德雷曼.新生儿麻醉[M].赵平,左云霞.天津：天津科技翻译出版公司,2018.

[29] Fun-Sun F . Yao. 姚氏麻醉学.问题为中心的病例讨论(第 8 版)[M].王天龙,李民,冯艺,李成付.北京：北京大学医学出版社,2018.

[30] 邓小明,姚尚龙,于布为,等.现代麻醉学(第四版)[M].北京：人民卫生出版社,2014.

[31] 田玉科.小儿麻醉[M].北京：人民卫生出版社,2013.

[32] Kenneth R. Goldschneider.小儿麻醉临床案例手册[M].连庆泉,上官王宁,译.北京：人民卫生出版社,2016.

[33] 巴勃罗·M.英格尔莫,玛丽内拉·阿斯图托著.小儿麻醉与围术期医学[M].张马忠,王炫,张建敏,译.上海：世界图书出版公司,2018.

[34] Frederick A. Hensley,Jr, Donald E. Martin, Glenn P. Gravleez. 实用心血管麻醉学(第 5 版)[M].王锷,王晟,黄佳鹏,彭勇刚,译.北京：人民卫生出版社,2017.

[35] 吴新民.麻醉学高级教程(第 4 版)[M].中华航空电子音像出版社,2016.

［36］ 江载芳,申昆玲,沈颖.诸福棠实用儿科学(第 8 版)［M］.北京：人民卫生出版社.2015.

［37］ Joel A. Kaplan David L. Reich, Carol L. Lake. Steven N. Konstadt.卡普兰心脏麻醉学 (第 5 版)［M］.岳云,于布为,姚尚龙,译.北京：人民卫生出版社.2008.

［38］ Hassoun PM. Pulmonary Arterial Hypertension［J］. N Engl J Med. 2021；385(25)：2361 - 76

［39］ 宋丽,袁维秀,米卫东.黏多糖病与全身麻醉［J］.北京医学,2015,37(8)：780 - 784.

［40］ 丁圆,曹冰燕,苏畅,等.努南综合征 20 例临床及遗传学分析［J］.中华儿科杂志,2021,7：588 - 593.

［41］ 中华医学会医学遗传学分会遗传病临床实践指南撰写组.脊髓性肌萎缩症的临床实践指南［J］.中华医学遗传学杂志,2020,37(3)：263 - 268.

第
一
章

第二章

小儿麻醉的术中监测和
液体管理

第一节　动脉穿刺

1. 有创动脉血压监测的适应证有哪些?

接受复杂、重大手术,如肝移植、先天性心脏病手术患儿。血流动力学不稳定的患儿,如严重创伤、多脏器功能衰竭和各类休克患儿。术中需进行血液稀释、控制性降压的患儿。无创血压监测困难的患儿,如大面积烧伤患儿等。需持续监测血压变化以指导心血管活性药物的使用的患儿。需通过动脉压力波形获得诊断信息的患儿。需根据收缩压变异度评价容量治疗反应的患儿。

2. 小儿动脉穿刺的禁忌证有哪些?

① Allen 试验阳性者;② 穿刺部位或附近存在感染、外伤者;③ 凝血功能障碍或机体高凝状态者;④ 有出血倾向或抗凝治疗期间者;⑤ 合并血管疾患如脉管炎等的患儿;⑥ 手术操作涉及同一部位范围的患儿。

3. 小儿桡动脉穿刺 Allen 试验怎么做?

Allen 试验:操作者用双手同时按压患儿采血侧的桡动脉和尺动脉;嘱患儿反复用力握拳和张开手指 5～7 次至手掌变白;松开对尺动脉的压迫,继续压迫桡动脉,观察手掌颜色变化。若手掌颜色 10 秒之内迅速变红或恢复正常,表明尺动脉和桡动脉间存在良好的侧支循环,即 Allen 试验阴性,可以经桡动脉进行穿刺,一旦桡动脉发生闭塞也不会出现缺血;相反,若 10 s 手掌颜色仍为苍白,Allen 试验阳性,表明手掌侧支循环不良,不应选择桡动脉行穿刺。

4. 小儿动脉穿刺置管的部位如何选择?

（1）桡动脉：为首选穿刺部位,因动脉位置浅表并相对固定,穿刺较易成功且管理方便。

（2）腋动脉：适用于较长时间置管,但导管固定较困难,易发生曲折。

（3）肱动脉：常在肘窝部穿刺,如果侧支循环不全,肱动脉的阻塞会影响前臂和手部的血供。

（4）股动脉：遇其他动脉穿刺困难时可用,但护理较困难,若置管时间长易发生感染。

（5）胫后动脉：直径大于足背动脉,在需行下肢动脉置管时,可优先选择胫后动脉。

（6）足背动脉和尺动脉：较少用。

5. 小儿动脉穿刺针的型号如何选择?

可根据桡动脉直径选择：20G 穿刺针(红色,1.1 mm×4.8 mm)；22G 穿刺针(蓝色,0.9 mm×25 mm)；24G 穿刺针(黄色,0.7 mm×19 mm)。

6. 新生儿手术动脉穿刺置管是否有必要? 哪些手术建议动脉穿刺置管?

十分必要,有创动脉血压的监测能及时准确地反应麻醉深度及循环容量以便于调整用药；经有创动脉采血行血气分析有助于及时调整呼吸参数,维持水、电解质、酸碱平衡,确保围术期内环境稳定。

须行动脉穿刺置管的手术：① 接受复杂、重大手术,如体外循环下心脏直视手术或肝移植手术；② 需持续监测血压变化及血流动力学不稳定的大手术,如早产儿 NEC、消化道穿孔、严重颅脑外伤等重症患儿手术。

7. 超声引导下进行新生儿动静脉穿刺置管的方法有哪些? 各有什么优缺点?

长轴平面内法　优点：可同时显示穿刺针和血管走行。缺点：血管周围的解剖毗邻显示不清。婴幼儿血管细,图像较难获得。

短轴平面外法　优点：图像易获得,目标区域与周围组织解剖毗邻清晰,在细小血管穿刺中优势明显。缺点：初学者不易获得针尖位置,偶尔也有假象出现。

斜轴平面内法　结合前二者优点,周围毗邻清晰,易于找到针尖,可降低超声引导下颈内静脉穿刺中动脉穿刺的发生率。

8. 新生儿桡动脉穿刺置管的管路冲洗应该注意什么？

穿刺成功后，连接冲洗装置用肝素盐水以 2～4 mL/h 的速度连续冲洗管道，以防止细胞凝集堵管，冲洗液中肝素的浓度为 1～2 U/mL。向含肝素液的塑料输液袋外加压至 300 mmHg 以抵制动脉血反流。冲洗时，速度宜慢，严格控制肝素液入量，以免大量肝素水入血造成凝血功能紊乱。冲洗时应注意压力不宜过高以免损伤血管内壁，从而增加动脉瘤及栓塞形成等并发症发生率。

9. 哪些因素会影响有创动脉血压监测？

动脉留置针的位置不当或堵塞。压力传感器和转换系统的材料和组成。坚硬的管壁、最小体积的预充液体、尽可能少的三通连接和尽可能短的动脉延长管均可提高测定的准确性。传感器和仪器故障。动脉传感器的校零及传感器位置。仰卧位：置于腋中线相平的位置或胸骨后 5 cm。侧卧位：置于与心脏水平平齐。坐位：置于耳后。导管内气泡。

10. 动脉穿刺置管后发生血栓的原因？如何处理？

（1）原因：穿刺困难、操作时间过长或患者存在高凝状态，导致穿刺针内表面形成血栓；置入鞘管的过程中，由于操作方法不当、动作过于粗暴，或动脉本身存在着狭窄、硬化、扭曲，使得血管内膜的粥样斑块脱落。

（2）处理：一旦发现血栓形成和远端肢体缺血时，必须立即拔除测压导管，必要时可溶栓或手术探查取出血凝块，挽救肢体。

（谢羚）

第二节　静脉穿刺

11. 小儿中心静脉穿刺的适应证？

术前存在严重创伤、脱水、休克、大量失血、急性循环功能衰竭等。需行较大手术、复杂手术或时间长、预计术中有较大体液或血液丢失的手术。本身可引起血流动力学的显著改变的手术。术中需施行血液稀释或控制性降压。

在难以评估尿量的情况下（如肾衰竭患儿），需置入中心静脉导管进行容量评估。

术后需长期输液或静脉抗生素治疗，以及全胃肠外营养治疗。需经中心静脉导管植入心脏临时起搏器。需暂时行血液透析的患儿。其他，如预计术中出现空气栓塞发生率较高或需要抽吸气栓等。

12. 小儿中心静脉穿刺的禁忌证？

穿刺部位存在感染；凝血功能障碍患儿为相对禁忌；对于患有上腔静脉综合征、近期安装过起搏器的患儿不能通过上肢静脉或颈内静脉穿刺置管测定压力，而应选择股静脉。

13. 小儿中心静脉解剖特点与成人有何不同？

小儿颈内静脉通常位于颈动脉的前外侧，但也可能位于颈动脉的正上方（3.2%）、横向平行（3.2%）或侧后方（1.4%）。椎动脉在颈内静脉的内后方，与成人相比，皮肤到椎动脉可能比椎动脉到颈内静脉的距离更短。婴幼儿时期上腔静脉/右心房交界处位于第 4 肋间，随着年龄的增长转移到第 3 肋间。

14. 中心静脉穿刺前需要哪些评估？

患儿的一般情况（身高、体重、营养状态、血容量状态）；病史（手术史、穿刺部位是否有感染及血栓形成、局部放疗史、严重心脑血管疾病）；体格检查（心音、呼吸音、目前心肺功能）；实验室检查（血常规、生化、凝血功能等）；胸部 X 线片或 CT；目前患儿药物治疗情况；静脉解剖位置的超声评估。

15. 中心静脉穿刺常用部位？ 各有哪些优缺点？

常用部位有颈内静脉、锁骨下静脉、腋静脉和股静脉。其中颈内静脉易于定位，随呼吸运动变化小，但感染和血栓形成发生率较高；锁骨下静脉穿刺置管患儿舒适性较好，但存在气胸、血气胸和导管夹闭综合征等风险，右侧锁骨下静脉穿刺时导丝易误入颅腔；经腋静脉穿刺置管感染和血栓形成发生率较低，但其依赖于呼吸变化，位置较深，有气胸风险，需要高级别培训；经股静脉穿刺置管容易定位，可用于紧急及头颈部不易触及的情况，但感染风险高，血管走形角度大，意外掉落风险高，舒适性较差。

16. 新生儿行超声引导中心静脉穿刺的要点有哪些?

选择一个合适的体位,例如颈内静脉穿刺时可以放置肩垫稳定患儿体位,增加皮肤张力减少操作过程中探头及穿刺针对血管的压力。紫绀型心脏病患儿很难通过颜色区分动脉和静脉血,需要使用超声确认钢丝位置。新生儿试验性穿刺造成的血肿会使穿刺更加困难。即使针尖位置在静脉内,将导丝 J 头置入直径较细的静脉仍有难度。新生儿心房和心室壁很薄,易被导丝穿透。新生儿皮肤脆弱,在固定导管时不宜缝合太紧。

17. 超声对于中心静脉导管留置过程中并发症的观察有何意义?

中心静脉穿刺不良事件可分为即时并发症和延迟并发症,即时并发症包括机械并发症和导管位置不正。其中最常见的机械并发症包括动脉穿刺、血肿和气胸;延迟性并发症包括感染、血栓和导管异位,且导管异位可导致心律失常和心房穿孔。而超声能确认正确导管位置及检测是否合并血肿、血栓、气胸等情况。

18. 小儿颈内静脉置管型号和深度如何选择?

患儿体重<5 kg 时,型号选择 4F;体重 5～10 kg 时,型号选择 4F～5.5F,体重 10～20 kg 时,型号选择 5F 或 5.5F,体重>20 kg,型号选择 7F。

深度:可根据公式计算:身高/10－1(身高<100 cm);身高/10－2(身高>100 cm);或 0.062×身高＋2.24,可根据胸片测量:胸片上测量右锁骨切迹和隆突之间的距离加上穿刺点至右锁骨切迹的距离。可使用心内电极定位:在心电监护仪上观察 Ⅱ 导联,导管缓慢推进,直到 RA－ECG 显示 SVC/RA 交界处 CVC 位置(高 p 波或双相 p 波),此后,每隔 0.5 cm 撤回 CVC,直到 p 波恢复正常形态。

19. 新生儿和早产儿的颈内静脉导管留置深度?

Montes-Tapia 等分析了 91 例新生儿(孕周 25～41 周,27 例足月儿和 64 例早产儿)右侧颈内静脉置管的数据,发现置管深度与体重的相关性最好。得出置管深度(cm)＝2.6＋0.7×体重(kg)(R^2＝0.723,体重 580～3 980 g)。

20. 小儿中心静脉压监测的临床意义有哪些?

中心静脉压(central venous pressure, CVP)监测的临床意义:在一定情况下可以评估心脏前负荷;预测患者的容量反应性;高 CVP 可影响静脉回流和影响微循环灌注；CVP 与其他血流动力学监测联合应用可更真实反映患者的血流动力学状态；CVP 与心输出量的反向变化常反映心脏功能（泵）的变化；CVP 与心输出量的同向变化则主要反映静脉回流的变化。对于不明原因初始心输出量降低的患者，可在连续心输出量及 CVP 监测下进行补液试验，评价容量反应性。

21. 小儿中心静脉穿刺置管并发症有哪些？

并发症通常分为机械性、血栓栓塞性和感染性病因。机械性并发症：血管损伤（动脉、静脉）、心脏压塞、血肿压迫气道、气胸、神经损伤、心律失常、瓣膜损伤等；血栓栓塞性并发症：静脉血栓、肺动脉血栓、动脉血栓和栓塞、导管或导丝栓塞；感染性并发症：穿刺部位感染、导管感染、血流感染。

22. 如何避免或减少中心静脉穿刺置管后血栓发生？

规范置入、使用和维护导管，以及专业的护理团队是减少血栓发生的重要先决条件。在满足治疗需求前提下，应选择外径最小、管腔数量最少、创伤最小的输液装置。推荐在置管环节使用超声引导。导管尖端位于上腔静脉下 1/3 或右心房与上腔静脉交界区。不推荐以单纯预防血栓为目的预防性使用抗凝药物或溶栓药物。鼓励使用非药物措施预防血栓，包括置管肢体早期活动、正常日常活动、适当的肢体锻炼和补充足够的水分。正确使用冲封管技术。

23. 中心静脉导管导致的静脉血栓需要处理吗？ 如何处理？

目前没有确切的临床证据支持无症状血栓需要治疗，建议仅予以观察随访。症状性血栓的处理：血栓性浅静脉炎处理的核心是对症缓解炎症刺激引起的疼痛。导管相关深静脉血栓应抗凝治疗。溶栓是血栓性导管失去功能的主要处理方式，抗凝药物（如肝素）对恢复导管通畅性无效。文献报道的药物包括尿激酶或重组尿激酶、阿替普酶、瑞替普酶、替奈普酶和蛇毒纤溶酶等。常规溶栓方法无法恢复通畅性，建议寻求血管外科或放射介入科等科室的帮助。

24. 中心导管相关血流感染该如何预防？

严格掌握置管指征。选择能够满足需要的管腔最少、管径最小的导管。选择合适的留置部位。置管使用的用品必须无菌。患疖肿、湿疹等皮肤病或呼吸道疾病的医务人员，在未治愈前不应进行置管操作。使用超声引导进行中心静脉置管。

25. 中心导管相关血流感染置管过程中的预防措施？

严格执行无菌技术操作规程。采用符合规定的皮肤消毒剂消毒穿刺部位。记录置管日期、时间、部位、置管长度等。

26. 置管后中心导管相关的血流感染如何预防？

尽量使用无菌透明、透气性好的敷料覆盖穿刺点。定期更换敷料。执行手卫生。保持导管连接端口的清洁。避免导管潮湿。及时更换输液管路或输血器。使用生理盐水或肝素盐水常规冲封管。严格保证输注液体的无菌。紧急状态下置管，若不能保证有效的无菌原则，应当在 2 天内尽快拔除导管。每天观察导管穿刺点及全身有无感染征象。不需要时应当尽早拔除导管。若无感染征象时，血管导管不宜常规更换。

27. 中心静脉优于外周静脉吗？血管活性药物要使用中心静脉吗？

不一定。中心静脉及外周静脉各具优缺点，应根据不同临床要求选择合适的静脉输液通道。血管活性药物属于静脉输注高危药物之一，尤其是 pH 值＜4.0 的血管收缩剂，经外周静脉给药后，局部血药浓度过高，易造成血管内膜损伤、血管壁通透性增加，引起外渗或局部坏死等并发症。但近年来证据显示，紧急情况下因建立中心静脉导致的用药延迟会增加患儿病死率。现已有多项研究显示短期使用外周静脉输注血管活性药物是可行且相对安全的。

28. 小儿中心静脉导管的优缺点有哪些？

优点：导管开口于深静脉，临近右心房，管口周围的血流量比末梢静脉大，液体能迅速直接进入血液循环，避免了刺激性药物及高渗或黏稠性液体对患儿血管的损害。方便快速向静脉内输入药物和液体，以及监护中心静脉压。费用相对较低。缺点：穿刺定位困难，易发生严重并发症；易感染；留置的时间较短（15～30 天）

29. 小儿 PICC 的优缺点有哪些？

优点：相对于 CVC 而言，PICC 操作简便、穿刺危险小、成功率高可由护士单独操作。并发症少、可长时间留置（可留置 1 年以上）。避免高渗及化疗药物外漏引起静脉炎及组织坏死。减轻患儿痛苦并保护血管等。缺点：并发症较多；费用较 CVC 更昂贵。

30. 小儿输液港的优缺点有哪些?

优点:减少反复静脉穿刺的痛苦和难度;降低静脉炎的发生;减少感染发生的概率及导管脱落的风险;患儿的日常生活不受限制,方便接受药物治疗,提高生活质量。缺点:引发轻度的感染;导致轻度的出血,引发静脉血栓;皮肤过敏和湿疹的易患概率增加;每个月 1 次维护,长期费用高;保留时间长,容易合并有血栓栓塞和感染;植入、取出操作难度高,费用昂贵。

(杨雪 刘兰)

第三节 体温监测

31. 小儿手术是否需要常规监测体温?

体温是重要生命体征之一,麻醉状态下患儿体温会随环境温度的改变而升高或降低,小儿由于体表面积比例相对较大,散热相对增加;而小儿主要通过非寒战产热,产热相对不足,散热相对增加,故而更易出现低体温。因此,体温监测应该成为小儿临床麻醉中的重要常规监测项目。

32. 术中体温监测有哪些途径?

就设备而言,术中可采用电子温度计、红外线传感器、液晶温度计等设备进行体温监测。就部位而言,核心温度常用的测量点有肺动脉、食管末端、鼻咽部及鼓膜,通常通过肺动脉导管测量的温度被认为是测量核心温度的金标准,而鼻咽温较易测量,临床应用更为广泛。口腔、腋窝、直肠等部位接近核心温度也常应用于临床。

33. 不同部位体温监测值的意义?

(1)肺动脉:"金标准",需要有创操作。

(2)食管:食管远端 1/3 处,可反映核心温度,且能迅速显示大血管内血流温度。心脏手术人工降温和复温过程中,监测食管温度最常用。鼻咽部:鼻炎温度接近脑温和中心温度。

(3)鼓膜:可表示脑内血流温度,鼓膜测温无创、准确,可作为术前和术中体温监测的方法。

(4)直肠:儿科常用,直肠温接近于中心温度。

（5）膀胱：比直肠温更好反应中心温度。

（6）腋窝：实际应用中，常由于探头放置位置不当出现松动而影响测定结果。

34. 小儿围术期低体温的概念是什么？

机体在正常情况下通过完整的体温调节系统使核心温度保持在 36.5～37.5℃，围术期由于各种原因出现核心体温低于 36℃ 称为围术期低体温。

35. 小儿围术期低体温的病因有哪些？

（1）患者因素：小儿依靠非寒颤产热（棕色脂肪），皮下脂肪菲薄，体表面积相对较大，体温调节中枢发育不完善，散热率约为成人的 4 倍。

（2）麻醉影响：全身麻醉后核心体温下降 1～3℃。围术期全身麻醉或区域麻醉均可通过中枢和外周作用降低机体的体温调节功能。

（3）手术影响：挥发性消毒液增加散热；术野暴露面积大，内脏暴露于环境温度；术中大量冷液体冲洗；手术时间长。

（4）其他：输入大量未加温液体或血液制品、手术室环境温度低。

36. 小儿围术期低体温的症状和体征有哪些？

（1）体温低：核心温度低于 36℃。

（2）皮肤：四肢或全身冰冷，皮肤呈苍白色或大理石纹样，口唇青紫，新生儿严重时可出现皮肤硬肿；寒战。

（3）呼吸系统：轻度低温初期，呼吸加速，随着体温继续降低，呼吸频率和潮气量成比例降低，肺血流量减少，最终可能出现呼吸停止。低温抑制延髓呼吸中枢。

（4）心血管系统：心率减慢，抑制窦房结功能，心律失常；增加外周血管阻力，增加心肌做功和氧耗，引起心肌缺血。

（5）苏醒延迟：延缓麻醉药物代谢，导致苏醒时间延长。

37. 小儿围术期低体温怎么处理？

（1）体表复温：加温装置：电热毯（预热至 36～40℃）、循环水变温毯、辐射加温器、热风机（温度调至 40～42℃）、充气加温装置。

（2）中心复温：输液加温高效快速，可用于低体温导致循环衰竭的患儿，应做好心肺功能监测。

（3）其他：控制各项医疗操作时间，操作时应减少暴露部位；保持手术台的干燥,手术台上敷料浸湿应及时更换。

（4）缓慢复温：每小时提高体温 1～2℃或在 12～24 小时内使体温恢复至正常。婴幼儿皮肤薄,复温过程中尽量扩大加温皮肤面积,注意烫伤风险。

38. 术中体温丢失的因素,早产儿、新生儿容易发生低体温的原因?

术中患儿体温丢失因素包含传导、辐射、对流、蒸发等。早产儿、新生儿、低体重儿、婴幼儿主要依靠非寒颤产热（棕色脂肪）,这类人群皮下脂肪菲薄,体表面积相对较大,体温调节中枢发育不完善,散热率约为成人的 4 倍,其中新生儿因头部相对较大,因而通过头部散热较多,成为高危因素之一;以上原因使得新生儿在围术期更易发生低体温。

39. 小儿围术期保温措施有哪些?

麻醉诱导前患儿预先加温;设定合适的环境温度,室温调至 22～24℃,新生儿及早产儿应将室温保持在 24～29℃,相对湿度 40%～60%;术中尽量减少暴露面积,注意肢体保暖,新生儿、婴幼儿头部体表面积相对大,而且是热量流通能力最强的部位,用敷料包裹头部可减少热量丢失;静脉输液的液体可加温致 36～37℃,库血复温在 37℃以下;吸入气体湿化加温或使用人工鼻;皮肤消毒液及冲洗液加热使用,以 40℃适宜;手术期间使用温盐水纱布覆盖暴露的创面和内脏。

（史淑君）

第四节　呼吸监测

40. 不同年龄小儿呼吸次数正常值是多少?

小儿呼吸频率快,年龄越小,频率越快。新生儿：40～44 次/min;1 岁：30 次/min;3 岁：24 次/min;3～7 岁：22 次/min;14 岁：20 次/min;18 岁：16～18 次/min。

41. 小儿正常气道压范围是多少? 小儿机械通气时气道压影响因素有哪些?

吸气峰压指呼吸周期中气道内达到的最高压力,在肺顺应性正常的患者应低于 1.96 kPa,吸气峰压过高可导致气压伤,导致肺泡、气道损伤甚至气胸和纵隔气肿,一般限制峰压在 3.52 kPa 以下。平台压为吸气末到呼气开始前气道内压力,平台压正常值为 0.88～1.27 kPa。呼气末压力为呼气末至吸气开始前肺内平均压力,自主呼吸情况下理论上应为零,在机械通气和人工控制通气中可以分别或同时对气道压力进行设定,如呼气末正压(PEEP)或者持续气道正压(CPAP)。机械通气中气道压增高的常见原因有:气道内分泌物过多或阻塞,可能原因包括气道湿化不足、吸痰不及时或不充分,或由于导管上气囊充气相对不足导致咽部分泌物反流等;支气管平滑肌痉挛,听诊时可发现双肺哮鸣音;急性肺水肿,多见于心功能不全患儿;气管导管受外力作用变形狭窄;气胸,为机械通气中最危急的气压伤并发症,一旦气胸形成,肺脏受压,气道压迅速上升;单肺通气患儿。

42. 常见的呼气末二氧化碳监测有哪两种类型?

呼气末二氧化碳分压对监测肺、心血管及麻醉呼吸系统很有价值,二氧化碳测量仪分为两种类型。非分流型(流经式):非分流型(主流)二氧化碳波形图测量呼吸回路中流经配适器的气体中二氧化碳浓度,通过测量流经气体的红外线吸收率从而计算二氧化碳浓度;分流型(抽吸式):分流型(旁流)二氧化碳波形图监测能连续抽吸回路内气体到测样室,通过比较测样室和一个没有二氧化碳空室的红外线吸收率来计算二氧化碳浓度。

43. 新生儿气管内麻醉时呼末二氧化碳 $PetCO_2$ 和 $PaCO_2$ 数值应维持在什么范围? 为什么常常呼气末二氧化碳数值比血气分析 $PaCO_2$ 数值低?

新生儿 $PaCO_2$ 参考范围为 32～35 mmHg,研究表明机械通气的新生儿平均呼末二氧化碳分压比平均动脉血二氧化碳分压约低 5 mmHg。

对于肺通气分布均匀的健康个体,$PaCO_2$ 与呼末二氧化碳分压($PetCO_2$)的差值通常<5 mmHg,体现了肺泡和肺毛细血管血液之间的分布平衡。呼末二氧化碳分压常低于血气分析数值,原因可能为:肺泡无效腔通气量的增加(肺血栓栓塞、静脉空气栓塞、肺灌注减少)导致呼末二氧化碳的浓度低于动脉血二氧化碳浓度;对于分流型(抽吸式)二氧化碳波形监测,如果潮气量很小,高频率吸气可能将新鲜气体从回路内夹带至测样室,稀释二氧化碳浓度,使测定的呼末二氧化碳偏低。

44. 新生儿和小婴儿监测呼气末二氧化碳浓度的困难有哪些?

旁流式二氧化碳测量仪的二氧化碳传感器与待测气体管路间有一定的距离,典型的抽吸管道长度通常为 30 cm,采样速率为 30～500 mL/min,对新生儿和婴儿机械通气,需要考虑这一部分丢失的气体量。且如果潮气量很小,高频率吸气可能将新鲜气体从回路内夹带至测样室,稀释二氧化碳浓度,使测定的呼末二氧化碳偏低。

45. 如何判断患儿麻醉后的氧合状态?

可通过血氧测量法和脉搏氧饱和度仪判断患儿麻醉后的氧合状态。动脉血氧分压(PaO_2)是指物理溶解在动脉血中的氧所产生的分压,不仅反映了血浆中溶解的氧量,而且影响与血红蛋白结合的氧量,所以 PaO_2 是决定氧运输量的重要因素,也是判断低氧血症的唯一指标。脉搏血氧饱和度(SpO_2)是目前临床上广泛应用无创监测,即使是危重患者,SpO_2 与 PaO_2 之间也具有良好的相关性。

46. 小儿围术期低氧血症的概念是什么?

氧合指数是指动脉血氧分压(PaO_2)与吸入氧浓度(FiO_2)的比值,即 PaO_2 (mmHg)/FiO_2(%),2020 年 4 月发表的指南将低氧血症定义为氧合指数≤40 kPa (300 mmHg)。

47. 小儿围术期呼吸相关低氧血症原因有哪些?

麻醉期间、术后肺不张:约有 90% 的麻醉患者发生肺不张,而且与麻醉选择无关,在自主呼吸和肌肉松弛状态,无论是静脉麻醉还是吸入麻醉都会发生肺不张,肺不张是导致低氧血症的重要原因;麻醉诱导前吸入纯氧气和气管导管拔出前吸引气道都会加重术后低氧血症,绷带固定和疼痛导致的咳嗽受限都会引起术后肺不张;

气道闭合:间歇的气道闭合减少了受累肺泡的通气,如果灌注持续存在,或者没有降低至与通气同一水平,这部分肺都将成为低通气/血流区域,导致麻醉期间氧合受限;

喉痉挛、支气管痉挛、肺气肿和气胸等也可导致围术期期低氧血症。

48. 小儿围术期呼吸相关低氧血症如何处理?

预防肺不张:呼气末气道正压(PEEP)能使肺不张区域部分复张,改善氧合;肺复张策略:逆转肺不张可采用叹气呼吸或大潮气量;维持肌张力:膈肌和胸壁失去张力增加肺不张的风险,维持肌张力的方法可能有效;吸氧和正压通气支持是恢复期低氧血症的首选治疗方案,同时应及时纠正引起低氧血症的原因,如喉痉挛、支气管痉挛、肺气肿和气胸等。

49. 小儿高碳酸血症的定义是什么?

　　小儿高碳酸血症通常指动脉血中二氧化碳分压($PaCO_2$)>45 mmHg(正常值为 $35\sim45$ mmHg)。

50. 小儿高碳酸血症病因?

　　小儿高碳酸血症的病因有:通气不足是最常见的原因。可由药物残余作用(麻醉药和肌肉松弛药)导致的呼吸频率减慢或呼吸动度下降引起;还可由切口疼痛、呼吸道阻塞、术前限制性通气功能障碍等导致。高代谢状态,例如发热、恶性高热、甲状腺危象等,应用二氧化碳生成的药物如 $NaHCO_3$ 时,也会造成高碳酸血症。如果与代谢需求相比通气比例不足,二氧化碳清除就会不彻底,肺泡、血液和组织内的二氧化碳就会蓄积。

51. 小儿高碳酸血症治疗?

　　高碳酸血症治疗原则:密切监测,及时诊断,对因处理。加强对呼吸功能的监测;保持呼吸道通畅;注意呼吸机设定的频率、潮气量、吸呼比值是否适宜;可适当减浅麻醉、用纳洛酮拮抗麻醉性镇痛药造成的中枢性呼吸抑制,用新斯的明拮抗肌肉松弛药造成的外周性呼吸抑制,对低血钾性呼吸肌麻痹应及时补钾等;肥胖患儿、胃胀气、胸腹部敷料包扎过紧、手术切口疼痛等均可影响呼吸肌功能,应注意对因处理。

52. 发生静脉空气栓塞时 $PetCO_2$ 的变化,处理原则有哪些?

　　少量的空气栓子进经静脉入右心后,可通过肺的滤过排出,多数不会有明显临床症状和体征。但是当大量空气栓子进入时,表现出肺动脉压增高、$PetCO_2$ 降低,心排血量和血压下降,中心静脉压升高,低氧血症和高碳酸血症,重者发生心律失常甚至心跳呼吸骤停死亡。

　　一旦疑诊空气栓塞,应立即处理:停止手术操作,进行液体复苏,减少空气栓子的进入;氧疗:100%纯氧吸入,条件允许应进行高压氧治疗;选择合适体位:发生空气栓塞应该立即改变患者体位为左侧卧位并头低脚高,但是对于左肺病变患者或者合并颅内高压的颅脑损伤患者仍有待进一步研究;导管抽吸空气栓子;心肺复苏:当出现低血压、严重心动过缓等循环衰竭表现时,需使用血管活性药物支持治疗,甚至需要心肺复苏。

53. 小儿呼末二氧化碳分压降低,可能的原因有哪些,应如何处理?

小儿呼末二氧化碳分压($PetCO_2$)降低原因有:$PetCO_2$ 突然下降:心输出量减少,如心肌梗死、心律紊乱、血容量不足等;肺灌流量减少,如肺动脉栓塞、空气栓塞;潮气量减少,甚至接近无效腔量;$PetCO_2$ 下降至零:心跳呼吸骤停、呼吸暂停、呼吸道梗阻、呼吸机管道脱落,二氧化碳波形消失是快速、敏感的指标;呼吸机和监护仪故障。

54. 小儿应用喉罩保留自主呼吸时,呼末二氧化碳可能较高,可接受的高呼末二氧化碳上限是多少?

与低氧血症不同,高碳酸血症通常可耐受性好,但严重高二氧化碳血症(高于 $80\sim100\ mmHg$)也可导致呼吸减慢甚至暂停。高碳酸血症可导致一系列损害,如增加脑水肿患者颅内压,加重先天性心脏病患儿肺动脉高压等。

（游承燕）

第五节　循环监测

55. 新生儿的循环有何特点?

胎儿娩出后,肺部膨胀,脐循环中断,由胎儿循环进入自行循环,新生儿的体循环是中心化的,血液大部分分布于内脏器官,外周阻力相应地明显增高,在中心化的基础上,血液丧失的代偿机制是有限的。心率很快,心搏出量少。

收缩压 $60\sim80\ mmHg$,舒张压 $40\sim50\ mmHg$,袖带宽度应以上臂长度的 2/3 较适当。血容量为 $80\sim85\ mL/kg$。随着年龄的增长,心率逐渐变慢。

56. 不同年龄小儿心血管参数:心脏指数、血红蛋白、血容量、氧耗量等正常值?

各年龄段心脏指数[$L/(min\cdot m^2)$]　新生儿:2.5 ± 0.6;6 个月:2.0 ± 0.5;12 个月:2.0 ± 0.6;2 岁:3.1 ± 0.7;5 岁:3.7 ± 0.9;12 岁:4.3 ± 1.1;

各年龄段血容量(mL/kg)　新生儿:$80\sim85$;6 个月:75;12 个月:75;2 岁:75;5 岁:72;12 岁:72;

各年龄段心排量(L/min)　新生儿:0.4 ± 0.1;6 个月:0.8 ± 0.2;12 个月:

1.1 ± 0.3;2 岁：1.7 ± 0.4;5 岁：2.7 ± 0.7;12 岁：4.5 ± 1.0;

各年龄段血红蛋白(g/L)　新生儿：130～200;3 个月：95～145;6 个月至 6 岁：105～140;7～12 岁：110～160;

氧耗量[mL/(kg·min)]　新生儿：6;成人：4。冷刺激反应、呼吸做功增加及肌肉温度升高都可使氧耗量增加 2～3 倍。

57. 无创和有创动脉血压差别如何估算？如何保证无创血压测量的准确性？

当有创收缩压<90 mmHg 时,有创收缩压低于无创收缩压,反之则高于无创收缩压,且随着血压升高,二者之间的差值增大。在一定范围内,1.324×无创收缩压－24.891 mmHg 可粗略估计有创收缩压,1.011×无创舒张压－3.055 mmHg 可粗略估计有创舒张压。

无创血压测量方法简便易行,受试者的心理状态、体位、袖带的宽度、测量的部位,测量的时间等均可影响其准确性。坐位安静休息 5 分钟,30 分钟内禁止吸烟或饮咖啡,排空膀胱。裸露上臂与心脏处在同一水平,间隔 1～2 分钟重复测量取平均值。

58. 如何获得合理的基础动脉血压？

无创基础动脉血压：受试者坐位安静休息 5 分钟,30 分钟内禁止吸烟或饮咖啡,排空膀胱。裸露上臂与心脏同一水平,首次应测量左、右上臂血压,取较高读数一侧的上臂血压。1～2 分钟后重复测量,取平均值。若 2 次读数相差 5 mmHg 以上,再次测量,取 3 次读数的平均值。

有创基础动脉血压：桡动脉穿刺并留置穿刺针,通过充满肝素液的管路连接压力换能器,压力传感器置于与心脏同一水平,与监护仪连接;传感器通大气调零后与桡动脉连通,获得基础动脉血压。

59. 怎么理解股静脉测压与颈内静脉测压数据差异？

中心静脉压是监测循环功能的指标之一,代表右心房或上下腔静脉内靠近右心房的压力,是评估患儿前负荷即心肌收缩前所承受的循环容量及所形成的压力指标。反映了 4 个方面因素：循环血量、右心功能、静脉张力、胸腔内压。股静脉测压与颈内静脉测压相比,测压导管尖端放置的位置离右心房更远,且易受静脉瓣、腹腔压力等影响,故两者存在一定差异,同一患儿股静脉压与中心静脉压呈直线正相关关系：Y(中心静脉压)=0.132+0.557X(股静脉压)。

60. 小儿上下肢动脉压差别是多少？

儿童血压的正常值随年龄不同而不同,出生时收缩期血压为 $60\sim70$ mmHg,2 岁以内为 $70\sim80$ mmHg,2 岁以后收缩压公式：年龄 $\times2+80$ mmHg,舒张压为收缩压的 2/3,下肢血压比上肢血压高 20 mmHg 左右。

61. 什么是脉压变异度？有什么临床意义？

脉压变异度是在动脉的顺应性无瞬间变化的条件下,一个呼吸周期中脉压的变化,应该反映的是每搏量变化。正常值应该在 $0\sim10\%$ 。当脉压变异率测量结果超过 10% 时,通常提示患者存在有效循环血容量不足,应当给予患者补充有效循环血容量治疗。但此项指标受到较多因素影响,如当患者存在较严重的心律失常时,如心房颤动或心房扑动以及频发早搏时,心脏每次射血变异量较大,会导致瞬时血压波动明显,此项数值便不能有效反映患者容量水平。

62. 小儿术中低血压的定义,其病因有哪些？

（1）定义：血压较基础血压下降 $>25\%$ 。

（2）病因：麻醉因素：麻醉方式选择不当；麻醉过深、各种麻醉药、辅助药的心肌抑制与血管扩张；椎管内麻醉平面过广；麻醉管理不善导致低二氧化碳血症、酸中毒、低体温等。

（3）手术因素：术中失血过多；手术操作压迫心脏或大血管；神经反射,如胆-心反射、眼-心反射等。

（4）患儿因素：术前低血容量未纠正。肾上腺皮质功能衰竭。严重低血糖。心律紊乱或急性心肌梗死。感染、过敏等紧急情况。

63. 小儿术中低血压的治疗方案有哪些？

处理原则：明确循环管理的目标；根据可能的原因,遵循基本原则；处理看得见的异常。

治疗方案：调整麻醉深度,优化麻醉管理,选择对循环影响小的麻醉方式和药物；输血输液补充容量；正性肌力药物（多巴胺、米力农等）增强心功能；缩血管药物（去甲肾上腺素、去氧肾上腺素等）收缩血管,维持血管张力；根据血气分析结果纠正电解质、血糖、内环境紊乱；暂停手术操作；改变体位减轻压迫；及时识别并纠正心律失常；激素治疗。

64. 小儿术中高血压的定义、病因是什么?

(1) 术中高血压:患者的血压升高幅度大于基础血压的 30%。

(2) 术中高血压病因:麻醉因素,麻醉过浅或镇痛不全;手术操作,夹钳主动脉、刺激 Ⅴ、Ⅹ、Ⅳ 对脑神经、气管插管、导尿管、引流管等不良刺激、过度输液等;内分泌因素,嗜铬细胞瘤、甲状腺功能亢进症、原发性醛固酮增多症等;原发病,如高血压;手术类型,如心脏手术、大血管手术、神经系统及头颅手术、肾脏移植及大的创伤(烧伤或头部创伤)等;心理因素,如术前紧张、焦虑、恐惧、失眠等。

65. 小儿术中高血压的治疗原则及方案有哪些?

治疗原则:应强调病因治疗,积极寻找可能的诱因并及时处理。若出现高血压危象,需尽快使用药物控制血压,但降压速度不能过快,一般主张平均动脉压在前 2 小时内下降不超过 20%~25%。

药物治疗:

硝普钠	0.5~8 μg/(kg·min)	静脉滴注或泵注
拉贝洛尔	1~3 mg/(kg·h)	静脉滴注或泵注
酚妥拉明	0.1~0.5 mg/kg	静脉推注或滴注
二氮嗪	1~5 mg/kg(≤150 mg)	快速静脉滴注

66. 不同年龄段小儿控制性降压的最低值和相应的最长时间?

不同年龄段血压正常值:1~6 个月(60~100/30~45 mmHg);6~12 个月(70~105/35~45 mmHg);1~2 岁(85~105/40~50 mmHg);2~7 岁(85~105/55~65 mmHg);7~12 岁(90~110/60~75 mmHg)。〔注:血压公式:收缩压=80+(年龄×2),舒张压为收缩压的 2/3。〕

(1) 最低值:根据患儿的基础血压值调整,一般降压幅度不能超过基础值的 30%~40%,并根据手术野渗血情况进行适当调节。

(2) 最长时间:主要在手术渗血最多或手术最主要步骤时施行降压,尽量缩短降压时间。手术时间长者,以降低基础收缩压的 30% 为标准时,每次降压时间不宜超过 1.5 小时。

67. 不同年龄小儿麻醉过程中心动过缓的定义,常见原因有哪些?

心动过缓定义:新生儿心率<90 次/min;1 岁以内<100 次/min;1~6 岁<80 次/min;6 岁以上<60 次/min。

心动过缓原因：因手术类型、手术方式、麻醉操作及手术体位等原因导致患儿迷走神经张力过高，如眼鼻咽喉手术、胃肠手术、腹腔镜手术、椎管内阻滞以及头低脚高位等。患儿术前合并相关疾病，如心脏病手术后，特别是心房手术后以及风湿性心肌炎和病毒性心肌炎，脑缺氧和颅内压增高，伤寒、流感等传染性疾病、黏液性水肿、甲状腺功能减低症等病症均可引起窦性心动过缓。术中并发：如低体温、出血、电解质紊乱、高血压、低氧血症及高碳酸血症等。麻醉药物的影响：吸入麻醉药、阿片类药物、丙泊酚以及右美托咪啶等。

68. 不同年龄小儿术中心动过速有哪些定义？

（1）定义：新生儿＞170～190 次/min；1 岁以内＞140 次/min；1～6 岁＞120 次/min；6 岁以上＞100 次/min。

（2）原因：常与交感神经兴奋及迷走神经张力降低有关。短暂的窦性心动过速常见于正常人运动或情绪激动时，也见于应用儿茶酚胺类与阿托品类药物之后。能引起窦性心动过速的病理状态有多种多样，心脏本身不一定有明显病变。主要的原因包括：感染、发热、出血、低血压、休克、呼吸衰竭、心力衰竭、贫血、心肌炎、心肌病、甲状腺功能亢进等。

69. 心排量监测有几种方式？各有什么优缺点？

（1）有创监测：肺动脉漂浮导管（Swan - Ganz 导管）。优点：公认金标准；缺点：费用昂贵、操作复杂、并发症较多。

（2）微创监测：PICCO。优点：相对于漂浮导管，其创伤小，技术要求相对较低，且监测参数多；缺点：非连续，需频繁校准。

（3）无创监测：主要包括经胸连续多普勒及经食管超声心动图（TEE）等。优点：无创、安全、患者易接受；缺点：技术局限性，需要专业人员；结果易受干扰，影响结果准确性；TEE 有相应食管疾病禁忌证。

70. 肺动脉压监测方式有哪些？

（1）超声心动图：根据静息状态下超声心动图测量的三尖瓣反流峰值流速和是否合并其他支持肺动脉高压的超声心动图征象指标。

（2）右心导管检查：是确诊肺动脉高压的金标准，也是诊断和评价肺动脉高压以及指导肺动脉高压患者治疗必不可少的检查手段。

（3）Swan - Ganz 漂浮导管检查：根据其置入路径可测定包括中心静脉压，右房压,右室压,肺动脉压及肺动脉楔嵌压。

71. 肺动脉压力正常值是多少？什么是肺高压？

（1）正常值（平均值）：肺动脉收缩压：18～30/25 mmHg

肺动脉舒张压：6～12/10 mmHg

肺动脉平均压：10～20/15 mmHg

（2）定义：在海平面状态下,静息时,右心导管检查肺动脉收缩压＞30 mmHg,和（或）肺动脉平均压＞25 mmHg,或者运动时肺动脉平均压＞30 mmHg。

72. 小儿肺动脉高压处理方法有哪些？

（1）肺动脉高压的传统治疗：传统治疗主要包括华法林抗凝、吸氧、利尿剂和地高辛等。主要是针对右心功能不全和肺动脉原位血栓形成。

（2）肺动脉血管扩张剂：目前临床上应用的血管扩张剂有：钙离子拮抗剂,前列环素及其结构类似物,内皮素受体拮抗剂及五型磷酸二酯酶抑制剂等。

（3）房间隔造口术：充分使用上述内科治疗之后,患儿仍无明显好转,即可推荐患儿进行房间隔造口术。

（4）肺移植主要指征：已充分内科治疗而无明显疗效的患儿。

73. 左房压监测的适应证有哪些？

左室功能严重损害或巨大心脏在瓣膜置换后循环不稳定,脱离体外循环机困难者。严重肺动脉高压合并右心衰竭,需要通过左心房置管使用血管活性药物者。复杂性先天性心脏病术中、术后。如左心室发育不良、完全性大动脉转位、完全性肺静脉异位引流、右心室双出口等。

74. 左房压监测的方式有哪些？正常值是多少？

（1）方式：安置左房测压管（常在心内直视手术操作完毕,心脏复跳后置入）。

（2）安置方法：颈内静脉或左心耳：经颈内静脉穿刺将左房测压管送达右心房,外科医生把导管尖端穿过房间隔放置入左房（房间隔会残留一个小孔）,或者从左心耳做个荷包放置（拔管可能会出血）。肺静脉：常用部位右上肺静脉置管口必须用褥式填片固定,保证置管口无出血,但必须使左房测压管术后能顺利拔出,因此,打结不能过紧,左房测压管外段经胸壁或胸骨下端穿出,并固定于皮肤上。

（3）并发症：气栓、漏电可致心包填塞、血液在管道内凝集形成凝块、感染。正常值：4～12 mmHg。

（陈菲　李华宇）

第六节　小儿特殊监测

75. 血栓弹力图在监测的主要指标有哪些？

（1）R 时间（3～8 分钟）：血凝块形成所需时间，主要受凝血因子和抗凝剂影响；

（2）K 时间（1～3 分钟）：血凝块形成至达到一定程度（MA 振幅 20 mm）所需时间，主要受纤维蛋白原影响。

（3）α 角（53°～72°）：纤维蛋白凝块形成和加固速率，主要受纤维蛋白原影响，α 角比 K 时间更加直观。

（4）MA 值（50～70 mm）：血凝块最大强度，主要受血小板影响。

（5）CI 值（−3～3）：描述总体的凝血状态。

（6）Ly30 值（0%～7.5%）：MA 值出现后 30 分钟时的振幅占 MA 的百分数，主要反映了纤溶状态。

76. 针对血栓弹力图常见的异常结果怎么处理？

血栓弹力图（TEG）是从血小板聚集、凝血、纤溶的整个动态过程做监测，方法简单、快速，便于初步判断凝血功能障碍的原因，并可依照前述参数的意义来指导治疗：

（1）R 时间延长：补充人凝血因子或输注新鲜冰冻血浆。

（2）α 角减小：补充人纤维蛋白原或输注冷沉淀。

（3）MA 值减小：输注血小板。

（4）LY30/EPL 值增大：抗纤溶药物治疗。

77. 小儿麻醉深度监测方法、关键指标和目标范围有哪些？

基于全身麻醉对意识和伤害性刺激反射的各类镇静评分系统：Ramsay 评分、Riker 镇静躁动评分、RASS 评分、MOAA/S 评分等。

基于未经处理的脑电图（EEG）和各种处理过的脑电图：脑电双频指数（BIS）、

麻醉/脑电意识监测系统(Narcotrend)、熵(Entropy)、脑状态监测仪、SNAP 指数和听觉诱发电位(AEP)指数等。目前临床上常用的 BIS 和 AEP 指数在全身麻醉期间推荐目标范围分别约为 $40\sim65$ 以及 $10\sim25$。

78. 小儿脑氧饱和度监测方法有哪些?

无创局部脑组织氧饱和度监测可通过近红外光(NIRS,波长 $700\sim1\,000$ nm)射入组织时多个波长的传输和吸收进行。由于静脉血占整个大脑血容量的大部分,因此无创局部脑组织氧饱和度监测主要是监测大脑局部的静脉血氧饱和度,其正常范围 $60\%\sim75\%$。逆行经颈静脉球部置管可连续监测或间断采血行血气分析也可以获取颈静脉血氧饱和度,进而评估全脑脑氧的供耗平衡。

79. 临床最常用的肌肉松弛监测方法?

通过评估肌肉对外周运动神经超强刺激反应来监测神经-肌肉功能,其常用模式有四个成串刺激(TOF)、双短强直刺激(DBS)和强直后计数(PTC)等。TOF 是目前临床上最常用的监测模式,随着肌肉松弛的加深,TOF 引起的抽搐反应进行性衰减;第一个与第四个抽搐反应的比值是监测非去极化肌肉松弛剂的敏感指标,但目测观察相继的抽搐反应消失更加方便,第四个抽搐反应消失表示肌肉阻滞了 75%,第三个消失表示阻滞达 80%,第二个也消失表示阻滞达 90%。

80. 临床常用的肌肉松弛监测部位在哪里?

临床上有数种神经肌肉单元可供监测选择,最常见的是尺神经-拇内收肌,此外还有胫后神经-短屈肌、面神经-眼轮匝肌和面神经-皱眉肌。由于不同肌群对神经肌肉阻断剂(NMBAs)的敏感性不同,因此由 1 块肌肉得到的测定结果并不能自动外推到其他肌肉上,而大多数研究是基于尺神经刺激的测量数据。

81. 麻醉结束后,四个成串刺激(TOF)值应大于多少,表示没有肌肉松弛残余?

当四个成串刺激比值(TOF Ratio)$\geqslant0.9$ 时,认为神经肌肉功能完全恢复。

82. 小儿颅内压的正常范围及特点有哪些?

颅内压(ICP)是指颅骨内部脑组织和脑脊液中的压力,测量部位与体位不同可能存在变化。儿童正常的 ICP 随年龄增长而逐渐增加,足月新生儿的正常范围是 $1.5\sim6$ mmHg,早产儿要再低一些,小儿一般为 $3\sim7$ mmHg,年长患儿与成人相近约 5～15 mmHg。

83. 小儿围术期发生空气栓塞的临床征象？

空气栓塞易于发生在体循环静脉系统，少量空气到达肺部可以扩散穿过小动脉壁进入肺泡腔离开肺血管床；较大气泡则会栓塞肺动脉，表现为咳嗽、呼吸困难、心脏杂音、肺部啰音、低血压等。罕见情况空气栓塞发生在体循环动脉系统，阻碍微循环并引起缺血性终末器官损伤；冠状动脉和脑发生空气栓塞时会导致心肌缺血、精神异常或局灶性神经功能障碍，严重甚至出现意识丧失、昏迷甚至心搏骤停。

84. 小儿围术期发生空气栓塞的处理措施？

一旦判断发生了空气栓塞，应立即用湿纱布覆盖创面、停止加压输液、暂停气腹等阻绝气体继续进入循环。调整体位为左侧卧位及头低脚高位，使空气远离右室流出道和冠状动脉窦口。进一步支持治疗包括：高浓度吸氧，加快静脉补液和使用血管加压药物。血流动力学非常不稳定时，可予以强心药物和胸外按压，迫使空气离开肺流出道进入较小血管以改善前进血流。

85. 小儿全身烧伤如何进行生命体征监测？

躯干和上肢烧伤无法放置粘贴心电图电极的患儿，可以使用针电极或手术缝合钉安置电极，或将电极置于背部或相关部位。肢端放置脉搏血氧饱和度探头困难时，可置于耳朵、鼻子甚至舌头替代。使用无菌的血压计袖带可以直接套在受伤或新近植皮的组织上，必要时也可以考虑动脉置管并缝合固定。对于重症患儿，极端情况下还可以选择经食管超声心动图监测来获取左右心室功能等重要信息。

86. 新生儿麻醉时，除了常规监测，是否还需要其他的监测指标？

接受大手术、病重或极低出生体重儿（体重小于 1 000 g）使用无创血压监测误差较大，可选择桡动脉或股动脉置管直接监测，同时动脉血气分析有助于获得更加精确的 PCO_2 和血糖数据。预计术中可能输注血管活性药物或高渗溶液时应建立中心静脉通道并持续监测 CVP。此外，新生儿体表面积/体重比值较高，皮下脂肪层较薄，术中极易发生低体温，需要重点监测体温以保持稳定的热平衡状态。

87. 新生儿监测氧饱和度时，探头的位置放在左手还是右手？为什么？

为了监测灌注心脏和颅脑血液的氧饱和度，传感器探头应该连至新生儿的右上肢。因为心脏、头颅、右上肢的动脉血来源于主动脉的动脉导管前部分，称为动脉导管前血。左上肢和双下肢接受来自动脉导管后的主动脉血，由于可能混合有经动脉导管分流、含氧低的肺动脉血，氧饱和度常较低。

88. 小儿脓毒症休克围术期复苏治疗目标？

依据指南意见儿童脓毒性休克初期复苏治疗目标：一旦诊断脓毒性休克，在第 1 个 6 小时内达到：毛细血管充盈时间(CRT)≤2 s，血压正常(同等年龄)，脉搏正常且外周和中央搏动无差异，肢端温暖，尿量 1 mL/(kg・h)，意识状态正常。如果有条件进一步监测如下指标并达到：中心静脉压(CVP)8～12 mmHg，中央静脉混合血氧饱和度($ScvO_2$)≥70%，心脏指数(CI)3.3～6.0 L/(min・m^2)，初始液体复苏时血乳酸增高者复查血乳酸至正常水平，血糖和离子钙浓度维持正常。

（彭银俊丞）

第七节　围术期液体管理

89. 婴幼儿更易出现脱水的原因？

婴幼儿生长发育快、机体代谢比较旺盛，摄入热量、蛋白质和经肾排出的溶质量均较高，体表面积相对更大、呼吸频率更快，不显性失水量大。而其身体发育不够成熟，体液调节系统能力较差，肾脏重吸收功能发育不完善，因此婴幼儿在疾病、外伤、外界环境剧烈变化时更易出现脱水和电解质平衡紊乱。

90. 小儿麻醉期间输液基本目的包括哪些？

小儿围术期液体治疗的目的在于提供基础代谢的需要(生理需要量)，补充术前禁食和围手术期的损失量，维持电解质、血容量、器官灌注和组织氧合正常。

91. 4‐2‐1 法则是什么？小儿术中补液量计算？

4‐2‐1 法则：正常生理需要量的计算方法：第一个 10 kg 按 4 mL/(kg・h)计算，第二个 10 kg 按 2 mL/(kg・h)，以后每千克按 1 mL/(kg・h)。

小儿术中补液量包括：术前禁食禁饮体液丢失量：生理需要量×禁食禁饮时间(h)，于手术第 1 小时补充一半，剩下的一半于第 2、3 小时内输完。术中生理需要量：生理需要量×手术时间(h)。手术丢失量：出血，不同手术创伤引起的液体丢失：可按照小手术 2 mL/(kg·h)；中等手术 4 mL/(kg·h)；大手术 6 mL/(kg·h)；腹腔大手术和大面积创伤时 15 mL/(kg·h)补充。额外损失量(尿液、积液)。

92. 小儿围术期补液时，输液泵控制输注速度是否必要？

有必要，小儿输液的安全范围小，婴幼儿更为明显，即液体最小必须量与最大允许量之比较小，两者绝对值的差更小，因此婴幼儿术中补液可使用输液泵控制或选用带有计量的输液器。

93. 小儿补液是"干"一点还是"湿"一点？小儿长时间手术期间如何判断补液是充足的？

ASA Ⅰ～Ⅲ级小手术，开放性输液 20～30 mL/kg 晶体液；ASA Ⅰ～Ⅲ级中等手术限制性输液，未涉及禁食和胃肠道准备的予以 1 mL/(kg·h)晶体液，有禁食和胃肠道准备的 1～3 mL/(kg·h)晶体液；ASA 分级Ⅳ级和(或)行高风险手术患者，建议个体化目标导向液体治疗(GDT)。

判断输液量是否合适最重要的目标是，持续监测血流动力学指标和尿量，尽可能维持血流动力学稳定，必要时可建立有创血压和中心静脉压监测。大手术时建议加强监测做到 GDT，比如达到以下指标，维持有效血压、中心静脉压、尿量≥0.5 mL/(kg·h)、中心静脉氧饱和度(SvcO_2)≥70%、动脉血氧饱和度(SaO_2)≥93%以及血细胞比容(Hct)≥30%等。

94. 围术期小儿输液种类如何选择？

通常使用无糖等张平衡盐溶液。术前有因创伤、烧伤、腹膜炎、出血和消化道的液体丢失，术中所有的体液丢失都应以等张溶液补充。而较小的婴幼儿可以酌情使用含1%～2%葡萄糖的平衡盐溶液，并应监测血糖。当手术中失液、失血较多时应增补胶体液，可选用白蛋白等血液制品或羟乙基淀粉、明胶类等血浆代用品。

95. 围术期过量使用低张液的危害是什么？

原则上维持性补液可选用轻度低张液，如 0.25%～0.5%氯化钠溶液。但大量输注容易导致术后低钠血症，甚至引起脑损伤，对小儿是非常危险的。术中术后不推荐使用低张性液体，应加强对血浆电解质的监测。

96. 出血时应使用晶体液还是胶体液？

儿童血容量缺失时首选补充晶体液，其优点包括价廉、不影响凝血作用、无过敏反应、不会传播任何感染因子。30～50 mL/kg 的晶体液输注后，可应用胶体液（白蛋白或合成性胶体液）以维持血管内渗透压。对胶体液的选择要谨慎，对于早产儿、新生儿及婴儿，5%白蛋白仍是较好的选择。此外，并不推荐预防性使用羟乙基淀粉以应对手术中可能的失血而提前做为血容量的补充。小儿使用羟乙基淀粉（HES）应注意安全剂量范围，总量不超过每天 50 mL/kg。

97. 醋酸林格液比乳酸林格液更好吗？

醋酸林格液优于乳酸林格液，理由如下：研究表明，大量快速输入乳酸林格液有可能引起高乳酸血症和高氯血症；当患者肝肾功能异常时，大量使用乳酸林格液可导致乳酸酸中毒。醋酸林格液中无乳酸根，代谢比乳酸快。因其可被肝脏以外的肾脏、肌肉等全身代谢，所以即使在体外循环时也不会出现蓄积。另外醋酸林格液大量应用不会引起高氯性酸中毒。

98. 酸中毒了需要补碳酸氢钠吗？血中钠氯差值的变化会引起酸碱变化吗？

酸中毒时首先需要明确并治疗原发病，其次要区分呼吸性和代谢性，呼吸性酸中毒一般通过调节呼吸参数，避免二氧化碳潴留，代谢性酸中毒时相对轻微的可通过补液，改善微循环灌注，从而改善酸中毒，对于严重的酸中毒，可以进行碳酸氢钠的输注。血中氯离子增高就会引起高氯性酸中毒，血中钠离子增高就会引起高钠性碱中毒。

99. 新生儿补液能否使用胶体？还是首选白蛋白？

新生儿补液能否使用胶体暂无相关文献报道。大多数医院临床上输液不首选胶体，对于胶体渗透压较低的患儿，首选补充白蛋白来提高胶体渗透压，从而减轻胃肠、肺部等水肿发生。

100. 对于禁食时间较长的患儿是否需要术中补充葡萄糖？小儿手术围术期低血糖如何正确补糖？

对新生儿、早产儿禁食时间过长、手术时间较长及术前状况差的患儿可使用低浓度葡萄糖液并加强监测使血糖稳定在正常范围。对于小儿手术围术期低血糖的发生，有研究发现使用 2%或 2.5%葡萄糖液可使患儿血糖维持在正常血糖水平。

101. 新生儿的血糖低于多少为低血糖？当新生儿出现低血糖是怎么补充葡萄糖？

新生儿全血葡萄糖<2.2 mmol/L 即可诊断为新生儿低血糖。血糖<2.6 mmol/L 即需临床干预，起始量按 10% 葡萄糖 2 mL/kg，以 1 mL/min 静脉推注；而后以 6~8 mg/(kg·min)静脉输液维持，并于 20~30 分钟后复测血糖，其后每 1 小时复测一次直至稳定。对于静脉输糖后仍<2.6 mmol/L 者，可在 24 小时内逐步提高输注葡萄糖速度，推荐每次提高 2 mg/(kg·min)直至 12~15 mg/(kg·min)；静脉输注葡萄糖 24 小时后，若连续 2 次血糖监测值均>2.6 mmol/L，逐步降低输糖速度，推荐每 4~6 小时降低 2~4 mg/(kg·min)，同时进行血糖监测并保持母乳喂养，最终依据血糖监测结果逐渐减少输液量，直至停止静脉输液后血糖仍保持稳定。

102. 小儿围术期补钾的剂量和输注速度？

静脉补钾时，补钾剂量＝（预期的钾浓度－实测的钾浓度）×体重(kg)×0.3；浓度不应超过 0.3%；速度不应超过 0.5 mmol/kg/h。

103. 顽固性低钙血症为什么还要补镁？

低血镁与低血钙临床表现基本相同，如不行血生化检查，常将低镁血症误诊为低钙血症，而延误正确治疗。在低钙血症时同时伴发低镁血症，单纯补钙不易纠正低钙血症需同时纠正低镁血症。

104. 手术麻醉过程中小儿尿量监测的正常值，少尿的定义及处理有哪些？

正常值：1~3 mL/(kg·h)；少尿：<1 mL/(kg·h)。处理：病因治疗，肾前性因针对其原因治疗，如纠正休克，补充血容量（输血、补液），纠正心衰；肾性应根据其原发病进行相应处理；肾后性主要解决梗阻因素，可请泌尿科会诊评估是否需手术治疗。

105. 尿崩症患儿的术中液体如何管理？

补液根据测定的血钠结果进行调整。如血钠正常无多尿，则每日液体量为生理需要量＋尿量，氯化钠为 4.5~6 g/d，如有多尿，而血钠正常，则氯化钠补充即为生理需要量，补液量则可根据尿量和不显性失水给予调节补充。如血钠水平升高，则应限制钠的摄入。必要时禁钠，若血钠低于正常，补充氯化钠，根据实测血钠的水平进行调整,并适当限制水的摄入。

(韩晓阁　张甜歌)

第八节　输血及血液保护

106. 人体内血浆占体重的比例约为多少?

血浆约占体重的 4%～5%,相当于体液总量的 10%。血浆承载血细胞、血小板及蛋白等物质,其容量与体重成一定比例,并随着年龄由 80 mL/kg 逐渐降至成年人 60 mL/kg。

107. 如何计算术中的最大允许失血量?

最大允许失血量(maximal allowable blood loss,MABL)最大允许失血量计算公式:

$$\frac{EBV×(初始\ Hct-目标\ Hct)}{初始\ Hct}$$

失血量<1/3 MABL,用平衡液补充;如 1/3 MABL<失血量<1 MABL,用胶体液;如失血量>1 MABL,需要输血制品。

108. 小儿术中失血量的如何估算?

小儿术中失血量的估算方法:Hct 和 Hb 测定、纱布称量法、手术野失血估计法等;使用小型吸引瓶便于精确计量;心动过速、毛细血管再充盈时间和中心外周温度差增大时应警惕失血过多;可能存在的体腔内积血、诊断性抽血检查应限制抽血量。

109. 无创血红蛋白水平监测准确吗?

SpHb 是指监测仪能够连续实时无创的测量血红蛋白水平,其基本原理为氧合血红蛋白和无效血红蛋白对可见光和红外线的吸收能力不同,因此采集和评估每个分子吸收的光的强度,可以区分和测量血液中各种血红蛋白的成分。小儿低出血风险手术中 SpHb 准确性良好,高出血风险手术 SpHb 监测准确性好但在指导输血方面,其是否能作为临床输血决策的依据有待进一步的研究,其准确性受输注液体种类、浓度、PI(脉搏灌注指数)的影响。

110. 新生儿、小儿围术期输血指征？

　　(1) 早产儿：可接受的最低 Hct 为 35%。

　　(2) 足月儿：可接受的最低 Hct 为 30%~35%。

　　(3) 儿童：可接受最低 Hct 为 20%~25%。

　　对全身状况良好的小儿，当失血量达到 EBV 的 15% 以上应给予输血，通常 25% 作为 Hct 可接受的下限，新生儿、早产儿以及伴有明显心肺疾患的患儿，Hct 应维持在 30% 以上。一岁以上患儿血红蛋白值低于 70 g/L 时应输血，目标是让血红蛋白达到 70~90 g/L。

111. 围术期小儿血液保护措施有哪些？

　　血液保护措施包括：严格掌握输血指征；减少术中出血；开展自体输血；术中出血的回收；合理使用血液和血浆代用品；止血药物的使用。

112. 小儿围术期输血，血液加温的方法有哪些，有何注意事项？

　　环境空气温度加温法、热水加热法(将热水在水温计测量调至 37℃，复温过程需要轻柔翻动血袋以免局部过热造成血袋内局部血液红细胞损伤或破坏凝集，加热时间应<10 分钟)、电热温箱复温法、输血加热器的使用、热风机加热法。

113. 高容血液稀释的定义是什么？ 婴幼儿使用高容量血液稀释是否安全？

　　高容血液稀释是指在不丧失血液的前提下输入晶体/胶体液以降低 Hct 从而减少手术中血液成分的丢失，减少临床用血。扩容量(L)＝(扩容前 Hct－扩容后 Hct)/Hct×0.07×质量(kg)。只要患儿心功能良好，即使 Hct 降至 21%~24% 亦可耐受血液稀释，组织器官氧供仍可保持正常。对于婴儿，年龄越小血液稀释的耐受越差，应严格把握血液稀释的速度和程度避免发生并发症。Hct<30%，营养不良以及合并先天性心脏病或其他先天性疾患儿均不宜施行血液稀释。

114. 小儿大量输血会产生哪些并发症？

　　与大量输血相关的酸中毒、体温过低和凝血功能障碍的致命三联征与高死亡率有关。其他并发症包括体温过低、酸/碱紊乱、电解质异常(低钙血症、低镁血症、低钾血症、高钾血症)、枸橼酸钠中毒和输血相关的急性肺损伤。在多项研究中,外伤、手术和重症监护中的输血已被确定为 MODS、SIRS、感染增加和死亡率增加的独立预测因素。一旦确定对出血的控制,就应实施限制性输血方法,以尽量减少进一步的并发症。

115. 大量输血的情况下出现凝血功能障碍,血浆、凝血酶原复合物、纤维蛋白原和止血药应如何应用?

大量输血时凝血功能障碍,最好根据血栓弹力图结果以指导补充相应的药物及血液成分。

血浆:预计输入超过人体一个血容量的血液时,应尽早给予新鲜冰冻血浆,推荐用量为 10～15 mL/kg。

纤维蛋白原:血浆纤维蛋白原水平<1.5 g/L 或 TEG 提示功能性纤维蛋白原不足时可使用纤维蛋白原,初次输注的剂量为 25～50 mg/kg。

凝血酶原复合物:若出现明显渗血和凝血时间延长,建议使用凝血酶原复合物(20～30 IU/kg)。

血小板:小儿输注 5 mL/kg 血小板,可使外周血血小板数量增加约(20～50)×10^9/L。

116. 小儿输血时抽入注射器再泵入是否会造成血细胞大量破坏?

针头抽取血液时可能会造成对红细胞的破坏。推进式微量泵的工作原理为机械推进,不破坏红细胞,不可用蠕动式静脉输液泵,因其原理为挤压蠕动,对红细胞有破坏作用。

（宋娟）

第九节　麻醉重症超声

117. 重症心脏超声经胸的基本切面有哪些?

胸骨旁长轴切面、胸骨旁短轴切面、心尖四腔心切面、剑下四腔心切面、剑下下腔静脉长轴切面。

118. 胸骨旁长轴切面如何获取？

超声探头放于胸骨左缘第2～5肋间，超声探头标记点指向右肩。探测平面基本与右肩至左季肋部连线相平行，超声探头声束指向患者后背方向。滑动超声探头找到胸骨旁长轴平面，通过转、摇、倾三个动作小幅度调整超声探头以获取最佳标准图像。探头扫查深度为：可显示降主动脉的最浅深度。

119. 胸骨旁长轴切面主要评估内容是什么？

心脏房室大小与大体形态比例改变；左心室流出道异常变化（如有无梗阻等）；室间隔、左心室后壁运动，室壁厚度的变化；主动脉瓣、二尖瓣瓣膜形态改变与异常血流；有无心包积液。

120. 胸骨旁短轴切面如何获取？

超声探头放于胸骨左缘第2～5肋间，超声探头标记点指向左肩。在获得胸骨旁左心室长轴平面后，将二尖瓣调整至屏幕中央，超声探头顺时针旋转约90°，使超声探头标记点朝向左肩可获得二尖瓣水平短轴切面。将超声探头尾部向心底倾斜，超声探头声束向心尖倾斜，可依次获得胸骨旁左心室短轴乳头肌平面和心尖平面。扫查深度：可显示完整的左心室短轴图像的最浅深度。

121. 胸骨旁短轴切面主要评估内容是什么？

左心室收缩功能定性评估及分级；左心室壁节段运动障碍；右心形态改变；室间隔运动评估；评估室间隔缺损的最佳切面。

122. 心尖四腔心切面如何获取？

将超声探头放于心尖处，声束朝向患者右肩方向指向心底。在胸骨旁长轴切面沿左心室向心尖滑动；当室间隔刚刚消失时，将超声探头旋转90°～120°；将超声探头向前倾斜，声束指向右肩，找到标准平面。探头深度：可完整显示四腔心图像的最浅深度。

123. 心尖四腔心切面主要评估内容是什么？

各腔室大小、比例；室壁的运动；测量射血分数；二尖瓣和三尖瓣瓣膜的形态结构及瓣口血流情况。

124. 剑突下四腔心切面如何获取?

超声探头位于剑突下,声束朝向与房间隔平行,超声探头标记点指向左侧。滑:超声探头从腹部向剑突下水平滑动;超声探头标记点指向受检者左侧;倾:超声探头从水平方向缓慢向上倾斜,显露心脏。深度:可显示剑突下四腔心图像的最浅深度。

125. 剑突下四腔心切面主要评估内容是什么?

心包积液检查;观察四个腔室及二尖瓣、三尖瓣的结构与运动;评估右心室室壁厚度、房间隔缺损的最佳切面。

126. 剑突下下腔静脉长轴切面如何获取?

超声探头位于剑突下,标记点朝向头侧。摇:在剑突下四腔切面,先将右心房摇至屏幕正中;转:逆时针旋转超声探头90°,完整显示剑突下下腔静脉。深度:可显示完整剑突下下腔静脉的最浅深度。

127. 剑突下下腔静脉长轴切面主要评估内容是什么?

下腔静脉直径;下腔静脉变异度。

128. 超声下如何评估患儿二尖瓣反流程度?

根据反流束长度:根据二尖瓣反流束长度到达左心房的不同部位半定量反流程度。轻度反流:瓣环水平,反流束到达左房下 1/3;中度反流:心房中部,反流束到达左心房的下 1/3～2/3。重度反流:到达房顶或肺静脉内。反流束超过左心房的 2/3。

根据反流束宽度:通过比较反流束最大宽度与左房腔最大宽度的比值来测定。轻度反流:<1/3;中度反流:1/3～2/3;重度反流:>2/3。但是此方法在偏心血流或反流口形态不规则时偏差很大,目前临床很少应用。

根据反流束面积:① 根据二尖瓣反流束最大面积与左心房面积的比值计算反流量。轻度反流:<20%;中度反流:20%～40%;重度反流:>40%。② 反流束最大面积:轻度反流:<4 cm^2;中度反流:4～8 cm^2;重度反流:>8 cm^2。

129. 超声下如何评估患儿主动脉瓣反流程度?

反流束长度:根据反流束所达到左心室的不同部位(测最大长度)定量反流程

度。轻度反流：反流束细窄，局限于二尖瓣前叶瓣尖以上左室流出道内。中度反流：反流束增宽，反流长度超过二尖瓣前叶瓣尖达腱索水平；重度反流：反流束沿左室流出道呈喷射状直达左室腱索水平以下，甚至在心尖处出现折返。反流束宽度：测量左室流出道与主动脉瓣环交接处反流束宽度与左室流出道最大宽度的比值。轻度反流：比值<30%；中度反流：比值位于30%～60%；重度反流：>2/3，比值>60%。频谱压力降半时间法（PHT）：根据主动脉反流频谱测PHT，用此判断主动脉反流的严重程度。轻度反流：PHT>600 ms；中度反流：PHT 300～600 ms；重度反流：PHT≤300 ms。降主动脉反流时间速度积分法（PHT）：取胸骨上窝降主动脉长轴切面，测量降主动脉血流频谱，正常降主动脉舒张早期可见少量反向血流，舒张中晚期仍为正常血流（同收缩期方向一致）。如降主动脉全舒张期反流则提示为主动脉瓣重度反流。

130. 超声下如何评估患儿三尖瓣反流程度？

根据三尖瓣反流束达右心房的部位，反流束与右心房面积比值计算反流程度。轻度反流：反流束自三尖瓣口达右房的下 1/3，反流束面积与右房面积之比<20%；中度反流：反流束达右房的中度以上，反流束面积与右房面积之比20%～40%；重度反流：反流束达右房的顶部或下腔静脉，反流面积占右房面积的>2/3。三尖瓣反流程度的判定需结合右房的大小。当不存在右室流出道梗阻及肺动脉瓣狭窄时，根据三尖瓣反流程度评价肺动脉收缩压。

131. 心脏整体评估的内容是哪些？

以定性评估为主，必要时再测量。发现急性心脏事件（如心包填塞、严重限制性心包疾病、新发节段室壁运动异常、腱索断裂、室壁穿孔、急性心内膜炎、心腔或大血管腔内占位或血栓等情况），需紧急救治；诊断有无合并慢性心脏疾病，为后续血流动力学治疗提供重要信息。心腔大小及心室壁厚度的变化是重要评判依据；右心室是可以急性明显增大的，其以外的其他腔室明显增大常提示存在慢性心脏疾病；心室壁的肥厚也常提示慢性压力过负荷。

132. 心包填塞如何评估？

重症患儿的心包填塞是临床诊断。心包填塞的超声四征像：收缩末右房塌陷；舒张早期右室塌陷；心脏摆动；IVC扩张、固定。心包积液效应与产生的速度有关：慢性生成时，心包扩张，但无血流动力学效应。急性心包积液时，由于迅速产生,速度超过心包可承受的张力范围,导致心脏腔室受压,导致血流动力学不稳定。局灶性心包积液时,即使积液量不大,但因为其位置固定,导致相对应的心脏腔室受压,而产生明显的血流动力学不稳定。

133. 新发节段室壁运动异常如何评估?

非冠脉相关型,如应激性心肌病。分为心尖型(球形变);中间段;基底型:局灶性(非冠脉分布区)。冠脉相关型:在熟悉各冠脉分支供血的相应心肌节段的基础上,通过识别标准切面上相应节段的心肌运动异常,结合病史、心电图、肌钙蛋白,分析有无冠脉相关急性冠脉综合征的可能。另外心脏瓣膜异常、血栓、占位,瓣膜反流、腱索断裂也需要扫查。

134. 以下腔静脉为基础的容量状态及容量反应性评估是哪些?

以下腔静脉的评估为基础,同时结合心腔大小(如右心室大小,左心室舒张末期及收缩末期面积大小)、收缩期乳头肌 kissing 征等辅助判断。下腔静脉的评估需要结合右心室的结构和功能,尤其存在慢性右心功能不全时,下腔静脉直径增大并不一定反映容量过负荷。

135. 右心功能的评估内容是哪些?

右心是静脉回流的终点,担负着将回流的血液输送至肺进而回到左心;其解剖和生理特点是壁薄,压力耐受性差,受室间隔影响大;既往认为容量耐受性好,现今发现容量耐受也差,但压力负荷的增高更易引起右心形态大小的变化,影响右心室收缩及舒张功能,并通过室间隔影响左心室舒张及收缩功能。

136. 左心功能舒张评估的内容是哪些?

明确是否存在舒张功能不全及其程度分级;明确是否有左心房压增高及其程度。定性评估是主要的评估方式,简单易行,可快速判断舒张功能不全,但不能精确地评估舒张功能不全的程度及左心房压。如果需要精确评估或者进行滴定治疗,则需进行定量评估。

137. 左心功能收缩评估的内容是哪些?

评估整体收缩功能障碍的程度;评估收缩功能障碍的不同表现形式。以此为线索,结合临床资料分析导致收缩功能障碍的原因,进行精准的心脏功能支持及对因治疗。临床以定性评估为主,必要时行定量评估。

138. 外周阻力评估的内容是哪些?

外周阻力评估方法主要包括间接判断法和排除法。间接判断法主要通过左心室舒张末期面积和收缩末期面积相对变化来确定,如果均减小,低血容量可能性大,如果舒张末期面积大,收缩末期面积小,可能存在动脉张力下降(注意排除心脏高动力情况)。当临床出现低血压时,排除低血容量、梗阻、心功能不全等情况后,即可考虑为动脉张力降低。

139. 组织灌注评估的内容是哪些?

主要依赖于肾脏血流的评估,其中肾血流半定量分级(四分级法:0 级:未检测到肾脏血管;1 级:肾门可检测到少许血管;2 级:可见肾门及大部分肾实质内叶间动脉;3 级:可见肾血管至弓状动脉水平),即可通过肾血流的分布情况间接评估全身组织灌注情况。需要注意的是,肾血流的分布受肾前性、肾性、肾外因素等多种因素影响,需明确鉴别。

140. 如何利用超声评估容量状态?

剑突下下腔静脉长轴切面:在离右心房-下腔静脉交接点约 2 cm 处测量下腔静脉(长轴)最大直径。

经肝脏冠状位切面:适用于剑突下切面不能看见下腔静脉者。

容量过负荷:呼气末下腔静脉扩张、固定＋右心扩大。

容量不足:呼气末下腔静脉纤细,呼吸变异度大。

存在右心功能不全时,下腔静脉直径增大并不一定反应容量过负荷。

剑突下四腔心切面、胸骨旁左室短轴切面(乳头肌水平):左心室收缩末闭合(接吻征)提示容量严重不足。

141. 如何利用超声评估容量反应性?

下腔静脉呼吸变异性:M 模式下,采样线置于离右心房-下腔静脉交接点约 2 cm 处,获得下腔静脉直径随呼吸变化的运动图像,分别测量最大直径(Max)和最小直径(Min),计算呼吸变异性。

(1) 自主呼吸:下腔静脉塌陷率 $\Delta IVC = (IVCexp - IVCinsp)/IVCexp \times 100\%$。

有反应性:$\Delta IVC > 40\% \sim 50\%$。

（2）机械通气：下腔静脉扩张指数 $\Delta IVC = (IVCinsp - IVCexp)/IVCexp \times 100\%$。

有反应性：$\Delta IVC > 18\%$。

142. 重症心脏超声评估血流动力学的"六步法"包括哪些步骤？

（1）心脏整体评估：有无基础慢性情况、肉眼判断心脏是否存在结构异常。

（2）下腔静脉评估容量状态：明显扩张固定？纤细、呼吸变异度大？中间状态？

（3）右心评估：大小、室间隔、运动（收缩功能、舒张功能）。

（4）左心功能评估：收缩功能评估（Eye-balling 射血分数）、舒张功能评估。

（5）血管张力评估：间接评估，需先排除容量不足、梗阻、左右心功能不全。

（6）肺水评估：A 表现、B 表现、C 表现、P 表现等。

143. 超声在评估气栓方面的应用？

（1）直接征象：右心内可见气泡——胸骨旁左室长轴切面、心尖四腔心切面、剑突下四腔心切面。

（2）间接征象：右心室增大——心尖四腔心切面、胸骨旁左室短轴切面。

（3）右室壁运动幅度减低（右室壁基底部至游离部运动幅度减低，甚至消失）——胸骨旁左室短轴切面 M 超。

（4）下腔静脉（IVC）增宽伴随吸气塌陷率减小——剑突下下腔静脉长轴切面；室间隔运动异常主要表现为左室短轴切面"D"型改变。

144. 肺超的正常征象有哪些？

（1）A 线：胸膜线的伪影，与胸膜线平行、重复出现的数条高回声线，其间距等于皮肤到胸膜线的距离。

（2）蝙蝠征：胸膜线与上下相邻的两根肋骨构成的蝙蝠样图像。

（3）肺/胸膜滑动征：胸膜线随着呼吸进行运动，肺脏层胸膜相对壁层胸膜滑动。

（4）海岸征：M 超下的胸膜滑动征。

（5）窗帘征：含气的肺组织随着呼吸运动上下移动位置。吸气相时，下降的肺遮挡了上腹部的器官（如肝脏、脾脏）；呼气相可见上述器官。

145. 肺超的异常征象有哪些?

(1) B7 线:间隔＞7 mm,间质性肺水肿;B3 线:间隔≤3 mm,肺泡型肺水肿。

(2) 支气管充气征:支气管形状高回声像。

(3) 四边形征:少量胸腔积液静态征象。

(4) 平流层征:肺滑动征消失时,M 模式下表现为平行水平线。

(5) 肺点:超声诊断气胸金标准;正常肺与气胸交界点。

(6) E 线:皮下气肿;起自胸壁,不与 A 线同时出现;不随距离衰减。

(7) 碎片征:肺实变部分与正常肺组织交界处碎片样强回声光斑。

(8) 组织样征:实变肺组织结构似肝脏。

146. 肺水肿的超声表现是什么?

胸膜形态与运动:胸膜受累程度小,随呼吸滑动无异常;严重肺水肿时由于肺间质及肺泡内液体充盈导致呼吸受限,胸膜滑动可能减弱,但不会消失。

由于肺水肿呈弥漫分布,因此表现为同侧肺叶连续性 B 线,双侧肺叶对称 B 线;以弥漫性、对称性、连续性 B 线为特征。

147. 肺实变的超声表现是什么?

(1) 组织样征:含气的肺泡被渗出液填充后出现类似肝实质或脾实质的实性组织样回声;

(2) 碎片征:实变的肺组织呈现组织样回声,其深部与含气肺部之间呈不规则碎片样;是局限性肺炎的主要征象,不会出现在较大的全叶性肺实变。

148. 胸腔积液的超声表现是什么?

胸膜脏层与壁层分开,两层间出现无回声区,是胸腔积液最基本、最重要的征象。

(1) 少量:积液位于胸腔底部,在肺底与膈肌间呈长条带形或三角形无回声区;积液形态和宽度可随呼吸、体位变动,具有流动性;

(2) 中量:坐位纵切扫查积液暗区呈上窄下宽分布(上届不超过第 6 后肋水平),其深度及范围随呼吸和体位变动;

(3) 大量:胸腔呈大片无回声,膈肌下移,呼吸和体位改变对无回声区深度影响不大。

149. 重症超声诊断气胸的流程有哪些?

在双侧锁骨中线第二肋间行肺部超声检查,观察有无下述征象:肺实变/胸膜滑动征/B 线/肺搏动征,存在上述四个征象:排除气胸;无上述四个征象,高度怀疑气胸。若生命体征相对平稳:超声探头在一个肋间从背侧脊柱旁向侧面寻找肺点。发现肺点:确诊气胸;未发现肺点:与患者对侧二维图像和 M 模式图像对比,双侧图像不一致时,在其他肋间寻找肺点;仍未发现肺点,安排其他影像学检查;发现肺点,诊断气胸。

150. 肺部超声的 mBLUE 方案如何实施?

BLUE 方案将胸部的检查位点标准化,包括左右两侧的上蓝点、下蓝点、后侧肺泡或胸膜综合征六个部位。重点观察这六个部位是否存在胸膜滑动征、A 线或 B 线、肺实变等征象。切面要求:超声探头的中轴线与骨性胸廓完全垂直;超声探头滑动方向与肋间隙走向完全垂直;在超声机屏幕上蝙蝠征居中,胸膜线水平,上下两根肋骨在同一水平上,胸膜线清晰、锐利;在膈肌点位置可见肝/脾、窗帘征。

151. 如何使用超声对气管插管定位?

在超声检查中,使用高频线阵探头扫查气管环显示为伴有声影的 C 形低回声(软骨)和高回声结构(组织/空气边界)。食管位于气管的一侧,呈椭圆形结构,壁为高回声而中心是低回声。当气管内导管通过时,可以实时进行气管超声。食管插管将显示与气管后侧方声影相邻的高回声结构,提示 ETT 进入食管内的。这被称为"双轨征"。应该注意的是,如果食管气管正后方,超声可能会漏掉食管内插管,这是因为第二个高回声结构被气管遮蔽掩盖。

152. 如何利用超声对肾脏灌注进行实时动态的评估?

既往研究已证实肾脏多普勒阻力指数(RDRI)可反映肾脏灌注,RDRI 越高,肾血管顺应性越低。通过观察肾脏叶间动脉血流频谱以及阻力指数的动态改变,从血流动力学的角度,分析导致其变化的可能原因,包括肾前性因素:压力因素——MAP、DBP,流量因素——心输出量,以及影响肾间质压力的肾内、肾外因素:CVP、腹腔内压、肾间质水肿。

153. 胃窦超声如何获取,如何评价胃内容物及量?

(1) 探头选择:成人选择首选凸阵探头,评估儿童可使用高频线阵探头。

（2）患者体位：首选右侧卧位（此时胃内容物因重力作用流向胃窦）；无法改变体位者也可使用仰卧位。

（3）探头位置：放置于剑突下，正中线略偏左，探头标志点朝向头部。

标准切面：腹主动脉以及肝左叶作为胃窦切面标志，胃窦位于肝脏和腹主动脉组成的三角内。

（4）胃窦面积（CSA）计算：

1）方法一：胃窦面积可直接描记得出。

2）方法二：双直径法，分别测量胃窦前后径和头尾径，胃窦面积＝π×前后径×头尾径/4。

154. 什么是创伤腹腔出血的目标导向超声评估（focused assessment with sonography for trauma，FAST）？ 如何实施？

FAST 是检查创伤后腹腔内和心包内积液/血的超声流程，对于是否急诊开腹或开胸探查手术有重要参考价值。

（1）临床适应证：不明原因低血压、钝挫伤、贯通伤、妊娠期外伤。

（2）临床应用：帮助医生观察有无心包积液、血胸、腹腔游离积液、气胸。

（3）检查部位：剑突下、右上腹、左上腹、盆腔、胸腔。

（4）剑突下切面：该切面可显示心脏的右心室、左心室、右心房、左心房、心包以及肝左叶。探头置于剑突下，方向标志指向患者左侧，稍向上倾斜探头使超声束朝向患者左肩。观察心包腔内是否有游离液体（即心包积液）。

（5）右上腹纵切面：该切面可显示肝右叶、右肾、膈。探头置于右侧腹部10～12肋间，方向标志朝上指向患者头部，沿肋间前后移动探头确保观察所有潜在腔隙。观察肝肾隐窝、结肠旁沟、右肾上下极周围、膈上胸膜腔是否有游离积液。

（6）左上腹纵切面：该切面可显示脾、左肾、膈。探头置于左侧腹部靠后侧10～12肋间，方向标志朝上指向患者头部，沿肋间前后移动探头确保观察所有潜在腔隙。观察脾肾之间、结肠旁沟、左肾上下极周围是否有游离积液，尤其是脾脏上方和膈上胸膜腔。

（7）盆腔纵切及横切面：该切面可显示膀胱和周围的肠管。探头纵向置于耻骨联合上方，方向标志朝向患者头部，左右移动探头；探头横向置于耻骨联合上方，方向标志朝向患者右侧，上下移动探头。观察膀胱前、后和两侧是否有游离积液。

（8）胸腔纵切面：该切面用于气胸探测。探头首先置于第一肋间，方向标志朝向患者头部，沿锁骨中线至腋中线，由上至下扫查多个肋间隙。观察有无肺点、肺滑动征、B线、平流层征等。

155. 重症超声在梗阻性休克中的应用?

　　梗阻性休克指心外因素引起的心脏泵功能严重受限引起休克。常见有机械性因素所致疾病(如心包填塞、张力性气胸等)、肺血管疾病(大面积肺栓塞、重度肺动脉高压等)。

156. 心包填塞典型超声表现?

　　(1) T:大量心包积液。

　　(2) H:右心塌陷(S)、心脏摆动(M)、心动过速(R)。

　　(3) I:下腔静脉多扩张。

　　(4) R:可伴双侧胸腔积液。

157. 张力性气胸因气体积聚在胸膜腔,超声扫查可出现什么征象?

　　(1) R:A线消失,肺滑动征消失,M超呈平流层征。

　　(2) H:心脏探查受限。

　　(3) I:下腔静脉多扩张。但需要注意的是,因为张力性气胸时肺脏被压迫陷闭,多数张力性气胸时不能探查到肺点。

158. 肺栓塞等肺血管疾病所致休克表现?

　　(1) H:右室增大变形,室间隔凸向左室,左右心比例失衡,表现为左室D字征(S),可出现频率和节律的变化(R),三尖瓣可见反流(T)。

　　(2) I:下腔静脉可扩张。

　　(3) D:下肢深静脉血栓。若发现右室血栓也是提示肺栓塞的一个重要超声表现。

159. 对于特殊疾病引起的肺动脉高压,其超声表现往往不同于急性肺栓塞,其表现是怎样的?

　　(1) H:右房扩大和右室肥厚,室间隔向左移位(S),收缩和舒张功能下降(M),可出现频率和节律的变化(R),三尖瓣可见反流(T)。

　　(2) I:下腔静脉扩张。

　　(3) R:可伴或不伴肺内B线和双侧胸腔积液。

（4）D：通常不伴下肢深静脉血栓。早期致右室内压升高不明显，左室 D 字征表现可不明显，在收缩期室间隔可维持一定程度的平坦，提示肺动脉高压持续存在，若肺动脉压力重度升高则可出现典型的 D 字征表现。若为先天性心脏并等左心疾病引起的慢性肺动脉高压可伴随有原发疾病的超声改变，在此不做赘述。肺动脉压测定对于评估肺动脉高压具有重要意义。常用的定量方法是用连续多普勒测量三尖瓣反流速度（V），运用公式 PASP＝4V2＋RAP 算出。

160. 重症超声在心源性休克中如何应用？

心源性休克是由于心脏自身原因引起的心脏泵功能衰竭导致心输出量下降。常见原因有心肌梗死、终末期心肌病、心律失常（室速、室颤、心脏停搏等）、机械病变等。

按 THIRD 流程，心源性休克患者超声表现为：

（1）T：有/无心包积液。

（2）H：心脏扩大（S）、节段性室壁运动异常/普遍收缩减弱，可见瓣膜反流（M）、主动脉多正常（A）、有/无频率及节律异常（R）、三尖瓣往往大致正常或轻度反流（T）。

（3）I：下腔静脉扩张。

（4）R：肺水增多，可见 B 线及胸腔积液。

（5）D：一般无下肢深静脉血栓。

161. 重症超声在分布性休克中如何应用？

以感染性休克为典型代表，主要表现为严重的外周血管扩张，有效循环血容量减少导致组织器官低灌注。此外，神经源性休克、过敏性休克、药物或毒素诱导的休克（如长效麻醉药过量、昆虫/蛇咬伤等）、内分泌休克（如肾上腺危象）亦属于分布性休克。

按 THIRD 流程，分布性休克患者超声表现为，H：心脏收缩早期增强/晚期减弱（M），节律可异常，频率可加快（R）；I：下腔静脉早期可表现为塌陷，晚期可扩张；R：可出现 B 线及胸腔积液。

162. 重症超声在低血容量性休克中如何应用？

低血容量性休克指因失血或失液引起有效循环血容量减少导致心输出量减少的休克。常见为各种原因引起的严重出血、主动脉夹层或瘤破裂、呕吐或腹泻等导致的大量体液丢失等。

按 THIRD 流程,低血容量超声扫查可见:

(1) H:心腔变小(S)、心脏收缩增强(M)、主动脉根部扩张/内膜剥离(A)。

(2) I:下腔静脉塌陷。

(3) R:胸/腹腔积液。

(4) D:主动脉瘤、主动脉夹层。

163. 心肺复苏时的目标导向超声生命支持评估(FEEL)流程如何实施?

FEEL 流程是将床旁超声与心肺复苏流程进行整合,主要观察心肺复苏患者心脏运动和解剖结构;鉴别假性与真性无脉电活动,并确定假性无脉电活动的病因(严重收缩障碍、严重低血容量、严重急性右心衰竭、心包填塞),及时准确判断自主循环恢复。最重要的原则是尽量避免干扰心肺复苏过程。严重低血压、脉搏细速(即将心脏骤停)、PEA、CPR 中或 ROSC 后,均可实施目标导向超声生命支持评估流程。

FEEL 流程如下:高质量的心肺复苏(五个循环);告知复苏团队准备进行超声检查;准备进行超声检查,查看超声机运行是否正常;患者准备:取不影响按压的合理体位,暴露检查部位;告知复苏团队检查脉搏,同时从"10"开始倒计时;宣告本轮复苏结束,并行超声检查;本轮心外按压结束前即将超声探头轻置于剑突下区域;最短时间内完成心脏剑突下长轴超声检查,3 s 内未获取心脏图像即终止检查,重启心外按压,待复苏后重新行心脏剑突下超声检查或选择心脏胸骨旁长轴切面检查,获取图像;若能获取心脏图像,则 9 s 后继续心外按压;与复苏团队交流,解释图像,讨论后继续抢救治疗方案。FEEL 流程实施时间在 10 s 内,首选剑突下四腔心切面,次选胸骨旁左室长/短轴切面或心尖四腔心切面,在采集的超声图像中未观察到室壁运动则继续 CPR,若有室壁运动则分析确认后进行处理。

(刘立飞 叶平 茹雪 郭洪杰 杜敏 熊玲 张绍卿 余倩)

参考文献

[1] 中华医学会麻醉学分会.中国麻醉学指南与专家共识(2017 版)[M].北京:人民卫生出版社,2017.

［2］　Montes-Tapia F，Hernández-Trejo K，García-Rodríguez F，et al. Predicting the optimal depth of ultrasound-guided right internal jugular vein central venous catheters in neonates ［J］. J Pediatr Surg，2020,55(9)：1920－1924.

［3］　张新超,魏捷,于学忠,等. 中心静脉压急诊临床应用中国专家共识(2020)［J］. 临床急诊杂志,2020.

［4］　MILLER R D. 米勒麻醉学(第9版)［M］. 邓小明,黄宇光,李文志,译. 北京：北京大学医学出版社,2021.

［5］　成芳,傅麒宁,何佩仪,等. 输液导管相关静脉血栓形成防治中国专家共识(2020版)［J］. 中国实用外科杂志,2020.

［6］　血管导管相关感染预防与控制指南(2021版)［J］. 中国感染控制杂志,2021.

［7］　王卫平. 儿科学(第8版)［M］. 北京：人民卫生出版社,2013.

［8］　郭曲练,姚尚龙. 临床麻醉学(第4版)［M］. 北京：人民卫生出版社,2016.

［9］　王天龙. 摩根临床麻醉学(第6版)［M］. 北京：北京大学医学出版社,2020.

［10］National Guideline Alliance (UK). Specialist neonatal respiratory care for babies born preterm. London：National Institute for Health and Care Excellence (UK)；2019 Apr. (NICE Guideline，No. 124.) Monitoring.

［11］Leone M，Einav S，D Chiumello，et al. Noninvasive respiratory support in the hypoxaemic peri-operative/periprocedural patient：A joint ESA/ESICM guideline［J］. European Journal of Anaesthesiology，2020，37(4)：265－279.

［12］中华医学会呼吸病学分会肺栓塞与肺血管病学组,中国医师协会呼吸医师分会肺栓塞与肺血管病工作委员会,全国肺栓塞与肺血管病防治协作组,等. 中国肺动脉高压诊断与治疗指南(2021版)［J］. 中华医学杂志,2021.

［13］Brambrink A M. 神经外科麻醉与重症监护：围术期并发症的早期预防与规范管理(第2版)［M］. 魏俊吉,谭刚,江荣才,译. 北京：中国科学技术出版社,2021.

［14］王莹,陆国平,张育才. 儿童脓毒性休克(感染性休克)诊治专家共识(2015版)［J］. 中华实用儿科临床杂志,2015.

［15］王卫平. 儿科学(第8版)［M］. 北京：人民卫生出版社,2013.

［16］中华医学会麻醉学分会. 小儿围手术期液体和输血管理指南(2014)［J］. 实用器官移植电子杂志,2015.

［17］刘长文,朱英. 低血容量性休克复苏指南的理解与执行［J］. 现代实用医学,2010.

［18］邱小汕,邵肖梅,叶鸿瑁. 实用新生儿学［M］. 北京：人民卫生出版社,2013.

［19］陈煜,连庆泉. 当代小儿麻醉学［M］. 北京：人民卫生出版社,2011.

第
二
章

小儿手术室外镇静镇痛及日间手术麻醉

第一节 日间手术

1. 日间手术的适应证有哪些?

（1）患儿的选择：患儿家属必须愿意施行手术；小儿年龄应该大于 6 个月，ASA Ⅰ级或Ⅱ级，必须随时有父母的陪护，术后必须要有成年人在家监护至少 24 小时；患儿的家庭条件应当适合于术后监护，包括温度、照明、浴室、卫生间等设备；患儿监护人能理解医疗程序并签署同意书。

（2）医疗因素：医院配有用于日间手术的设备，手术尽量选择短小手术，出血少，术后无大出血、无呼吸道梗阻、无排尿困难等并发症，能早期下床活动的。患儿住所与外科病房间通路应方便；医务人员应该熟悉日间手术，技术良好，护士和其他专业人员应当受过专业训练。

2. 日间手术的优点有哪些?

小儿日间手术可使费用降低，便于家长照顾孩子，明显降低医院内获得性感染发病率，其特点是手术时间短，创伤小，失血少，效果好，家长满意。同时外科医师可以更好地安排手术时间，有更大的病例完成量；由于需要的准备较少，患儿之间耽搁时间缩短，减轻了住院床位的紧张。

3. 小儿手术当日如有上呼吸道感染症状,手术是否需要延期进行?

呼吸道感染引起呼吸道敏感性和分泌物增加，可能增加喉痉挛、支气管痉挛和手术期间低氧的发生率。上呼吸道感染患儿发生呼吸系统并发症的危险因素包括气管插管术、早产儿(<37 周)、气道高反应性病史、被动吸烟、鼻充血、鼻塞、有大量分泌物和涉及气道的手术等。因此术前应详细询问患儿的上呼吸道感染病史，以及听诊两肺呼吸音，对于近期咳嗽咳痰的高风险患儿，如果是择期手术，建议延期进行，至少感染控制后 1～2 周再施行手术。

4. 儿科患者术前的心理准备包括哪些方面？

日间手术患儿难免会存在顾虑、恐惧、情绪激动等，由此影响患儿对麻醉和手术的耐受力，影响麻醉和手术效果，因此患儿的心理准备至关重要。最好让患儿及其父母提早参观术前准备室，熟悉环境，并拟定具体的麻醉实施方案，交代麻醉前注意事项，签署麻醉同意书，由父母一起陪同，做好患儿的心理安抚工作。

5. 小儿日间手术麻醉，是否提倡术前镇静？

安静合作的患儿可不用术前镇静药，但是对紧张焦虑的儿童常常需要进行术前镇静。

6. 小儿术前镇静的方法有哪些？

小儿术前镇静可以通过以下途径：① 经鼻黏膜给药，右美托咪定经鼻腔术前给药，可以发挥其镇静和镇痛作用；② 经口腔黏膜给药，舌下给予咪达唑仑吸收与经鼻腔给药相仿，且较为安全；③ 口服，术前可以口服右美托咪定同口服咪达唑仑一样具有较好的镇静作用；④ 直肠给药或肌内注射等。

7. 小儿佩戴牙套、牙箍，术前评估应考虑哪些？

术前评估主要是呼吸道的评估，评估有无困难插管和(或)通气困难的预测因素。检查张口度，并看牙套、牙箍对张口度以及气管插管时对喉镜片和导管置入的影响。其次评估牙套和牙箍的稳定性，如可脱卸，术前最好脱卸下来，如不可脱卸且稳定性欠佳，建议口腔科会诊和调整。

8. 小儿术前如何减轻母子分离的焦虑？

防止小儿术后行为异常，术前由家长相伴进入术前准备室是比较理想的。可以由家长做好小儿的心理工作，陪伴小儿，缓解他们的紧张焦虑情绪，医务人员同家长和患儿要建立和谐的信任关系。此外也可以让患儿在家长陪同下进行术前药物的镇静,这样可以缓解母子分离的焦虑。

9. 患儿哪些情况不适宜安排日间手术?

　　① 患儿伴有尚未诊断清楚的疾病;② 患儿身体状态 ASAⅢ级以上;③ 气道困难,不宜气管内插管;④ 早产儿及伴有呼吸道疾病的患儿;⑤ 手术出血量大;⑥ 术后严重疼痛;⑦ 凝血功能障碍;⑧ 滥用药物者。

10. 日间手术患儿如何补液?

　　日间患儿围术期的补液主要在于提供基础代谢的需要(生理需要量),补充术前禁食和围术期的损失量维持电解质、血容量、器官灌注和组织氧合正常。补充生理需要量可根据体重、热量消耗和体表面积计算,手术期间根据患儿体重按小时计算。通常小儿围术期使用无糖等张平衡盐溶液是比较理想的,而较小的婴幼儿可以酌情使用含 1%～2.5% 葡萄糖的平衡盐溶液,当手术中失液、失血较多时应增补胶体液。

11. 如何做好短小手术患儿的保暖?

　　围术期的保暖首先要术前积极纠正低体温,控制全身麻醉深度,提高手术室室温(不低于 23℃),伤口冲洗液加温,以及护送患儿路途中加强保暖,重视各项保温工作。

12. 小儿术前有无必要使用阿托品?

　　是否需要术前使用阿托品尚有一定的争议。虽然使用阿托品可以充分阻断迷走神经、减少呼吸道、口腔分泌物,但是,如果患儿存在心脏疾病、心律失常等基础疾病则不宜用阿托品。而且,日间手术患儿术前没有常规开通静脉通路,术前用阿托品会给患儿带来疼痛不适感。因此,目前不推崇常规术前给予阿托品。

13. 小儿日间行简易手术如包皮环切术,是否需置入喉罩?

　　无论患儿自主呼吸还是行辅助或控制呼吸均能施行喉罩通气。喉罩通气用于小儿日间手术麻醉气道管理有突出的优点。喉罩可部分取代气管内插管,儿童及婴幼儿均可应用,但喉罩较难做到气道的完全紧闭,因此对于饱胃、严重肥胖或肺顺应性低的患儿,以及咽部手术、特殊体位如俯卧位等手术应禁用。

14. 小儿日间手术麻醉镇静常规推荐哪些药物？

日间手术中麻醉镇静的常用药物有：① 吸入麻醉药：单纯吸入麻醉对短小手术的患儿恢复相对快速且完全。只要有可能，全身麻醉复合区域麻醉技术应为最佳选择，可以提供术中及术后的镇痛。② 静脉麻醉药：有咪达唑仑，常用于术前和术中镇静，较少单独用于麻醉诱导；依托咪酯，优点是对心血管功能抑制轻微，起效快，时效短，苏醒迅速而完全；丙泊酚，现已广泛用于日间手术麻醉；右美托咪定，对心血管功能影响主要表现在血压降低，心率减慢。

15. 小儿日间手术阿片类镇痛药的选择，如芬太尼、阿芬太尼、瑞芬太尼的用法？

① 芬太尼是最常用的阿片类镇痛剂，小儿日间手术麻醉常用剂量为 $1\sim2\ \mu g/kg$。舒芬太尼药效是芬太尼的 10 倍，其起效时间与维持时间与芬太尼相同，用于日间手术给予小剂量($0.25\sim0.75\ \mu g/kg$)。② 阿芬太尼，比芬太尼作用时间短，其消除半衰期明显比芬太尼快，主张用持续阿芬太尼输注法。③ 瑞芬太尼，其终末半衰期极短，仅 10 分钟，可用于日间手术的持续输注。

16. 小儿声门紧闭导致血氧饱和度下降，如何进行干预？

小儿声门紧闭，出现喉痉挛时，应尽快采取有效措施：① 确定并停止不良刺激；抬下颌，提高舌骨，使会厌和杓会厌皱襞伸展，以开放声门裂或置入通气道；纯氧正压通气。② 如上述处理无效，考虑重度喉痉挛，需要立即请求支援，同时加深麻醉（静脉或吸入），首选丙泊酚 $0.25\sim0.8\ mg/kg$，如没有静脉通路，则用吸入麻醉药。如无效且患儿出现心动过缓，氧饱和度持续下跌，应立即静脉给予小剂量琥珀酰胆碱、阿托品或者琥珀酰胆碱肌内注射，不管是否进行气管插管，都应保证气道开放。

17. 小儿日间手术中使用喉罩通气的缺点有哪些？

喉罩在小儿麻醉中可应用于一般择期手术的气道管理，也可作为气管插管失败后的替代手段之一。但是，目前喉罩通气还是存在以下缺点：① 缺乏良好的气道密封性，呕吐和反流发生时对气道不能起保护作用。② 不适用于正压通气。③ 不能绝对保证气道通畅。④ 小儿喉罩易发生位置不正。

18. 如果患儿既往有哮喘，如何预防再次发作？

　　① 择期手术应推迟至哮喘完全控制后。② 术前访视重点关注用药和哮喘控制程度，了解近期发作史、糖皮质激素或 β_2 受体激动剂的用量、住院治疗史、既往麻醉史等。③ 术前 20 分钟口服咪达唑仑 0.5 mg/kg 可安全用于哮喘患儿，缓解分离焦虑。④ 气管插管前 1～3 分钟静脉注射利多卡因 1～1.5 mg/kg 可能有助于预防插管引起的支气管痉挛。⑤ 丙泊酚可用于血流动力学稳定的哮喘患儿，避免使用可能诱发支气管痉挛和组胺释放的药物，如阿曲库铵、吗啡等。

19. 麻醉过程中哮喘发作应如何处理？

　　术中发生哮喘（支气管痉挛）应立即加深麻醉，提高吸入氧浓度，经喷雾器或气管导管雾化吸入 β_2 受体激动剂并手控通气促进药物均匀分布。重度支气管痉挛需静脉给予沙丁胺醇或氨茶碱扩张支气管。同时可以给予阿托品、苯海拉明和糖皮质激素等拮抗迷走神经亢进、组胺释放以及过敏反应。必要时可以经气管导管给予肾上腺素缓解危急状况。

20. 如果患儿既往有癫痫，如何预防再次发作？

　　术前评估时，应详细了解病史、确定癫痫的类型和发作频率、特异性触发因素、当前的治疗药物和癫痫发作控制的质量。回顾患儿当前的治疗方案，包括药物治疗、生酮饮食、迷走神经刺激和外科手术史。含葡萄糖溶液可能降低酮水平和降低癫痫阈值，不应用于生酮饮食治疗的儿童。经迷走神经刺激治疗顽固性癫痫者，术前无须重新编程或关闭迷走神经刺激器，术后检查装置的功能。所有常规药物应用到手术当天，确保手术时体内有足够的血药浓度。

21. 存在呼吸道感染的患儿，完全清醒麻醉拔管和深麻醉拔管的风险有哪些？

　　存在呼吸道感染的患儿，深麻醉下拔管可避免对喉反射的激惹，但可能会导致分泌物误吸、胃内容物反流或喉、舌软组织松弛阻塞上呼吸道。清醒拔管有利于气道异物的咳出及保持呼吸道的通畅，但患儿在等待拔管过程中可能不耐受导管，出现屏气、呛咳，造成拔管后喉头水肿。有时对麻醉深度判断不准确，在这两种麻醉状态之间的浅麻醉状态下拔管，这时候喉头反射十分活跃，容易诱发喉痉挛。

22. 患有阻塞性睡眠呼吸暂停综合征（OSA）的患儿，如何评估手术中麻醉的风险？

　　OSA 增加围术期呼吸道并发症的风险。术前评估旨在诊断 OSA，定义疾病严重程度和辨别并发症。病史采集应集中在辨认症状,如打鼾、呼吸暂停、不安睡眠和行为问题,并对上呼吸道和心肺系统进行体检。夜间多导睡眠图是 OSA 诊断和严重程度的最佳检查方法。术前为严重($SpO_2 < 70\%$)或频繁的低氧饱和度,高血压和(或)有证据的右心室衰竭患儿建议检查超声心动图。

23. 先天性心脏病患儿的麻醉风险如何评估?

关于先天性心脏病患儿的术前评估,重点询问和检查心肺功能状态,明确了解有无充血性心力衰竭、对运动量的耐受程度、发绀及其发作频率和程度、心律失常的类型,复习过去手术和目前用药情况。超声和心导管检查可提供病变的性质和类型、严重程度和心肺功能状态的资料。

24. 先天性心脏病患儿施行非心脏手术的麻醉方法如何选择?

麻醉方法的选择根据患儿具体情况(病情、全身情况、精神),结合外科手术的需要、范围和时间,以及麻醉者专业水平及设备条件来决定麻醉方法。如患儿能充分镇静,手术短小,可以选择非全身麻醉,如局麻、骶麻、低平面腰麻、连续硬膜外麻醉等。患儿心功能差,手术复杂,创伤较大,手术时间较长,宜选择全身麻醉气管内插管,便于妥善管理呼吸。

25. 日间手术中进行外周神经阻滞,选用的局麻药浓度是多少?

外周神经阻滞推荐在超声或神经刺激仪引导下实施,可减少局麻药物的使用剂量,避免局麻药物中毒和减少神经损伤。局部麻醉药物包括利多卡因、罗哌卡因、布比卡因和左旋布比卡因。可单用一种局麻药,或联用两种药物。局麻药的浓度分别是利多卡因 $0.5\% \sim 1\%$;罗哌卡因 0.2%;左旋布比卡因 $0.15\% \sim 0.25\%$;布比卡因 $0.15\% \sim 0.25\%$。

26. 日间手术麻醉中的骶麻常用什么局麻药物?

对于日间手术患儿,骶麻推荐使用作用时间较短的利多卡因或尽量低浓度的罗哌卡因、布比卡因和左旋布比卡因,避免长时间的运动阻滞。

27. 日间手术骶麻中局麻药浓度和容量选择范围是多少?

小儿骶管阻滞平面随年龄增长而逐步下降,新生儿可高达 T4 平面,学龄前儿童约 T10 平面,至年长儿已很少超过腰脊神经支配区,因此,患儿年龄越小,所需局部麻醉药的浓度和容量亦越低。通常选用 1% 利多卡因，0.15%～0.2% 罗哌卡因，0.125%～0.2% 左旋布比卡因，0.2% 布比卡因，容量约 1 mL/kg。另外需结合患儿情况，手术部位，手术时长等各因素，综合选择不同剂量的局部麻醉药。

28. 日间手术麻醉中骶麻是否要加肾上腺素？

加入试验量的肾上腺素有助于减小毒性反应，减慢局麻药物的吸收，延长药物作用时间。因罗哌卡因有内在的缩血管作用，因此肾上腺素通常仅与利多卡因和布比卡因合用。

29. 过敏体质患儿的麻醉关注要点？

① 术前充分掌握患儿过敏史，过敏原，过敏表现等；② 术中一旦发生过敏反应，早期发现和早期诊断，立即采取有效和合适的治疗措施，包括停止一切疑似诱发过敏反应的药物，保持气道通畅，充分供氧，积极输液，应用肾上腺素，以及后续的抗组胺药物和皮质激素的使用等。

30. 日间手术离院标准？

患儿术后的离院标准是，意识恢复正常，呼吸循环稳定，首次进食后无恶心呕吐，同时经过测试并能行走，如有眩晕或恶心，要延长离院；如果麻醉医师认为患儿不适于在 4 h 内离院，最好留院过夜。此外，离院后麻醉监护并未结束，儿童必须有大人在家陪伴，告诫家长 24 小时内儿童不能骑车或参与有危险的活动；如果术后有问题发生，及时去医院就诊。

31. 日间手术小儿麻醉苏醒期躁动有哪些解决方案？

① 充分的术后镇痛，保持充分通气供氧和血流动力学稳定。② 消除引起躁动的因素，如低氧血症、尿潴留、疼痛等。③ 药物处理：常用镇静药丙泊酚，单次 2～3 mg/kg 静脉注射；也可使用小剂量芬太尼 0.5～1 μg/kg；也可手术结束前 10 分钟给予右美托咪定 0.4 μg/kg。

32. 日间手术的术后麻醉并发症有哪些症状？

小儿日间手术后麻醉并发症的表现有：① 恶心呕吐，斜视矫正术、睾丸固定术、胃镜检查术、既往有术后恶心呕吐的病史或晕动病、气管内插管及阿片类药物是术后恶心呕吐的主要危险因素。② 认知和行为改变，日间手术患儿麻醉恢复期可能出现精神紊乱,表现为嗜睡、意识模糊,甚至人身攻击、极度的定向障碍,少数患儿可出现兴奋,部分可出现其他情感波动包括不自主哭泣等。③ 意外损伤,最常见的有口腔、咽、喉损伤,神经干丛损伤等。④ 术后疼痛,手术切口的疼痛,比较常见。

33. 日间手术患儿麻醉后过敏如何处理?

① 消除可疑变应原:包括停止输血,停用抗生素,更换输液通道等。② 稳定循环:快速输注生理盐水或林格液(10~30 mL/kg)以恢复循环容量;肾上腺素(1~10 μg/Kg 静脉注射)以维持血压并减少过敏介质的释放,必要时静脉滴注 0.02~0.2 μg/(kg·min)以维持血压。③ 缓解支气管痉挛:立即给纯氧,确保充足的通气/氧合;气道压明显升高时使用沙丁胺醇气雾剂减轻支气管痉挛。④ 静注肾上腺皮质激素:甲泼尼龙 1~2 mg/kg 减少过敏介质的释放。⑤ 使用抗组胺药物:静脉注射苯海拉明 1 mg/kg 减轻组胺介导的反应。

34. 小儿苏醒躁动最常见的原因是什么?

小儿苏醒期躁动多见于儿童,其中 3~9 岁的发生率最高,常见原因有:① 术前紧张、焦虑是术后发生谵妄、躁动的危险因素。② 低氧血症、高碳酸血症、胃胀气、以及尿潴留、膀胱膨胀等也都可引起躁动。③ 药物因素如七氟烷、地氟烷、氯胺酮、阿托品等,可导致苏醒期躁动。④ 疼痛:术后镇痛不足,也是躁动的原因。

35. 小儿苏醒期躁动的防治措施有哪些?

对于苏醒期躁动,主要的防治措施有:① 维持合适的麻醉深度,充分的术后镇痛,保持充分通气与供氧,血流动力学稳定。② 消除引起躁动的因素:如低氧血症、尿潴留等。③ 药物处理:常用镇静药物丙泊酚,2~3 mg/kg 单次静脉注射,或小剂量芬太尼 0.5~1 μg/kg。④ 防止因躁动引起的患儿自身的伤害,定时进行动脉血气分析,以免发生低氧血症和(或)二氧化碳的潴留。

36. 小儿术后恶心呕吐的危险因素有哪些?

① 患儿原因:与年龄、性别、晕动症史及情绪疾病相关,年龄＞3 岁、女性、患儿或其父母兄弟姐妹有术后恶心呕吐史者发病率高;② 手术因素:引起术后恶心呕吐最常见的手术为斜视矫正术、扁桃体切除术、疝修补术及睾丸下降固定术。扁桃体、腺样体手术患儿术后 4 小时出现恶心的概率高达 60% 和 50%。手术相关危

险因素还有手术持续时间＞30分钟；③麻醉药物因素：依托咪酯、吸入麻醉药、麻醉性镇痛药物增加术后恶心呕吐的发生率，而丙泊酚可以降低术后恶心呕吐发生率。

37. 小儿术后恶心呕吐如何处理？

① 将麻醉药物因素减到最低，麻醉诱导和维持期使用丙泊酚，术中积极补液，避免使用吸入麻醉药或氧化亚氮。② 预防性使用抗呕吐药，诱导时使用 0.2～0.5 mg/kg 地塞米松，手术结束前使用 5-羟色胺受体阻滞剂，如昂丹司琼 0.1 mg/kg 或格雷司琼 0.04 mg/kg。

38. 日间手术患儿术后疼痛如何处理？

① 药物治疗：局部麻醉药，包括布比卡因、左旋布比卡因、罗哌卡因，对手术切口局部浸润、区域、椎管内单次或连续阻滞也能达到良好的术后镇痛作用。阿片类药物如吗啡、芬太尼、舒芬太尼、氢吗啡酮、可待因等和曲马多，可通过多种方式给药予以镇痛。非甾体抗炎药，是治疗轻至中度疼痛的有效药物，可单独使用或与阿片类药物合用。还有对乙酰氨基酚和其他镇痛药如可乐定、右美托咪定、氯胺酮等。② 非药物途径：除了药物治疗以外，情感支持、精神抚慰、心理干预可有很好的治疗效果，包括给予蔗糖溶液，哺乳和非营养性吸吮，心理干预等。

第二节　小儿无痛胃肠镜

39. 什么是舒适化治疗？

舒适化医疗是指患儿在医院里接受医生的诊断与治疗的全过程中感受到心理和生理上的愉悦、无痛苦和恐惧，是更加人性化的医疗水平，与医学本身追求的为患者消除身体疾病的目标一致。

40. 舒适化治疗都有哪些？

舒适化医疗的核心是"无痛技术"，包括有无痛分娩技术、无痛胃肠镜检查、无痛支气管镜检查、舒适化口腔医疗及术后疼痛管理等。

41. 舒适化医疗服务的构建对医院战略实施起到什么作用?

舒适化医疗服务的构建可提高医院核心竞争力,有利于克服医院管理者在工作中的盲目性,以及有利于推进医疗改革。

42. 舒适化治疗跟麻醉有何关系?

随着麻醉学的不断发展,麻醉科医生正在通过使用各种疼痛管理技术使患者舒适、完全无痛地度过整个医疗过程。通过进一步推广"舒适化医疗",在减轻患者就诊和治疗痛苦、提高患者满意度的同时也进一步扩充麻醉医师的工作范围,使麻醉医师的价值体现得更加重要,提高麻醉医师的工作地位;同时也有利于医院医疗技术和医疗收入的提高。

43. 儿童内镜舒适化治疗的意义?

儿童内镜舒适化治疗可减轻或消除患儿在内镜诊疗过程中的痛苦,提高患儿对检查的接受度,使内镜医生能更顺利地完成诊疗过程。并且舒适化治疗更人性化,让医生有充足时间进行诊治操作、降低漏诊率。

44. 小儿麻醉门诊开展有无必要? 主要工作是什么?

非常有必要开展小儿麻醉门诊。小儿麻醉门诊的主要工作有:① 检查前的术前评估:了解患儿的一般资料,包括身高,体重,意识状态,出生史,生长发育史,有无松动的牙齿,药物、食物过敏史,哮喘及家族史等。② 整理检查单、评估测量生命体征。麻醉医师着重进行的问诊与查体有:ASA 评估分级、张口度、颈部活动度、心肺检查等。③ 健康教育和心理评估。针对个体化进行麻醉前的健康教育和心理护理,消除患儿的焦虑和恐惧,资料全部记录于麻醉前评估单。拟定麻醉计划后,向患儿和家属告知所选择麻醉方式及风险、麻醉相关流程、防范措施、需患儿配合的注意事项(如禁饮、禁食等),最后让患儿家属签署知情同意书。④ 负责检查后或术后访视患儿。了解患儿及其家属对麻醉是否满意,镇痛效果,观察有无麻醉相关并发症,填写麻醉术后访视记录单,为实施麻醉后患儿家属提供术后电话随访、恢复指导和心理护理。

45. 无痛胃肠镜对患儿智力水平会有影响吗?

关于麻醉药对小儿大脑发育的影响一直存在争议。越来越多的证据表明,健康婴儿暴露于 1 小时以内麻醉,麻醉暴露与神经行为不良预后没有关联。这与动物实验是一致的,暴露于 1 小时或更短时间的麻醉后,动物没有出现大脑结构异常或功能缺陷。

46. 小儿术前各种食物类型的禁食时间?

婴儿和儿童术前禁食时间的建议是:清饮料包括清水、糖水、无渣果汁,需要 2 小时;母乳,需要 4 小时;婴儿配方奶,需要 6 小时;固体包括脂肪的或油煎食物,需要 8 小时。

47. 目前儿童胃镜麻醉普及存在什么阻碍?

从观念层面看,大众对麻醉了解较少,甚至存在一定的误解。常常有患儿家属担心麻醉药物会对患儿智力产生损害。改变这一点,需要加强对患儿家属的宣教。而就医务工作者而言,则应积极更新观念,努力为患儿提供安全舒适的医疗服务。从技术层面看,麻醉医师需掌握更多先进的、可供选择的药物,并且还需要掌握监测、急救、复苏等专业技术。

48. 小儿胃肠镜检查的麻醉禁忌证是什么?

① 所有常规内镜操作禁忌者;② ASA V 级患儿;③ 严重心脏疾病患儿;④ 严重呼吸道疾病患儿;⑤ 急性上消化道出血伴休克、严重贫血及肝功能严重受损患儿;⑥ 严重神经系统疾病患儿;⑦ 有镇静药物过敏史及其他麻醉风险患儿;⑧ 高危婴儿,<6 个月不宜行无痛内镜检查治疗。

49. 无痛胃肠镜的风险评估如何做?

麻醉前评估应详细了解患儿现病史,既往麻醉、镇静史和手术史,近 2 周内是否有上呼吸道感染史,是否存在打鼾、呼吸暂停、呼吸困难症状;另外还需要关注患儿是否存在先天性心脏病、颅脑等神经系统疾病;详尽的体格检查应注重重要生命体征和对意识状态、气道的评估。常规行心电图及 X 线胸片检查,必要时行心脏超声及肺功能检查。与患儿家属或监护人进行良好沟通,并签署知情同意书以及特殊检查和特殊治疗同意书(书面签字)。

50. 哪类高风险患儿建议转手术室内麻醉?

① 病情不稳定的 ASA Ⅲ～Ⅳ级患儿;② 严重心脏疾病患儿;③ 严重呼吸道疾病患儿;④ 急性上消化道出血伴休克、严重贫血及肝功能严重受损患儿;⑤ 严重

神经系统疾病患儿；⑥ 有镇静药物过敏史及其他麻醉风险患儿；⑦ 高危婴儿，如＜6个月的患儿。

51. 家长是否可以全程陪伴孩子？

不需要。对于保持良好心境和协助态度的家长参与麻醉诱导是非常有益的。但对那些坚持要陪伴孩子，且心情焦虑的家长反而是弊多利少，并会增加患儿的焦虑程度，此时应建议家长离开。家长在恢复室陪伴术后的小儿常有较多的益处，因为大多数小儿在清醒时或清醒后希望第一眼看到的是他们的父母，心理可得到较大的安慰。

52. 小儿无痛胃肠镜检查镇静推荐使用何种药物？

儿童无痛胃肠镜检查镇静应选择起效快、消除快、效果好、对心肺功能影响小的药物，推荐使用的药物包括咪达唑仑、瑞马唑仑、丙泊酚、芬太尼、右旋美托咪定、氯胺酮等。用药方式包括口服、滴鼻、静脉注射等途径。不同镇静药物通过相同或不同的途径联合使用，不仅可以提供满意的镇静深度，还可减少单种药物的用量和减少不良事件的发生。

53. 如何能减少无痛胃肠镜中患儿呛咳以及反复呃逆？

患儿在检查中出现呛咳以及反复呃逆的原因可能是因为口腔分泌物、胃镜操作等刺激咽喉部，胃肠充气及侧卧位引发膈神经受到刺激所致。严重时，将影响患儿通气及胃镜操作。预防这一并发症的措施有：减少患儿检查前哭闹；避免浅麻醉下的操作刺激；提前给予咽喉部局部麻醉药物等。

54. 小儿无痛胃肠镜麻醉是否需要进行吸入诱导？

需要，但不提倡强行将患儿身体制动后进行吸入诱导。因为该操作会对引发患儿情感改变，另外吸入麻醉药的使用会造成检查室空气的污染。吸入诱导常用于术前没有静脉通道、依从性较差的患儿。对于此类患儿检查前可使用镇静类药物，如右旋美托咪定滴鼻、氯胺酮肌注、咪达唑仑口服等，待患儿镇静后进行开放静脉，开始后续的维持性用药及检查操作。

55. 小儿无痛胃肠镜检查中如何预防反流误吸？

对于有反流误吸高风险的患儿，如患有食管裂孔疝，胃食管反流病，肠梗阻等

患儿,需要进行如下预防措施:

(1) 检查前确认患儿已严格遵守禁食禁饮的要求。

(2) 留置胃管,尽可能吸尽胃内容物进行有效减压。

(3) 备好有效的吸引装置。

(4) 存在困难气道的患儿,充分表麻后尝试清醒插管;无困难气道的患儿可以选择快速顺序诱导插管。

56. 小儿无痛胃肠镜过程中发生反流误吸时如何处理?

一旦发生反流,应立即吸引口咽部;使患儿处于头低足高位,并改为右侧卧位,因受累的多为右侧肺叶,此体位可保持左侧肺有效的通气和引流;必要时行气管内插管,在纤维支气管镜明视下吸尽气管内误吸液体及异物,行机械通气,纠正低氧血症。

57. 哪些患儿行无痛胃肠镜检查需要全身麻醉气管插管?

对于操作时间长、有潜在误吸风险及可能影响气体交换的消化内镜手术,如经内镜逆行性胰胆管造影(ERCP)、经口内镜下肌切开术(POEM)、上消化道内镜黏膜剥离术(ESD)、食管狭窄扩张术等需行全身麻醉气管插管。

58. 门诊行无痛胃肠镜检查的患儿年龄是否有限制?

有。对于早产儿、新生儿,3 个月以下的婴儿应该谨慎在门诊行无痛检查,由于上述患儿对镇静类药物代谢率慢,表现为对镇静镇痛类药物敏感,用药后容易出现呼吸暂停;且他们的下段食管括约肌张力低,容易发生反流误吸;另外与食管并行的气管的外壁较薄弱,内镜检查时所造成的压迫很容易引起气管的闭塞,所以对于早产儿、新生儿,3 个月以下的婴儿应该谨慎在门诊行无痛检查,最好在手术内进行气管插管下的全身麻醉后行胃肠镜检查。

59. 小儿无痛胃肠镜麻醉时可以给纯氧吗?

可以。对吸入 100%氧气的顾忌主要在于“氧中毒”、肺不张及新生儿视网膜病变。但以上并发症的发生与吸入纯氧的时间长短、吸入氧气的方法不同有密切关系。通常在无痛胃肠镜检查中,笔者采用鼻导管、开放或半开放面罩吸入所谓的“纯氧”,实际上吸入的已经不是“纯氧”了,因为同时已有空气混入,已经是“氧-空气混合气体”。

60. 无痛胃肠镜患儿禁食时间较长时是否需要术中补充葡萄糖？

对于常规患儿，胃肠镜检查期间不必补充葡萄糖液。但对于可能导致低血糖危险的高风险患儿（如低体重、新生儿或长时间检查的患儿；检查前接受肠外营养支持的患儿等），应给予血糖的监护，必要时进行葡萄糖液的输注。

61. 患儿术后苏醒即刻是否可以给适量清水？

为了安全起见，不建议患儿术后苏醒即刻饮用清水。一般的话，小儿行无痛胃镜检查后无恶心呕吐等特殊症状，1～2小时以后可饮水进食。

62. 小儿术后多久可以进食？

小儿行无痛胃镜检查后无恶心呕吐等特殊症状，1～2小时以后即可饮水进食，但要注意是流质饮食，且要少量多次。但如果检查过程中取活检或进行治疗的话，就要延迟进食、进水的时间。这种情况一般是建议检查术后禁食禁水4小时，之后可少量饮用温盐水，并且当天及次日三餐都要半流质饮食，忌生、硬、烫、甜食物，以利于创面愈合。

第三节 小儿无痛纤维支气管镜

63. 小儿无痛支气管镜检查的禁忌证是什么？

① 有常规支气管镜操作禁忌证，如多发性肺大疱、严重的上腔静脉阻塞综合征等；② ASA Ⅴ级的患者；③ 未得到适当控制的循环与呼吸系统疾病；④ 明显出血倾向者，如严重凝血功能障碍或血小板低于 $5 \times 10^9/L$；⑤ 饱胃或胃肠道梗阻伴有胃内容物潴留者；⑥ 无陪同或监护人者；⑦ 有镇静/麻醉药物过敏及其他严重麻醉风险者。

64. 小儿无痛支气管镜手术应选择怎样的诱导方式？

小儿无痛支气管镜手术的麻醉诱导，可以选择吸入诱导，也可以静脉诱导。对于已经开放静脉通路的患儿首选静脉麻醉诱导，对于未开放静脉通路的患儿，可以先采用吸入诱导，待患儿安静后，开放静脉通路，然后可以采用静脉麻醉。

65. 小儿无痛支气管镜术中采用吸入维持还是静脉维持？

吸入七氟烷维持或持续泵入丙泊酚都是很好的维持方法，也可以静吸复合麻醉。但是因为气道的开放，吸入麻醉维持会造成部分挥发性吸入麻醉药至大气中。因此，大多采用全凭静脉麻醉维持麻醉深度，丙泊酚、右美托咪定、依托咪酯、瑞芬太尼等均能很好地用于无痛纤支镜的麻醉维持。

66. 小儿无痛支气管镜检查中如何管理呼吸道？

小儿支气管镜检查中，呼吸道完全交给手术医师进行支气管镜操作，有需要可以置入合适的喉罩进行通气，当患儿通气不足、呼吸道梗阻或脉搏氧饱和度（SpO_2）下降，可以先中断手术医师的支气管镜操作，对患儿进行辅助呼吸或必要时行气管插管进行通气。

67. 小儿无痛支气管镜中选择控制呼吸还是保持自主呼吸？

答：小儿支气管镜检查中的呼吸模式取决于麻醉深度和手术刺激的大小，如果麻醉深度较深，患儿无自主呼吸，可选择控制呼吸通气；如果小儿存在自主呼吸，可以保留自主呼吸，或偶尔手动辅助呼吸。术中应严密监测小儿的呼吸情况。

68. 小儿无痛支气管镜检查中机械通气模式选择压力模式还是容量模式？

因小儿在支气管镜检查中，气道无法做到完全密闭，因此不管选用压力模式还是容量控制模式，都无法完全达到机械通气设定的数值。压力通气模式或容量通气模式都是辅助通气，只要保证有一定的有效通气量就可以，术中要实时调整控制通气的呼吸参数。

69. 小儿无痛支气管镜检查中常用药物有哪些？

常用药物包括：① 阿托品（<1 岁），格隆溴铵（>1 岁）：减少气道分泌物，避免内窥镜操作引起迷走神经兴奋而导致心率减缓。② 利多卡因：喷洒于黏膜表面（喉头、声带、声门下区），减轻气道对手术器械的反应，防止喉痉挛、支气管痉挛。③ 芬太尼、瑞芬太尼：镇痛作用，降低气道对器械的应激反应。④ 丙泊酚、依托咪酯：镇静作用，提高患儿舒适度以及利于手术医师的操作。⑤ 地塞米松：减轻气道水肿，预防和治疗支气管哮喘的发生。

70. 小儿无痛支气管镜检查中如何预防出现气道痉挛？

当麻醉过浅时，常引起喉痉挛、支气管痉挛以及咳嗽、屏气等，需要通过加深麻醉来缓解。一方面给予静脉麻醉药，如丙泊酚、芬太尼、瑞芬太尼等，加深全身麻醉深度，减少气道的应激反应，另一方面，也可以给予气管黏膜表面麻醉，如喷洒利多卡因，以减轻气道的反应。

71. 小儿无痛支气管镜麻醉如何做到苏醒迅速？

小儿无痛支气管镜麻醉大多采用丙泊酚、瑞芬太尼等起效快，持续时间短的药物，停止给药后，短时间内就可以被机体完全代谢。因此要关注手术进度，估计手术时长，在手术即将结束时停止给药，让患儿尽早恢复自主呼吸，让患儿迅速苏醒。

72. 气管表面局麻药物的选择？

局麻药可选择丁卡因和利多卡因。0.5%～1%丁卡因，该药穿透性强，作用迅速，1～3分钟即生效，维持20～40分钟，但是药物毒性较大，总量不能超过0.5 mg/kg。2%利多卡因，该药穿透性强，扩散性强，局部麻醉作用强，维持时间长，用药总量一般不超过2 mg/kg。

73. 小儿支气管镜麻醉中建议用纯氧通气吗？

为了让患儿术中有更好的氧储备，可以使用纯氧通气。但是一旦需要电灼操作时，在保证患儿不缺氧的情况下，将氧浓度控制在40%以下，避免气道内起火。

74. 小儿行支气管镜检查有发热，可否行麻醉？

手术前低热在儿童中比较常见，如果患儿仅有0.5～1.0℃的体温增高而无其他症状，不是全身麻醉的禁忌证。发热如与近期开始的支气管炎、喉炎、鼻炎、咽炎、脱水或其他疾病相关，需要考虑手术延期。如必须对发热患儿进行麻醉时，麻醉诱导前应尽可能降低体温，从而降低氧耗。同时还应警惕发烧患儿呼吸道高敏状态，预防气道并发症的发生。

75. 小儿行支气管镜检查时如何选用阿片类药物？

因支气管镜检查手术时间相对较短，阿片类药物推荐使用瑞芬太尼。有报道，静脉输注瑞芬太尼$0.05\ \mu g/(kg \cdot min)$复合丙泊酚单次静脉注射用于支气管镜检查镇静效果佳、血流动力学稳定、术中可保持患儿正常的呼气末二氧化碳、无喉部及支气管并发症、无胸壁强直、停药后 5 分钟即可恢复清醒。

76. 如何评估气管异物患儿的无痛支气管镜检查的麻醉风险?

气管异物的患儿术前多存在呼吸困难,麻醉风险比较大。异物大小、异物性质、异物的位置、异物存留的时间以及患儿气管的粗细都会影响呼吸道梗阻的程度。由于气管镜末端进入三级支气管时,不仅可能阻塞健侧支气管,且患侧可通气的肺组织也十分有限,因而如异物位于段支气管,支气管镜进入后术中易出现通气不足,导致缺氧和二氧化碳蓄积。支气管镜下取气管支气管异物时对呼吸道有强烈刺激作用,可导致患儿剧烈呛咳、憋气、躁动,加重呼吸功能紊乱。

77. 支气管镜手术中出现低氧表现时如何纠正?

支气管镜检过程中一旦发生严重缺氧、发绀,应立即将支气管镜退至总气管或完全退出气道,充分供氧,待情况改善后再行镜检。镜检后,为防止喉头水肿和呼吸困难,可使用含肾上腺素的雾化液吸入,同时使用地塞米松以减轻气管黏膜水肿。

78. 支气管镜手术麻醉诱导时发生呼吸道梗阻的原因有哪些?

① 舌后坠:小儿因头大、颈短、舌头大、会厌长等解剖特点易引起舌后坠。气道梗阻主要发生在会厌或软腭水平。丙泊酚或七氟烷麻醉后,小儿的会厌、软腭及舌背水平的横截面积和前后径随着麻醉的加深而变小,吸气相会厌水平的横截面积减小更明显。② 分泌物堵塞:分泌物过多是上呼吸道阻塞的常见病因。③ 咽喉部及气管黏膜不同程度的水肿都可阻塞气道。

79. 小儿无痛支气管镜术后低氧血症的原因及处理?

支气管镜检查术后,发生气道梗阻的危险明显增加,气管内出血、分泌物潴留、气道黏膜损伤水肿,灌洗液残留均可导致梗阻,影响两肺的换气功能,从而导致低氧血症。术后应严密加强监护和吸氧,必要时多拍背,吸尽气道内分泌物和血液。

第四节 镇静

80. 患儿哪些情况需要镇静?

小儿手术室外镇静主要包括以下几类场景:① 影像学检查心脏彩超、磁共振

（MRI）检查、CT 检查、特殊 B 超检查（眼部、髋关节、血管等）等；② 功能检查听力检查、眼科检查、神经电生理检查（诱发电位、脑电图检查）、肺功能检查等；③ 穿刺性检查蛛网膜下隙穿刺、骨髓穿刺等；④ 内镜检查：胃肠镜检查术、纤维支气管镜检查术、膀胱镜检查术等；⑤ 介入检查和治疗心导管检查及治疗、呼吸病介入治疗、血管造影、局部硬化治疗和经动脉血管栓塞治疗等；⑥ 小儿门诊手术外科手术（如包皮环切、疝囊高位结扎术、小清创缝合、体表小肿物切除、组织活检、马蹄足石膏外固定）、口腔手术（舌系带松解、补牙、拔牙）、眼科手术（霰粒肿切除术、外眼拆线术）、耳鼻喉科手术（鼻腔异物取出术、耳道异物取出术、腺样体消融术、扁桃体消融术）等。另外，手术室内镇静常用于减轻手术麻醉前的焦虑、有创性操作（如深静脉穿刺、神经阻滞等）前。

81. 小儿镇静的禁忌证有哪些？

① 所有常规检查操作禁忌者；② ASA V 级患儿；③ 严重心脏疾病患儿；④ 严重呼吸道疾病患儿；⑤ 急性上消化道出血伴休克、严重贫血及肝功能严重受损患儿；⑥ 严重神经系统疾病患儿；⑦ 有镇静药物过敏史及其他麻醉风险患儿；⑧ 高危早产儿。

82. 小儿镇静常用药物有哪些？

常用药物有水合氯醛、苯巴比妥、咪达唑仑、右美托咪定、丙泊酚、氯胺酮、阿片类药物、吸入麻醉药（七氟烷、氧化亚氮等）。

83. 咪达唑仑、氯胺酮、丙泊酚、右美托咪定等镇静药物如何选择？

① 咪达唑仑可采用静脉注射、鼻腔给药、口服三种方式。静脉注射咪达唑仑具有"顺行性遗忘"的优点，但与其他麻醉镇静类药物合用时可能出现苏醒时间过长、呼吸抑制等药物不良反应。② 丙泊酚具有起效快、作用时间短、苏醒快、术后烦躁发生率低等特点，非常适用于小儿全身麻醉。对镇痛要求不高的操作可以单纯使用丙泊酚静脉麻醉即可，对于镇痛要求较高的操作可以采用丙泊酚复合阿片类药物麻醉。③ 右美托咪定，其优点是不会引起呼吸抑制。用于儿童中深度镇静最常用的方式是鼻内给药。鼻内给药时可以使用特定的鼻腔给药装置喷鼻也可以用注射器滴鼻，镇静成功率均能达到 80% 以上。

84. 小儿镇静如何根据小儿的配合程度选用不同的麻醉方法？

小儿镇静药物的给药方式有静注、肌注、口服、滴鼻、灌肠、吸入等方式，可根据患儿的喜好及配合程度进行个体化的选择。如患儿惧怕静脉留置针,那麻醉医师可选用右美托咪定滴鼻,或咪达唑仑糖浆口服液进行镇静。

85. 小儿麻醉镇静程度如何分级?

美国麻醉医师协会(ASA)、美国儿科学会(AAP)和美国儿童牙科学会(AAPD)使用下表对镇静进行分级。① 轻度镇静(minimal sedation)(以往称抗焦虑):药物引起的该状态时,患儿对口头指令可做出正常反应,虽然认知功能和身体协调能力可能受损,但气道反射、通气和心血管功能不受影响。② 中度镇静/镇痛(moderate sedation/analgesia)(以往称为清醒镇静或中度镇静):由药物引起意识抑制状态,患儿对口头指令或者轻柔的触觉有明确的反应。中度镇静时,无需为保持气道通畅对患儿进行干预,患儿自主通气足够,心血管功能通常能够维持。③ 深度镇静/镇痛(deep sedation/analgesia)(深度镇静):药物引起的意识抑制状态,患儿不易被唤醒,但对重复口头命令或疼痛刺激能产生明确的反应。患儿维持自主通气的能力可能受损,可能需要辅助手段保持气道通畅。心血管功能通常能够得以维持。深度镇静会使得患儿丧失部分或者全部的气道保护反应。④ 全身麻醉(general anesthesia):药物导致的患儿意识丧失,即使在疼痛刺激下也无反应。患儿无自主通气功能,通常需要辅助来维持气道通畅,由于自主呼吸抑制或者药物导致神经肌肉功能抑制可能需要正压通气。心血管功能可能受一定程度的抑制。

86. 小儿镇静后如何进行监护观察?

小儿镇静后,麻醉医师必须始终在场,连续监测患儿的生命体征以防止不良反应和意外。无论采用何种镇静方式,心电图、无创血压、脉搏氧饱和度监测是必不可少的。有条件者可行鼻导管的呼气末二氧化碳监测,对于早产儿、婴幼儿还需要重视体温的监测。

87. 水合氯醛灌肠后可否继续给予镇静药实施镇静?

若水合氯醛灌肠后镇静失败,效果不佳,可以继续给予其他种类的镇静药,但在复合应用时注意镇静药物的叠加效果,并实时进行镇静深度的评估及呼吸循环的监护与管理。

88. 小儿口服镇静一般服药多久后可以起效?

口服 10%水合氯醛 50 mg/kg,起效时间为 15～30 分钟,达峰时间约 30 分钟,维持时间为 60～120 分钟,镇静成功率为 70%～90%;口服咪达唑仑安全有效剂量为 0.50～0.75 mg/kg,起效时间为 15～20 分钟。

89. 口服咪达唑仑后作用持续时间多久?

口服咪达唑仑 0.50～0.75 mg/kg(剂量 20 mg),作用持续时间为 90 分钟。

90. 小儿口服镇静药后无法充分镇静,如何补救?

首先根据患者年龄、体重、基础疾病状态以及用药后的反应情况等多项因素综合考虑,选择药物种类和剂量。初次给药后观察 20～30 分钟,要及时进行镇静深度评估,观察患儿对外界冷热或适当疼痛刺激的反应。如果没有达到完成检查所需的镇静深度,考虑追加用药。对于新生儿可以采用喂奶等补救措施,不增加镇静药物总量,也可达到满意的镇静状态。对于补救用药后仍不成功的患儿应考虑追加静脉麻醉药物,但需更加严密的监护措施。

91. 患儿给予镇静药物后,需要告知家属如何配合?

给予镇静药物后,需要告知家属药物大概的起效时间,并需家长在场看管,保持患儿呼吸道通畅,避免口腔分泌物呛咳,观察呼吸、面色等表现,同时防止患儿碰撞、跌倒等意外的发生。若患儿进入深度镇静的状态,需配合医生进行持续心电图、SpO_2 的监护。

92. 熟睡中的患儿是否可以减少镇静药物剂量?

睡眠是一种周期性的生理现象,包含两种时相:快动眼睡眠期(rapid eye movement,REM)和非快动眼睡眠期(non-rapid eye movement,NREM),其中 NREM 期间血压、基础代谢率等下降,心率减慢,与全身麻醉相似。已有研究表明,麻醉药物通过作用于内源性睡眠-觉醒回路可逆地诱发无意识状态,即与睡眠相关的机制在全身麻醉过程中发挥着重要作用。因此,理论上熟睡中的患儿可使用较低剂量的镇静药物。

93. 小儿门诊镇静常见并发症和处理?

小儿门诊镇静常见并发症有:① 呼吸道并发症,是小儿手术室外麻醉最常见的并发症,约占所有并发症的 50% 左右,其中呼吸抑制和呼吸道梗阻(舌后坠和气道痉挛)最为常见,绝大多数可通过吸氧或面罩加压给氧得到缓解,少数严重者需要进行气管插管改善通气。② 循环系统并发症,常见的有心律失常、低血压等,与患儿基础疾病以及检查操作有关,根据不同原因及时纠正。③ 其他包括苏醒期躁动、恶心呕吐等,解除病因,对症处理后一般都可明显改善。

94. 3 个月内儿童镇静后拒绝吸吮如何处理?

若是由于患儿出现口腔黏膜破损,消化道疾病或感冒所致的鼻塞等不适所致的拒绝吸吮,家长可以对因进行处理。在排除呼吸道、消化道病理生理原因后,可给予适当安抚、抚触等方式改善此症状。

95. 患儿门诊镇静的离院标准是什么?

门诊镇静的患儿必须确认其呼吸循环稳定,无明显疼痛及恶心呕吐,手术区域无明显出血,且有家长陪同的情况下方可离院。除此之外单独使用水合氯醛镇静的患儿自最后一次用药时间起,需在医院观察 1 小时以上方可离院。复合使用其他麻醉/镇静药物镇静的患儿需达到改良 Aldrete 评分≥9 分并至少观察 11 小时以上方可离院。

96. 门诊镇静后注意事项有哪些?

即使患儿已经达到离院标准,但是药物的残留作用可能依然存在,约半数患儿在术后 1～2 天依然存在观察力、判断力、肌张力等方面的问题,所以必须向家长说明以下注意事项:① 患儿在麻醉后 24 小时内必须有专人看护,下地行走需要预防跌倒。② 进食的顺序遵从清水-流质食物-固体食物的顺序,逐渐加量,以不出现腹胀、恶心呕吐为原则。③ 如有伤口疼痛可遵医嘱服用少许非甾体类抗炎药。④ 有任何不适请及时回院就诊或于当地医院就诊。⑤ 请家长记录紧急情况下的求助电话,提供医院 24 小时值班电话。⑥ 有条件的医院可以设立一个专门的岗位提供术后 48 小时的电话随访。

第五节　MRI 中的镇静

97. 小儿做磁共振成像检查为什么需要镇静?

一般核磁共振检查需时 10～30 分钟,在此期间需将患儿置于狭窄幽闭的空间,内有噪声,并要求患儿保持不动以减少伪影与假象,因此对不合作和极度焦虑恐惧的儿童做磁共振成像检查时应在深度镇静或全身麻醉下进行。

98. 小儿核磁共振室中镇静的禁忌证？

禁忌证有：① 体内存在磁性植入物的患儿。② 患儿存在困难气道，困难插管。③ 无法建立静脉通路以及循环呼吸衰竭的病史。

99. 小儿 MRI 镇静的工作区域，需具备哪些条件？

需具备的条件有：① 中心气体供应系统。② 电器设备要和磁性房间相匹配，任何监护仪的电插头都必须远离磁孔，在高斯线之外，监护仪最好是放在 MRI 室之外，使用外部电源。③ 在镇静工作区域，可以使用普通的麻醉设备，如喉罩等降低了麻醉诱导的难度。在完成麻醉诱导和静脉穿刺后，再转移至 MRI 室。另外，在镇静工作区域，需备有抢救设备及药品，以防止如除颤仪、喉镜等在 MRI 室内使用受到限制。④ 在设计小儿镇静的工作区域的位置时，应该尽量减少磁场对麻醉设备的影响，同时减少检查患儿移动的距离。

100. MRI 室的麻醉监护设备有没有特殊要求？

有。由于 MRI 检查仪器会产生强大磁场，铁器件或其他磁性物品会被 MRI 机器强力吸附，易伤害患儿和医务工作人员。因此，在 MRI 室内应使用磁兼容监护仪与配备相应的无线 ECG 模块、换能器、脉搏氧饱和度仪、呼气末二氧化碳监护仪及血压计。需注意监测 ECG 采用专用电极片，连接导线以直线放置，避免成环形，且不与皮肤接触。

101. MRI 室麻醉镇静药物的选择？

MRI 室的麻醉镇静药物有：① 丙泊酚，诱导剂量：$1 \sim 2$ mg/kg，维持剂量：6 mg/(kg·h)，需要特别注意气道的管理。② 七氟烷，诱导剂量：8%，维持剂量：1.5%，但会引起苏醒期躁动、呕吐等不良反应。③ 右美托咪定，诱导剂量：1 μg/kg，维持剂量：0.5 μg/(kg·h)，极少引起呼吸抑制。④ 咪达唑仑，通常 $0.3 \sim 1$ mg/kg 口服，对于严重神经科疾病时单独使用已经足够了。⑤ 芬太尼，$1 \sim 2$ μg/kg，可有镇痛作用并出现一定的呼吸抑制。⑥ 水合氯醛，$25 \sim 100$ mg/kg 口服，会引起苏醒延迟和一定程度的肝脏损害。

102. MRI 检查时的麻醉监护有何特殊性？

MRI 检查中的监护存在一些特殊性：① 由于血液是电导体，在静态磁场的作用下产生一定的电势（Hall 效应）添加到 ECG 上使波形失真，应进行仔细甄别；② 可用自动血压计定时测量血压，注意管道延长可使读数低于测得值；③ 与 MRI 兼容的 SpO_2 监护仪可用于大多数扫描仪，但氧监护仪探头和导线散射出的射频波也可能影响图像的质量；④ $PetCO_2$ 监测是监测通气的最有效方法，注意由于采样管过长使信号的传导有明显的延迟。由于呼吸回路管道加长，必须严密观察通气过程胸壁活动以防通气不足；⑤ MRI 室温度较低，婴幼儿在该环境中体温容易下降；另一方面，扫描过程中产生的热量也可以增加患者的体温，因此 MRI 患儿均应监测体温；⑥ 噪声可使镇静状态的患者 BIS 值随噪声分贝成正比例升高。

103. MRI 室的长时间镇静如何更好地进行呼吸管理？

MRI 室里的长时间镇静，可以在麻醉诱导室里进行麻醉诱导，一旦患儿达到麻醉深度时，迅速转入 MRI 室，根据患儿需要制订麻醉方案，有神经系统畸形或其他畸形的患儿需要控制气道和呼吸。重危昏迷患儿需要气管插管全身麻醉。由于喉罩在导向活瓣中的一个金属弹簧会影响图像质量，一般不使用。同时术中要加强呼吸监护与观察。

104. OSA 患儿 MRI 检查的镇静时需要特殊注意的要点是什么？

OSA 患儿镇静后容易发生舌根后坠，引起上呼吸道梗阻，对于这类患儿可在麻醉诱导后，MRI 检查前放置非磁性口咽通气道并清理口腔分泌物；对于气道梗阻非常严重的患儿，最好行气管插管全身麻醉。

105. 小儿存在气道受压的大型脉管瘤或肿瘤，行 MRI 检查镇静中需要特殊关注要点是什么？

需警惕镇静后患儿气道塌陷造成无法通气、无法插管的可能。需要特别关注术前气道的评估，关注大型脉管瘤或肿瘤对气道压迫的严重程度，详细询问日常生活和睡眠时的呼吸情况，做好充分的困难气道预案。

106. MRI 检查的镇静中的危险因素有哪些？

危险因素有：① 检查室内光线较暗，不便于观察患儿的皮肤黏膜颜色、呼吸动度和判断病情；② 麻醉医师检查过程中在观察室通过屏幕观察患儿情况，远离患儿;③ 头颅扫描时患儿被置于更小的线圈筒体内,不宜控制气道;④ 检查中有时需要患儿固定于某种姿势,有时可因体位的重力影响而严重干扰呼吸循环功能;⑤ MRI 室的温度常低于 25℃,年幼患儿易发生术中低体温;⑥ 操作期间由于对位和扫描仪机架移动可引起麻醉环路的扭曲或脱开。

第六节　特殊患儿的镇静

107. 如何评估困难气道患儿的镇静风险?

对困难气道的患儿,镇静后有呼吸道梗阻的风险。对于必须进行镇静的患儿,要充分评估困难气道的原因及严重程度,包括:① 气道解剖异常如短颌、下颌退缩、咽腔狭小、会厌过长过大等;② 口腔颌面部的严重炎症如扁桃体炎、会厌炎、喉水肿等,其他如颌面部的巨大血管瘤,颞下颌关节强直等;③ 口腔颌面部创伤如上呼吸道出血、异物阻塞和颌骨骨折等,还有颈椎损伤以及头面部烧伤后的瘢痕增生、挛缩等。应详细了解患儿的病史以及睡眠和活动时的呼吸情况,做好困难气道的应急准备。

108. 有肺部感染的小儿,镇静时如何加强对呼吸道的管理?

有肺部感染的患儿镇静前要充分评估感染病史,咳嗽咳痰的症状,以及两肺的听诊情况。镇静时尽量保留自主呼吸,吸入高浓度氧,严密关注氧合情况。但是有新近肺炎(<8 周),支气管炎、哮喘等,经医师权衡利弊,仍需要镇静的患儿,则需要做好随时气管插管的准备,并联系 ICU 做好转诊准备。

109. 复杂先天性心脏患儿镇静时有什么特殊注意要点?

先天性心脏病患儿镇静前,必须详细评估患儿的病情、心肺功能,包括小儿的症状、体征、活动、喂养等,以及其他器官功能。根据小儿运动耐受能力可估计心功能受损严重程度。新生儿和婴儿哺乳时情况很重要,如哺乳时出汗、呼吸急促、发绀、激动和易疲劳,表明严重充血性心力衰竭和(或)低氧血症。较大患儿体重不增、生长曲线平缓或体重明显低于同龄儿童,均表明功能严重受损。根据不同的病理解剖特点详细制订镇静方案,同时要严密观察血流动力学以及氧合情况。对于不稳定的先天性心脏病患儿,往往需要心胸外科、麻醉科、ICU 一起合作。

110. 既往有严重的麻醉不良反应如恶性高热的患儿，门诊镇静的管理要点有哪些？

对既往有过麻醉不良反应并出现恶性高热的患儿，事先需要了解既往恶性高热的病史或潜在易感性，避免使用触发恶性高热的麻醉药物，如强效挥发性麻醉药和琥珀胆碱，一般的静脉麻醉药物和阿片类药可安全使用，同时镇静中严密监测 $P_{ET}CO_2$、SpO_2、体温、心电图和血压，必要时测定血气电解质和相关血清酶，此外应准备单曲林，以备必要时使用。

111. 脑瘫及神经系统发育异常的患儿门诊镇静注意要点？

① 镇静前应充分评估神经系统器官的功能，有智力低下的患儿，需评估智力障碍的程度。② 评估其他系统的功能障碍和畸形，如舌大、颈短、先天性心脏病、颈椎不稳定、阻塞性睡眠呼吸暂停综合征等。③ 镇静过程中，保护好患儿头颈部的位置并保证呼吸道的通畅和良好的氧合。④ 镇静后监测患儿的循环系统，关注血压和心率的变化。⑤ 患儿镇静后可能需要更长时间的苏醒及恢复，密切做好苏醒期的监护。

（叶雪飞　王思聪）

参考文献

［1］ 中国心胸血管麻醉学会日间手术麻醉分会，中华医学会麻醉分会小儿麻醉学组．小儿日间手术麻醉指南［J］．中华医学杂志，2019，99（8）：566－570.

［2］ De Luca U，Mangia G，Tesoro S，et al. Guidelines on pediatric day surgery of the Italian Societies of Pediatric Surgery（SICP）and Pediatric Anesthesiology（SARNePI）［J］. Ital J Pediatr，2018，44(1)：35.

［3］ 连庆泉，张马忠，胡智勇，等．小儿麻醉手册（第二版）［M］．上海：世界图书出版公司，2017.

［4］ 王英伟，连庆泉．小儿麻醉学进展［M］．上海：世界图书出版公司，2011.

［5］ 陈煜，连庆泉，张马忠，等．当代小儿麻醉学［M］．北京：人民卫生出版社，2011.

［6］ MILLER R D．米勒麻醉学（第9版）［M］．邓小明，黄宇光，李文志，译．北京：北京大学医学出版社，2021.

［7］ 张铁铮，于冬梅．麻醉学科与舒适医疗：优势、挑战与机遇［J］．医学与哲学，2015，36(5B)：15－17.

［8］ 熊利泽．导言：舒适医疗服务：麻醉学科责无旁贷［J］．医学与哲学，2015，36(5B)：8.

［9］ 连庆泉.应重视小儿麻醉诱导的人性化和舒适化［J］.中华医学杂志,2012,92(13)：865-867.

［10］ Davidson A. J., Disma N., de G. raaff J. C., et al. Neurodevelopmental outcome at 2 years of age after general anaesthesia and awake-regional anaesthesia in infancy (GAS)：an international multicentre, randomised controlled trial. Lancet. 387, 239-250.

［11］ Warner DO, et al. Neuropsychological and Behavioral Outcomes after Exposure of Young Children to Procedures Requiring General Anesthesia：The Mayo Anesthesia Safety in Kids (MASK) Study. Anesthesiology. 2018；129(1)：89.

［12］ Lena S. Sun, Guohua Li, Tonya L. K. Miller, et al. Association Between a Single General Anesthesia Exposure Before Age 36 Months and Neurocognitive Outcomes in Later Childhood. JAMA. 2016 Jun 7；315(21)：2312-2320.

［13］ 中华医学会消化内镜学分会儿科协作组,中国医师协会内镜医师分会儿科消化内镜专业委员会.中国儿童消化内镜诊疗相关肠道准备快速指南(2020)［J］.中国循证医学杂志,2021,21(03)：249-259.

［14］ 国家消化内镜质控中心,国家麻醉质控中心.中国消化内镜诊疗镇静/麻醉操作技术规范［J］.临床麻醉学杂志,2019,35(01)：81-84.

［15］ H. David Rosen, Deborah Mervitz, Joseph P. Cravero. Pediatric emergence delirium：Canadian Pediatric Anesthesiologists' experience. Pediatric Anesthesia. 2015 (26).

［16］ Dohrmann Thorsten, Muschol Nicole M, Sehner Susanne et al. Airway management and perioperative adverse events in children with mucopolysaccharidoses and mucolipidoses：A retrospective cohort study. Pediatric AnesthesiaVolume 30, Issue 2. 2020. 181-190.

［17］ Deshmukh Ashish, Jadhav Sunil, Wadgoankar Virendra, et al. Airway Management and Bronchoscopic Treatment of Subglottic and Tracheal Stenosis Using Holmium Laser with Balloon Dilatation［J］. Indian Journal of Otolaryngology and Head & Neck SurgeryVolume 71, Issue Suppl 1. 2019. 453-458.

［18］ Yang Zhendong, Song Guangmin, Hu Weidong et al. Pharmacological analysis of dexmedetomidine hydrochloride in pediatric anesthesia during magnetic resonance imaging ［J］. Pakistan Journal of Pharmaceutical Sciences, Volume 31, Issue 5. 2018. 2209-2214.

［19］ Grunwell Jocelyn R, McCracken Courtney, Fortenberry James et al. Risk factors leading to failed procedural sedation in children outside the operating room［J］. Pediatric Emergency CareVolume 30, Issue 6. 2014. 381-387.

第
三
章

第四章

小儿麻醉的并发症及处理

第一节　术中呼吸系统并发症及处理

1. 小儿围术期可能出现的呼吸系统不良事件有哪些？

小儿在围术期可能出现的呼吸系统不良事件主要包括呛咳、屏气、气道痉挛（喉痉挛和支气管痉挛）以及拔管后肺不张等。其中喉痉挛和支气管痉挛可导致小儿发生缺氧、发绀、心动过缓继而心搏骤停。

2. 哪些术前检查可以用来评价小儿呼吸系统的一般状况？

血常规检查、胸部影像学检查、动脉血血气分析，必要时行肺功能检查。

3. 小儿行全身麻醉时，喉罩或气管导管型号如何选择？

对于儿科患者，喉罩（laryngeal mask airway，LMA）对其气道的侵入性小于气管插管，进而能减少患儿围术期呼吸系统并发症的发生。因此，在保障手术麻醉安全的前提下应尽量选择喉罩。

由于小儿口咽部相对容积较小，稍有不慎即可引起呼吸道梗阻、组织损伤，因此置 LMA 之前应根据年龄、体重选择合适的型号（即＜5 kg 新生儿/婴儿，5～10 kg 的婴儿，10～20 kg 的婴儿，20～30 kg 的小儿和＞30 kg 的儿童分别选用 1.0 号、1.5 号、2.0 号、2.5 号、3.0 号 LMA，套囊的最大充其量分别为 4 mL、7 mL、10 mL、14 mL、20 mL）。

4. 小儿全身麻醉苏醒期拔出气管导管或喉罩的注意事项有哪些?

（1）深麻醉下拔管：拔管前应用吸入麻醉药或静脉麻醉药、阿片类镇痛药,以减轻心血管反应,但是这可能抑制呼吸与循环,亦可能亦造成上呼吸道梗阻。禁用于气管插管困难、面罩给氧困难以及误吸高危者。

（2）拔管前2分钟,静注利多卡因1 mg/kg,对防止拔管时的心血管反应有一定效果。

（3）脑外科手术患儿应用扩血管药物可引起脑血管扩张,导致脑血容量增加,颅内压升高。

5. 小儿麻醉诱导过程中出现面罩通气困难,如何处理?

首先应尽快分析导致发生通气困难的原因,如口腔内分泌物增加、胃食管反流、喉/气管痉挛等。常规处理方法包括清理口腔、提高吸入氧浓度、调整头位（调整提颏、放置肩垫、双人双手面罩通气等）。如患儿发生喉/气管痉挛,则应增加吸入麻醉药浓度、置入口咽通气道、行紧急气管插管等措施。

6. 小儿全身麻醉术中突然出现血氧饱和度下降,正确的处理流程是?

首先应暂停手术并尽快分析导致发生血氧饱和度下降的原因,同时提高吸入氧浓度。听诊双肺呼吸音是否对称一致,排除插管深度过深或误入单侧主支气管;观察呼气末二氧化碳指标是否正常,排除气管导管脱管、麻醉机回路密闭不良、循环衰竭或停止;观察气道压及潮气量是否正常,排除气管导管型号是否异常、气管导管是否贴壁或打折。还应排除支气管痉挛和肺栓塞等导致氧饱和度下降的因素。

7. 经过严格禁饮禁食后,小儿全身麻醉气管插管或喉罩通气情况下,仍然发生了反流,原因是什么?

（1）手术刺激干扰肠胃功能、胃张力下降而致胃蠕动减慢,胃内存留胃液增多,加重术后反流误吸可能。

（2）全身麻醉诱导期间采用面罩加压给氧,大量气体经食管进入胃内、增加胃内压,加大反流误吸可能。

（3）麻醉药物对括约肌的影响显著增加反流误吸的可能性。

（4）术前胃管的存在。

（5）其他：术前存在胃肠功能障碍的全身麻醉患儿、膈疝、困难气道、胃排空时间延长、反流性食管炎等。

8. 小儿麻醉诱导时常规用地塞米松吗?

有观点认为地塞米松具有预防术后恶心、呕吐、降低气道平滑肌的应激性从而预防和治疗支气管痉挛的作用;增强麻醉药物的镇痛效果、维持气道稳定性等。但是长期大量应用地塞米松可导致患儿发生类肾上腺皮质功能亢进综合征、诱发消化系统溃疡、诱发或加重感染、造成骨质疏松、伤口愈合延迟等不良反应,以及耳鼻喉手术等患儿术后出血风险增加。目前不推荐小儿麻醉常规应用地塞米松。

9. 术前合并哮喘病史的患儿麻醉前注意事项?

(1) 充分术前评估,具体包括发作史:过敏原、频率、症状、体征、最近一次发作时间;治疗药物:品种、时间、是否用激素;近期有无上感(近期上呼吸道感染是围术期支气管痉挛的主要危险因素);既往有无麻醉史、药物过敏史。

(2) 解除支气管痉挛:全身麻醉前 1～2 小时应用 β_2 兴奋剂气雾剂;术前应用激素者不能停药,入手术间前,提前呼吸道内局部激素类吸入,诱导时适量应用糖皮质激素。

10. 小儿麻醉围术期出现哮喘发作如何处理?

(1) 快速诊断、去除诱因、加压给氧,以避免缺氧。

(2) 加深麻醉可以缓解大部分支气管痉挛,对于不能缓解的可以静脉给予或吸入拟交感类药物和抗胆碱药。

(3) 严重支气管痉挛不适合高浓度吸入麻醉药。

(4) 必要时应用糖皮质激素。

(5) 伴低血压者给予血管活性药物。

(6) 酌情慎用氨茶碱,不推荐和 β 受体激动剂同时使用,吸入麻醉可以升高血浆中茶碱的浓度,可引起心律失常。

(7) 调整呼吸参数,必要时手控通气。

(8) 必要时经气管导管内给予肾上腺素或异丙肾上腺素治疗。

11. 小儿全身麻醉维持时,能否使用氧化亚氮?

氧化亚氮可用于小儿气管内全身麻醉,但由于氧化亚氮麻醉效能低,只能作为辅助麻醉药物,且储存成本高。氧化亚氮的应用禁忌包括肠梗阻、空气栓塞、气胸、低温体外循环等情况。

12. 新生儿、小儿气管插管时气管导管置入深度多少合适？

（1）0～1 岁：

气管插管的型号即内径(mm)＝体重(kg)/2＋2

经口插入深度即唇-管端(cm)＝体重(kg)＋～6

经鼻插入深度即鼻-管端(cm)＝体重(kg)×2＋6

（2）2～12 岁：

气管插管的型号即内径(mm)＝年龄(Y)/4＋4

经口插入深度即唇-管端(cm)＝年龄(Y)/2＋12

经鼻插入深度即鼻-管端(cm)＝年龄(Y)/2＋14

（3）以上公式仅供参考，临床实际操作要考虑患儿发育情况、解剖结构变异与否等实际状况，并结合听诊及呼吸参数是否理想等多因素。

13. 气管插管后如果有漏气，如何判断气管导管是否需要更换？

（1）首先判断套囊气体是否充足：正常插管后套囊内压力应为＜20 mmHg，并且手控气道压力 20 mmHg 没有漏气为标准。

（2）然后判断套囊是否漏气：① 麻醉机低通气量报警。② 麻醉机容量时间曲线判断漏气。③ 听诊有漏气声（如患儿颈部有喉鸣音）。④ 气囊压监测装置显示气囊压过低。⑤ 口鼻及气管切口处有无泡沫状分泌物。

（3）若证实套囊漏气则应立即更换气管导管。

14. 小儿全身麻醉控制通气时，通气参数如何设置？

（1）潮气量和通气量：潮气量 8～10 mL/kg，分钟通气量 100～200 mL/kg。判断通气是否适当应以听诊呼吸音，观察胸廓起伏幅度以及结合 PetCO$_2$ 或动脉血二氧化碳分压(PaCO$_2$)来确定。

（2）吸气压力：吸气峰压一般维持在 1.17～1.96 kPa，最大不得超过 2.94 kPa

（3）呼吸频率和吸呼时间比值：呼吸频率一般调整至 20～40 次/min，吸呼时间比值为 1∶1.5，新生儿可调至 1∶1。

（4）吸入氧浓度(FiO$_2$)：根据患儿不同病情调节，一般主张 FiO$_2$ 0.8～1.0 时不超过 6 小时，FiO$_2$ 0.6～0.8 时不超过 12～24 小时。

15. 小儿麻醉在机械通气状态下,是否需要给予 PEEP?

（1）机械通气时呼气末正压为零可导致麻醉后呼气末肺容量显著减小,肺不张面积增大,进而使再塌陷区域的肺顺应性降低,而充气肺组织则过度膨胀（容量伤）。

（2）个体化设置 PEEP 可改善氧合、麻醉后呼气末肺容量和呼吸力学,但上述改善作用在气管拔管后可能很快消失。

（3）全身麻醉开腹手术的肺保护性通气研究发现 PEEP 设置水平（0.29 kPa 或 1.17 kPa）对术后肺部并发症发生率并无影响。

（4）专家共识认为个体化 PEEP 设置可能有益,但 PEEP 最佳水平仍存争议。

16. 小儿麻醉气管内插管常见并发症?

（1）心律失常。

（2）导管堵塞。

（3）喉痉挛。

（4）声嘶及喉水肿。

（5）声带麻痹。

（6）溃疡和肉芽肿。

（7）声门、声门下及气管狭窄。

（8）气管食管瘘。

（9）鼻窦炎。多发生于经鼻腔插管者。

第二节　术中循环系统并发症及处理

17. 小儿诱导时常规用阿托品吗?

根据小儿吸入麻醉诱导专家指导意见,术前建议常规准备肾上腺素、阿托品和琥珀胆碱并按常用浓度稀释。但是抗胆碱能药物一般不作为常规使用,如术中采用氯胺酮麻醉,则在建立静脉通道后给予阿托品 10～20 μg/kg。

18. 小儿麻醉维持期晶体液和胶体液的输入如何选择?

术中具体使用何种液体应根据患儿需要,并考虑液体的电解质、含糖量和渗透浓度进行选择。通常小儿术中应用无糖等张平衡盐溶液比较理想,较小婴幼儿可

以酌情使用含 $1\%\sim2.5\%$ 葡萄糖的平衡盐溶液。失液、失血较多时应增补胶体液，视情况选用白蛋白等血液制品或羟乙基淀粉、明胶类等血浆代用品。羟乙基淀粉不推荐用于脓毒症、肾功能损害等重症患儿。羟乙基淀粉的使用要慎重，对于早产儿、新生儿及婴儿，5% 白蛋白仍是较好的选择。

19. 小儿手术麻醉术中血压的正常值计算公式？

参考收缩压＝80＋年龄×2（mmHg），舒张压＝2/3 收缩压，平均动脉压（MAP）＝7/9 收缩压、中心静脉压（CVP）＝0.78～2.17 kPa。

20. 小儿麻醉中控制性降压的血压维持范围是多少？

（1）术前血压正常者：SBP>80 mmHg 或 MAP 在 50～65 mmHg，或以降低基础血压的 30% 为标准。

（2）MAP 低于 50 mmHg 时，不超过 30 分钟。

（3）手术时间长者若以降低基础收缩压的 30% 为标准，每次降压最长时间不超过 1.5 小时。

21. 小儿术中血压过高的定义？

小儿血压正常值因年龄不同而异，年龄愈小血压愈低。目前认为血压高于相同年龄段收缩压（高压）或舒张压（低压）20 mmHg 的即为高血压。学龄儿童＞120/80 mmHg 要考虑小儿高血压（infantile hypertension）。

22. 小儿麻醉术中血压过高如何处理？

处理原则为积极找出原发因素，例如麻醉深度不足、纠正低氧和二氧化碳蓄积、膀胱过度充盈等因素，以及适当应用血管活性药物控制症状。

23. 小儿术中血压过低的定义？

术前血压正常，术中血压降低幅度超过麻醉前 20% 或收缩压降低于 80 mmHg。

24. 小儿麻醉术中血压过低如何处理？

（1）麻醉过深：（心功能抑制、血管扩张、血压下降等）适当减浅麻醉。

（2）血容量不足：（动脉压低伴中心静脉压低）补充血容量。

（3）心功能不全：（动脉压低伴中心静脉压高）强心，利尿，补液，纠正酸中毒；（动脉压低伴中心静脉压正常）强心（同上），根据血流动力学指标（CVP）适当补液。

（4）手术牵拉：暂停手术操作。

（5）心律失常：对症治疗。

（6）缺氧或二氧化碳蓄积：监测氧和二氧化碳浓度；避免蓄积二氧化碳快速下降。

（7）椎管内麻醉阻滞平面过高：升压药物；充分供氧；必要时气管插管，控制呼吸。

（8）心力衰竭及心肌梗死：对症治疗。

（9）肾上腺皮质功能衰竭：术前有肾上腺皮质功能衰竭病史者-氢化可的松静注。

（10）严重低血糖：监测并补充血糖。

（11）血浆儿茶酚胺急剧下降（嗜铬细胞瘤手术中严重低血压）：去甲肾上腺素治疗。

25. 围术期小儿血液保护措施有哪些？

① 手术性措施；② 自体输血：现代自体输血包括自体血储备、血液稀释、血液回收三种方法；③ 控制性降压。

26. 小儿输血时抽入注射器再泵入是否会造成血细胞大量破坏？

会。① 容易造成血液污染；② 进入注射器的血液成分易引起血管外凝血、产生血栓和血细胞破坏。

27. 小儿术中心率过快的定义是什么？

小儿窦性心动过速是指窦房结搏动频率增快，一般为机体代偿性反应，婴儿每分钟心率在 140 次/min 以上，1～6 岁小儿每分钟心率 120 次/min 以上，6 岁以上小儿每分钟心率在 100 次/min 以上。

28. 小儿麻醉术中心率过快是否需要处理，如何处理？

小儿麻醉术中心率增快的常见原因包括：麻醉深度不足，局部手术操作刺激、容量不足（失血、补液量不足）、电解质失衡、体温过高，缺氧和二氧化碳潴留等原因。

麻醉前患儿的恐惧、啼哭以及手术疼痛刺激,均可引起短时间内心率加快一般心脏功能可耐受,不需特殊处理。小儿围术期心率过快通常为代偿反应,因小儿对快速心率耐受性较好,在可积极纠正诱因前提下无需刻意使用心血管活性药物降心率治疗,以免破坏代偿期功能。

29. 小儿术中心率过慢的定义是什么?

正常新生儿心率为120～160次/min,1岁以内为110～130次/min,6岁以上与成年人相似。术中各种原因引起的持续性心率低于生理正常值则为心率过慢(心动过缓)。

30. 小儿麻醉过程中引起心动过缓的常见原因有哪些?

麻醉期间心率减慢可因低氧血症、手术牵拉迷走神经刺激或心肌抑制所致,心动过缓在小儿麻醉时提示有危险性因素存在。麻醉过深、低温、体内电解质紊乱等也可引起心动过缓。

31. 小儿术中心率过慢如何处理?

因为婴儿每搏量储备功能极有限,主要依靠心率维持心排血量,当心率减慢时,心排血量随之降低。小儿对缺氧、失血等代偿能力差,如未及时治疗,可导致心动过缓恶化至心搏骤停。因此一旦出现在给予阿托品等升心率药物的同时,更要迅速处理原发因素。

第三节　术中有创操作并发症及处理

32. 小儿中心静脉的置管深度如何计算?

2001年,Andropoulos等提出了一种非常简单的计算方式:置管深度＝身高(cm)/10－1(身高≤100 cm);置管深度＝身高(cm)/10－2(身高＞100 cm)。

33. 小儿中心静脉穿刺并发症有哪些?

血、气胸、出血、血肿、血栓形成、空气栓塞、心律失常、心包填塞、感染、神经损伤等。

第四章

34. 新生儿有创监测是否也是用肝素水冲洗? 如果是,肝素浓度是多少?

可以,1 U/mL。

35. 小儿中心静脉穿刺置管后血栓发生率是多少?

综合研究报道为 25%～30%,而无症状血栓占比 95% 以上。

36. 小儿哪个部位的穿刺置管更容易发生血栓?

股静脉。

37. 导管相关血栓形成(CRT)的危险因素有哪些?

(1) 与患儿相关的危险因素:如手术、恶性肿瘤、长期卧床等。

(2) 与导管相关的危险因素:导管管径是最重要的危险因素。大管径、多腔导管有更高的血栓发生率。

(3) 与操作和治疗相关的危险因素:置管环节反复穿刺、退送导管会加重内膜损伤,增加血栓发生风险。置管血管选择不恰当也是重要的因素。

(4) 药物及输液速度与血栓形成密切相关。

(5) 不规范的冲管、封管操作。

(6) 药物本身的因素:如抗血管生成类制剂、促红细胞生成素等。

38. 小儿中心静脉穿刺置管后发生血栓该如何处理?

没有确切的临床证据支持无症状血栓需要治疗。基于现有研究,建议对无症状血栓仅予以观察随访;当前所有的指南均不推荐常规拔除导管。

39. 如何预防小儿中心静脉穿刺置管后血栓的发生?

(1) 人员培训。

(2) 风险评估:导管相关血栓形成常见危险因素包括:DVT 病史或家族史;存在导致高凝状态的慢性疾病;VTE 高危风险手术患儿和复合创伤患儿;已知存在凝血异常基因;怀孕或者口服避孕药者;有多次置入中心血管通路装置(CAVD)史;有困难或损伤性置入史;同时存在其他血管内置入装置(如起搏器);已发生其他导管相关并发症等。

(3) 建议导管外径与置管静脉内径比值≤0.45。

(4) 所有 CVAD 的尖端均位于上腔静脉下 1/3 或右心房与上腔静脉交界区。

（5）各国际指南均不推荐以单纯预防 CRT 为目的预防性使用抗凝药物或溶栓药物。

（6）置管肢体早期活动、正常日常活动、适当的肢体锻炼和补充足够的水分。

（7）正确使用冲封管技术。

40. 新生儿动脉穿刺的主要部位有哪些？

新生儿动脉穿刺置管术的部位很多，如桡动脉、足背动脉、股动脉、肱动脉、头皮动脉等，但以桡动脉为首选部位。

41. 新生儿桡动脉穿刺置管的冲洗应该注意什么？

（1）留置的导管用输液泵以 1 mL/h 的速度将肝素盐（1 U～5 U/mL）持续泵入，或者间断冲洗，防止导管内凝血堵塞。

（2）严禁输注其他药物。

（3）经动脉导管内抽血时，导管接头处应严格消毒，不得污染。

（4）导管内有血凝块时应及时抽出，切勿将血块推入。

42. 小儿动脉穿刺置管术并发症及如何避免？

常见并发症有血栓形成和动脉栓塞、感染、出血、血肿、空气栓塞等。

如何避免：穿刺前进行 Allen 试验；严格无菌操作；避免反复穿刺，减少动脉损伤；如果发现穿刺点远端循环不良时应及时更换穿刺置管部位；导管留置时间不宜过长；禁止动脉导管推注药品。

43. 小儿局麻发生药物中毒应如何处理？

（1）停止注射局部麻醉药。

（2）保护气道，必要时进行气管内插管控制气道，避免低氧血症和高碳酸血症

（3）控制抽搐：

● 地西泮：小儿用量：5 岁以下每 2～5 分钟 0.2～0.5 mg 静脉注射、最大用量 5 mg；5 岁以上每 2～5 分钟 1 mg、最大用量 10 mg、2～4 小时可重复治疗。

● 异丙酚：小剂量逐渐增加至有效控制抽搐。

（4）对循环衰竭患儿使用容量复苏以及正性肌力药和血管活性药维持血流动力学稳定。

（5）治疗心律失常。

（6）如发生心搏骤停立即启动 CPR 流程。

（7）尽快开始使用 20%脂肪乳（Intralipid）。

44. 小儿骶管阻滞的适应证？

会阴部、骶尾部及双下肢手术。

45. 小儿骶管阻滞的禁忌证？

（1）严重的全身性病理变化：出血功能紊乱、败血症、神经系统疾病、不适当的低血容量。

（2）局部的异常：脓肿、覆盖骶裂孔的皮肤发育不良。

（3）局麻药高敏反应。

（4）特殊禁忌：骶骨较严重的畸形、脊膜膨出、脑膜炎、脑积水、惊厥史。

46. 小儿骶管阻滞，最高平面可达哪里？

婴幼儿按常用剂量用药后麻醉平面可达胸 4～6 脊神经。

47. 小儿骶管阻滞的常见并发症及预防？

常见并发症：

（1）新生儿硬膜囊一般终止于 S_2，偶有低于 S_2 水平，容易误注药入蛛网膜下腔导致高位脊麻或全脊麻。

（2）误注药入血管内引起局麻药中毒、心律失常或心跳停止。

（3）穿刺损伤直肠和骶骨。

预防：

（1）每次注局麻药前要仔细回吸，以确认针或导管未在蛛网膜下腔。

（2）常规做试验剂量，阻滞前 5 分钟给患儿静脉注射 0.01 mg/kg 阿托品，使心率较原先每分钟增加 10 次或 10 次以上，方可以应用试验剂量局麻药。

48. 小儿硬膜外腔解剖特点有哪些？

（1）小儿硬脊膜与黄韧带之间的间隙距离相对较大，腰部为 0.25～0.3 cm（成人为 0.4～0.6 cm）。

（2）皮肤至硬膜外腔的距离很近：新生儿～1 岁为 0.5～1.4 cm；2～8 岁为 1.6～2.2 cm；9 岁以上为 2.2～3 cm。因此，进针深度应做到心中有数，切勿刺入过深,特别警惕注意皮肤局麻的针头避免刺入过深,否则有可能直接构成蛛网膜下腔阻滞麻醉,非常危险。

49. 小儿硬膜外阻滞的适应证有哪些?

从理论上来讲,硬膜外阻滞可用于除头部以外的任何手术,自初生至 14 岁的小儿都能施行硬膜外麻醉。但是从安全的角度考虑,小儿硬膜外阻滞主要适用于膈肌以下的腹部、腰背、下肢及会阴部手术。颈部、上肢以及胸部虽然亦可应用,但是管理复杂,小儿尤甚。高位硬膜外主要用于术后镇痛或者是全身麻醉复合硬膜外麻醉,以减少全身麻醉药的用量。此外,凡适用于蛛网膜下腔阻滞的手术,同样可采用硬膜外阻滞麻醉。此外,还用于术后镇痛。

50. 小儿硬膜外阻滞常用药物浓度和剂量?

常用药物是 $0.7\%\sim1.5\%$ 利多卡因、$0.1\%\sim0.2\%$ 丁卡因,或用利多卡因、丁卡因混合液。利多卡因剂量为 $8\sim10$ mg/kg,丁卡因剂量为 $1.2\sim1.5$ mg/kg。

51. 小儿硬膜外麻醉并发症?

(1) 小儿皮肤至硬膜外腔的距离很近,因此进针深度应万分谨慎,切勿刺入过深,特别警惕注意皮肤局麻的针头避免刺入过深,否则有可能直接构成蛛网膜下腔阻滞麻醉,后果严重。

(2) 其余基本与成人相同,但血压下降者显著减少:

- 全脊髓麻醉和麻药相对逾量:发生率 $0.2\%\sim0.3\%$。
- 呕吐、反流、误吸、窒息:较成人为突出,与饱胃、肠梗阻、基础麻醉和辅助麻醉有密切关系。应重视术前准备和掌握基础麻醉与辅助麻醉的适应证,操作前充分准备抢救器械用具。

52. 小儿硬膜外阻滞的禁忌证有哪些?

与成人相似,同样存在许多小儿硬膜外穿刺的绝对或相对禁忌证。

(1) 缺少父母或者年龄>12 岁的患儿本人明确拒绝的病例应该被排除。其他绝对禁忌证包括穿刺部位局部感染,凝血障碍或者局麻药过敏。

(2) 相对禁忌证包括解剖异常,神经系统疾病,败血症,免疫缺陷,颅内压增高,脊柱手术史或者患儿需行术后运动和感觉功能测试。

53. 小儿是否可以进行蛛网膜下腔阻滞？

小儿蛛网膜下腔阻滞是在基础麻醉或辅助药作用下可配合方能进行。穿刺方法基本同成人。但新生儿的脊髓位置低,终止于 L_3,至 1 岁开始终止于第 1 腰椎水平,故其穿刺点应选腰椎安全间隙。其严重并发症为阻滞平面过高致血压下降、呼吸困难、呕吐、窒息。脊麻后头痛及尿潴留等并发症较成人显著为少。现已罕用。

54. 小儿神经阻滞的优点？

外周神经阻滞(peripheral nerve block,PNB)常作为全身麻醉的辅助或补充,不仅可减少术中用药、加快患儿术后苏醒速度,还可提供可靠的术后镇痛、减少阿片类药物用量及其不良反应。对于全身麻醉诱导过程可能存在危险或困难(如饱胃、血流动力学不稳定、困难插管等)的患儿,PNB 则是很好的替代措施。随着各种可视化技术的推广和应用,以及对局麻药药理和毒性的深入研究,PNB 技术的精确性及安全性得到明显提高。因而,该技术在小儿麻醉和镇痛中的地位日益受到重视。

第四节   术中其他系统并发症及处理

55. 新生儿术后低血糖诊断标准及处理？

(1) 诊断标准：
- 诊断阈值：BG<2.2 mmol/L
- 处理阈值：BG<2.6 mmol/L
- 治疗的目标值：BG≥2.8 mmol/L
- 顽固性或持续性低血糖的目标值：BG≥3.3 mmol/L

(2) 处理措施：
- 对于有症状体征的低血糖新生儿(<2.2 mmol/L)：需静脉输注葡萄糖。
- 对于反复发作的低血糖,应增加输糖速度,每次调整 2 mg/(kg·min),直到 12 mg/(kg·min);如果持续治疗 24 小时后连续 2 次以上血糖>2.8 mmol/L,则在有血糖监测情况下每 6 小时降低 2 mg/(kg·min)的速度逐渐下降;输糖减少的同时增加肠道喂养量;输糖速度降至 4 mg/(kg·min),同时口服喂养足够,血糖水平稳定在 2.8 mmol/L 以上,可停止静脉补糖。

56. 小儿的术中液体选择要不要含糖液？

大多数儿童对手术刺激有高血糖反应，而输入含糖溶液将加重血糖的升高。小儿手术过程中不建议常规输注葡萄糖液。

57. 小儿麻醉围术期如何做好血糖管理？

（1）多数患儿术中给予无糖溶液，注意监测血糖。

（2）低体重儿、新生儿或长时间手术的患儿应采用含糖（1%～2.5%葡萄糖）维持液，并应监测血糖。

（3）早产儿、脓毒症新生儿、糖尿病母亲的婴儿及接受全肠道外营养的儿童，术中可用2.5%～5%葡萄糖溶液，应监测血糖水平，并监测电解质，应用过程可能导致高糖血症和低钠血症，避免单次静注高渗葡萄糖。

（4）术前已输注含糖液的早产儿和新生儿术中应继续输注含糖液。

58. 新生儿及小儿围术期血糖过低或过高，会有哪些影响？

（1）手术应激可引起糖尿病和非糖尿病患儿血糖水平增高。同时，禁食水、肠道准备以及不恰当的降糖治疗也可能导致患儿血糖降低。大量证据表明，围术期血糖异常增加手术患儿的死亡率和并发症发生率，延长住院时间，影响远期预后。

（2）糖尿病高血糖危象包括糖尿病酮症酸中毒（DKA）和高血糖高渗性综合征（HHS），是可危及生命的急性并发症。

（3）低血糖可能引起生命危险，控制高血糖的同时必须积极防治低血糖。长时间严重低血糖≤2.2 mmol/L可造成脑死亡。

59. 长期使用激素的小儿，围术期如何做好激素替代？

（1）长期使用激素的患儿术前不可骤然停药，以免引起停药反应和反跳现象。

（2）了解原发病所引起的特殊病理生理改变，评估麻醉对原有疾病的影响及麻醉风险。

（3）正确评价心血管功能、血压、水电平衡（水钠潴留、低钾）、酸碱状态、血糖等指标。

（4）肾上腺皮质功能不全患儿禁用依托咪酯，以免加重肾上腺功能的抑制。

（5）警惕急性肾上腺皮质功能衰竭（肾上腺危象），此类患儿在创伤、手术、疼痛、缺氧等应激下出现。

（6）慢性肾上腺功能不全患儿手术时替代治疗术前应加量。

（7）其他疾病长期激素治疗者术前应用，但是否加量存在争议。

（8）术前正在应用、6～12 个月前应用皮质醇超过 1 个月、在前一年接受超生理剂量类固醇激素治疗 14 天以上者，接受大手术围术期应补充糖皮质激素如氢考。

60. 小儿麻醉围术期如何做好体温保护？

（1）术前阶段：在麻醉前 1 小时内，应将婴幼儿的体温保持在 36℃以上，可通过适当提高室温和湿度、加盖棉被或羽绒被等方式保持患儿正常体温。

（2）术中阶段：手术室环境温度不宜过低，过低的室温会增加患儿辐射散热，加快体热丢失，对于婴幼儿而言，26℃是较为适宜的室温。患儿体温过低时可用温热水冲洗体腔以快速提升温度。

（3）术后阶段：应间断监测患儿体温，并积极采取有效措施保护和维持患儿正常体温相对恒定，一旦患儿体温＜36℃，医护人员应积极采取体温保护措施（如使用充气式升温机、升高室内温度、加盖棉被、羽绒被等方法）维持患儿正常体温，确保患儿术后恢复质量。

61. 小儿麻醉围术期引起体温降低的因素有哪些？

（1）生理原因：体温调节机制发育不全；体表面积相对较大；皮下脂肪少；皮肤角化程度低，蒸发散热多；寒战反应弱。

（2）周围温度、消毒、输注大量低温液体、胸腹腔长时间暴露、低温液体冲洗体腔、机械通气时吸入冷干气体或为半开放回路。

（3）麻醉对体温调节的影响：

● 全身麻醉：丧失通过行为调节体温的能力、全身麻醉药物对体温调节中枢的抑制效应。

● 区域阻滞麻醉：神经阻滞抑制正常局部温度调节反应——阻滞区皮肤温度"升高"误导温度调节系统。

62. 小儿麻醉术中体温过低，会对术后造成何种影响？

（1）有益作用：在低温状态下，心、脑等多种器官的氧耗降低，从而使细胞的高能物质得以储存。另外，低温可稳定细胞膜，减少毒性产物的生成，有利于器官的保护。

（2）有害作用：

- 麻醉及术后恢复延长。
- 抑制凝血因子活性；减少血小板计数并影响其功能。
- 心脏负荷加重，心血管并发症增加。
- 增加伤口感染率。
- 其他：氧解离曲线左移，释放到组织中氧减少；深静脉血栓发生率增高；低温下 V/Q 比例失调，肺血管对缺氧和二氧化碳增高的反应性降低，而导致缺氧加重。

63. 小儿围术期低体温的防治办法？

具体办法主要包括控制室温、预防麻醉后体温再分布，应用加温毯充气加温、输液输血加温、热弧灯、吸入加热加湿气体（通过湿热交换器等）、循环水垫、电热温毯等设备、温热水冲洗体腔。

64. 长期使用抗癫痫药物患儿的术前麻醉前评估和准备？

（1）麻醉前评估：

- 抗癫痫药多数是肝药酶诱导剂，长期使用后，肝药酶活性增加，导致药物在肝脏代谢增多，以原型发挥作用的药物有效作用和时间缩短，而以代谢产物发挥作用的药物有效作用和时间增加，副作用增加。
- 抗癫痫药物多为中枢抑制药，与麻醉性镇痛药和镇静药有协同作用。
- 抗癫痫药物对造血功能有一定的抑制作用，故应注意血象及凝血功能。

（2）麻醉前准备：

- 抗癫痫药应服用至术前 1 天晚，必要时可加用镇静药。
- 术前应全面了解患儿用药史、发作史、诱发因素和用药效果。
- 若手术当日麻醉前有癫痫发作，应延期手术（抢救性急诊手术例外）。
- 为防止围麻醉期癫痫大发作，麻醉前镇静药剂量适当加大。苯二氮唑类有预防癫痫发作的功效，宜选用。

65. 术前长期使用抗癫痫药物的患儿麻醉围术期注意事项？

（1）全身麻醉麻醉诱导宜采用静脉咪达唑仑诱导，丙泊酚和依托咪酯小剂量时可引起脑电波棘波，若用于诱导，宜剂量加大。

（2）麻醉维持可采用异氟醚或七氟烷吸入麻醉，或静吸复合麻醉。

（3）易致惊厥的药物如氯胺酮、羟丁酸钠、普鲁卡因和恩氟烷等禁忌单独使用。

（4）对围术期服用抗惊厥药物的患儿，术中肌肉松弛药量需要增加，最好持续监测神经肌肉的阻滞效果。

（5）麻醉期间要特别重视避免缺氧、二氧化碳蓄积和体温升高等诱发癫痫发作的因素。必要时在手术结束时预防性的给予抗癫痫药。

（6）术后尽早恢复术前的抗癫痫治疗。

第五节　术后呼吸系统并发症及处理

66. 小儿喉痉挛的症状和体征？

（1）轻度喉痉挛表现为吸气性喉鸣，声调低，无明显通气障碍。

（2）中度表现为吸气性喉鸣，声调高、气道部分梗阻、呼吸三凹征。

（3）重度表现为呼吸道完全梗阻，患儿具有强烈呼吸动作，气道接近完全梗阻，无气流通过，患儿很快呈发绀状态，意识丧失、瞳孔散大、心跳减慢甚至骤停。

67. 小儿支气管痉挛的症状和体征？

（1）自主呼吸下可见患儿以呼气为主的呼吸困难，严重时出现发绀。

（2）气管插管全身麻醉下通气阻力明显增加。

（3）听诊可闻及两肺广泛哮鸣音，以呼气时更为明显；$ETCO_2$ 或 $PaCO_2$ 可稍下降；严重者哮鸣音反而减少，$ETCO_2$ 或 $PaCO_2$ 显著升高，SpO_2 或 PaO_2 显著降低。

68. 小儿苏醒期拔管后发生喉痉挛的处理流程？

（1）快速准确识别轻中度及重度喉痉挛。

（2）明确诊断后，立即停止一切刺激及手术操作；清除呼吸道分泌物，保持气道通畅、给氧；给予小剂量丙泊酚加深麻醉。

（3）上述措施无效，声门完全闭锁，应立即使用肌肉松弛药。

（4）对于难以解除的重度喉痉挛，紧急情况下可采用环甲膜穿刺给氧或行高频通气，或者直接气切。

（5）若患儿在手术室外发生喉痉挛，可通过 100％氧气正压通气，轻柔胸外按压，20～25 次/min，按压力度为心肺复苏的一半。

69. 气道手术术后患儿发生喉部水肿如何处理？

（1）急性喉头水肿所致窒息，出现呼吸困难、紫绀加重、面部及颈部肿胀和低氧血症等气道梗阻表现，应立即抢救并行气管插管或气管切开术，解除气道阻塞，建立有效肺通气，纠正缺氧症状，必要时心肺复苏，以免延误抢救时机。

（2）建立静脉通道，抢救车、电除颤仪、吸引器、吸痰用物、呼吸机等抢救物品及时到位，肾上腺素、地塞米松备用。

（3）颈部手术的患儿易发生喉头水肿现象，床旁应备有简易呼吸器、气管插管用物、气管切开用物、无菌石蜡油及无菌手套等以备万一。

70. 小儿支气管痉挛麻醉相关危险因素？

近期上呼吸道感染；吸烟；哮喘与支气管痉挛史；吸入刺激物；机械刺激物（气管插管）；介质释放（变态反应）；组胺释放；慢反应物质（白三烯混合物）；病毒性感染；药物因素；β-肾上腺素能拮抗；肾上腺素抑制（如阿司匹林或消炎痛）；抗胆碱酯酶；酒精；剧烈运动。

71. 小儿术后支气管痉挛急性发作的临床表现？

（1）自主呼吸下可见患儿以呼气为主的呼吸困难，严重时出现紫绀。

（2）气管插管全身麻醉下通气阻力明显增加。

（3）听诊可闻及两肺广泛哮鸣音，以呼气时更为明显；$ETCO_2$ 或 $PaCO_2$ 可稍下降；严重者哮鸣音反而减少，$ETCO_2$ 或 $PaCO_2$ 显著升高，SpO_2 或 PaO_2 显著降低。

72. 小儿术后支气管痉挛的预防和处理？

（1）去除病因：消除刺激因素；麻醉过浅者宜加深麻醉；尚未肌肉松弛的全身麻醉患儿，应给予肌肉松弛药。

（2）药物治疗：拟肾上腺素能药物；$β_2$-选择性药物；茶碱类药物；糖皮质激素；抗胆碱能药物；利多卡因。

（3）对症处理：纠正缺氧和二氧化碳蓄积；维持水、电解质与酸碱平衡。

73. 小儿术后肺不张应该如何处理？

（1）鼓励患儿深呼吸和咳痰，用手掌拍打患儿胸背部，帮助其排出分泌物。

（2）痰液黏稠、不易咳出时，吸入蒸汽，使痰变稀薄易于咳出。超声雾化治疗有助于使其变稀薄。

（3）喉镜或支气管镜可帮助气管内排痰。

（4）严重肺不张者及危重患儿无力咳嗽时，做气管切开帮助吸痰。

（5）全身应用广谱抗生素以防进一步形成肺脓肿或败血症。

74. 预防小儿气管插管和拔管的应激反应，有哪些处理措施？

（1）插管应激反应预防：

● 插管前充分进行表面麻醉，可显著减轻插管引起的心血管反应。

● 适量应用麻醉性镇痛药可预防插管反应。

● 在放置喉镜前 1 分钟静脉注射利多卡因 1 mg/kg，可有效抑制喉部反射、插管引起的心血管系应激反应。

● 在气管插管操作前应用血管扩张药或肾上腺受体阻滞药，在应用中应注意药物的剂量及其与麻醉药的相互作用。

（2）拔管应激反应预防：

● 深麻醉下拔管：禁用于气管插管困难、面罩给氧困难以及误吸高危者。

● 拔管前 2 分钟，静注利多卡因 1 mg/kg，对防止拔管时的心血管反应有一定效果。

75. 小儿麻醉过程中发生反流误吸的危险因素？

（1）患儿因素：

● 胃的排空延缓。

● 禁食水时间不足。

● 食管病变（食管梗阻或者食管气管瘘）。

● 颅内压升高。

● 贲门松弛或胃内压力过高。

（2）手术因素：手术牵拉，胃内存积大量的空气和胃液使胃肠道张力下降。

（3）麻醉因素：

● 药物对食管胃括约肌功能的影响。

● 通气困难或气道不畅，面罩加压给氧，气体进入胃内。

（4）其他因素：头低位的和术前置有胃管的患儿也易于发生。此外，患儿用力挣扎咳嗽也更易发生反流误吸。

76. 如何可以更好地预防反流误吸？

（1）择期手术患儿禁水、禁食。

（2）床旁超声胃内容物评估。

（3）药物应用：主要包括抗胆碱能药物和镇静药物。

（4）气管插、拔管过程中预防：

- 气管插管过程中预防：正确应用拇指和食指压迫环状软骨食管实施环状软骨压迫术。气管插管过程中正确药物的应用对反流误吸的预防效果明显。

- 气管拔管过程中预防：有研究指出，气管拔管的最佳时期应在保护性反射完全恢复后进行。

- 其他：手术体位的把控；在插管过程中保持身体处于头部抬高或者后仰位的姿势；保留患儿胃部导管促进胃排空。

77. 小儿围术期反流误吸后的处理流程？

（1）立刻停止手术操作。

（2）使患儿处于头低足高位，并转为右侧卧位。

（3）如无气管插管，迅速用喉镜窥视口腔，明视下进行口腔和咽部吸引后，立刻气管插管，使呼吸道通畅。

（4）经气管导管插入细导管，由此注入无菌 0.9％氯化钠溶液，立即吸出和给氧，反复多次直至吸出的盐水为无色透明为止。

（5）纯氧吸入，纠正低氧血症。

（6）早期应用激素。

（7）出现喉痉挛和支气管痉挛须加深麻醉。

（8）持续的低氧血症考虑使用 PEEP、支气管扩张药和正性肌力药物。

78. 饱胃患儿急诊手术麻醉要点？

（1）饱胃患儿全身麻醉前胃肠减压。

（2）如无特殊情况，尽量避免面罩正压通气。

（3）压迫环状软骨（Sellick 法）：对环状软骨施加向颈椎的压力，可以使食管上端闭合，阻止反流液进入咽部；目前存在争议：反对者认为会降低食管下段压力，增加误吸的风险。

（4）全身麻醉苏醒期：术毕仍处饱胃状态，拔管时也易出现恶心呕吐可能会致误吸；拔管前通过胃管尽可能吸出胃内容物；待患儿意识充分清醒，咽喉部反射完全恢复后再行拔管,保证安全。

79. 小儿麻醉时呼吸道更易梗阻的原因?

由小儿呼吸系统的特点所决定:

(1)呼吸节律不规则,各种形式的呼吸均可出现。

(2)胸廓不稳定,肋骨呈水平位,膈肌位置高,腹部较膨隆,呼吸肌力量薄弱,纵隔在胸腔所占位置大,容易引起呼吸抑制。

(3)头大、颈短、舌大、鼻腔、喉及上呼吸道较狭窄,唾液及呼吸道分泌物较多,均有引起呼吸道阻塞的倾向。

80. 小儿麻醉时,引起呼吸道梗阻最常见的原因是什么?

呼吸道阻塞在小儿麻醉时很常见,舌后坠及分泌物过多是上呼吸道阻塞的最常见病因。

81. 小儿喉罩使用后的并发症有哪些?

常见并发症:插入失败;气道阻塞;漏气和胃胀气;反流、误吸;咽喉疼痛;气道损伤;短时失声。

罕见并发症:唇损伤为 0.2%;轻微软腭和悬雍垂损伤 3%～4%,但坏死和溃疡罕见;牙齿,扁桃体,会厌,喉,杓状软骨,食管损伤罕见;对血管、管道以及神经的压迫。

82. 小儿深麻醉下拔管的注意要点?

(1)拔管前应做好再插管的准备、备口咽通气道等辅助气道装置,应由经验丰富、熟练掌握该技术的麻醉医师实行,由于拔管时患儿意识尚未恢复,拔管后应由专业的护理人员监护。

(2)对于行急诊手术、饱胃、肥胖、胸科手术及再插管困难的患儿不宜行深麻醉拔管。

(3)浅麻醉状态拔管易诱发喉痉挛,深麻醉拔管并不增加喉痉挛的发生率,因此拔管前区分患儿处于深麻醉或是浅麻醉状态尤为重要。

83. 小儿麻醉什么时候选择深麻醉下拔管?

目前深麻醉下拔管的主要方法是在术毕至拔管前间断或持续使用单一或多种

麻醉药物,通过实时监测自主呼吸恢复程度来选择拔管时机;要求在保证患儿安全的前提下,有足够的自主呼吸、呛咳反射恢复前拔管,拔管后患儿的肺通气功能不受影响。

84. 小儿麻醉什么时候选择完全清醒拔管?

（1）所有插管困难的患儿。

（2）所有外科急症患儿,其在麻醉恢复期易发生呕吐反流。

（3）所有新生儿手术。

（4）术中使用开口器患儿,其术后存在舌体肿胀、血液和分泌物残留的风险。

85. 如何能在保证患儿安全的前提下,进行深麻醉下拔管?

（1）拔管必须主麻医生在场。

（2）备好吸引器、口咽通气道、喉镜以及镜片,司可林、异丙酚等药物。

（3）手术结束前和或体位恢复前,切忌过早停药,使其不能耐管。

（4）避免规律自主呼吸恢复前不能耐管、屏气,呛咳,咬管等。

（5）拔管前必须充分预氧。

（6）拔管前防止刺激过强（如吸引、变动患儿的头位）,应避免拔管时呛咳和气管导管对气管的过度刺激。

（7）拔管前可吸引胃管,清除胃内残留物,减少反流误吸的发生。

（8）拔管轻柔,不宜放入吸痰管一边吸引一边拔出。

86. 术中使用肌肉松弛药的小儿,术后是否需要常规给予肌肉松弛拮抗?

小儿应用非去极化肌肉松弛药起效快,作用时间短,恢复迅速。但是小儿体液占身体的比重大,水溶性的药物的分布容积大,药物的相对浓度低,所需要的药物相对量比成人大。麻醉医师需要妥善处理小儿麻醉恢复期可能存在的轻度术后残余肌肉松弛效应（residual neuromuscular blockade,RNMB）,减少恢复期不良事件的发生,提高小儿麻醉的安全性。临床常规使用肌张力监测仪器和抗胆碱酯酶药物拮抗肌肉松弛能有效降低残余肌肉松弛的发生率,减少误吸、呼吸道梗阻、低氧血症等的发生。

87. 小儿肌肉松弛拮抗药的剂量?

对于体温低于35℃的婴儿,应首先给予加热保暖,当中心体温在35℃以上时才可进行适当的拮抗,必要时可重复给予。

(1) 新斯的明:用量 $0.03 \sim 0.07$ mg/kg,先给阿托品 0.02 mg/kg。

(2) 腾西龙:用量 $0.5 \sim 1.0$ mg/kg,在阿托品的抗迷走作用出现后再静注。

88. 小儿术后出现呼吸困难,缺氧等情况是否与术后镇痛有关?

小儿术后出现呼吸困难乃至低氧血症的相关影响因素极多,部分麻醉性镇痛药物存在呼吸抑制的潜在风险,因此在使用中要严格掌握剂量和给药方式;而部分镇痛效果较差的患儿可能存在严重哭闹,影响自主呼吸。

89. 对于不同年龄段小儿,机械通气多少的潮气量水平和吸氧浓度可以减少术后肺部并发症的发生?

(1) 潮气量(volume tidal,VT)设定:

● 潮气量:呼出气潮气量较呼吸机设置潮气量更为精确。

● 考虑到机械无效腔和漏气,常用 $8 \sim 10$ mL/kg IBW(理想体重),>12 mL/kg IBW 不被推荐,但 <4 mL/kg IBW 易引起肺不张(ARDS 时可以低到 $3 \sim 4$)。

● 小潮气量($4 \sim 8$ mL/kg IBW)对于限制性肺疾病有好处,可防止压力过高引起肺泡膨胀过度。但用小潮气量时,同时使用 PEEP 极其重要。

(2) 吸入氧分数(FiO_2)设定:

● 设置原则:正常频率、正常潮气量、正常吸呼比;低压力、低氧浓度。

● 氧浓度:FiO_2 尽可能低,临床可接受的 PaO_2(mmHg)维持在 $60 \sim 100$($SPO_2 > 92\%$),新生儿 $60 \sim 90$、婴幼儿 $80 \sim 90$、早产儿 $60 \sim 80$ 即可。

● 期望 $FiO_2 = [PaO_2(期望) \times FiO_2(测血气时)]/PaO_2(血气结果)$。

第六节　术后循环系统并发症及处理

90. 小儿高碳酸血症的定义?

当小儿体内长时间 $PaCO_2 > 45$ mmHg 时,即可发生高碳酸血症及酸中毒。

91. 小儿高碳酸血症的病因?

(1) 小儿麻醉期间的高碳酸血症一般除术前并存疾病外,多因通气不足、胸腹腔人工二氧化碳充气所致。

（2）人工气腹对呼吸功能的影响主要是通气功能的改变，二氧化碳气腹引起腹内压升高可致膈肌上抬而引起胸肺顺应性下降，气道压上升，影响肺的通气功能，导致肺泡通气量下降，使 $PetCO_2$ 或 $PaCO_2$ 明显升高。

（3）小儿气管和支气管腔较成人相对狭窄，软骨柔软，缺乏弹力组织。气腹后腹腔内压升高，使以腹式呼吸为主的小儿膈肌抬高，胸腔容积缩小肺顺应性下降，功能残气量减少，气道压力升高，同时 $PetCO_2$ 亦升高。

92. 小儿高碳酸血症的症状和体征？

（1）严重高碳酸血症可以直接抑制心血管中枢，直接抑制心脏活动和扩张血管，导致血压下降、心肌收缩力下降。容易引起颅内血管扩张致颅压升高、脑水肿。同时由于高碳酸造成血液内环境的变化，全身麻醉过程中容易造成麻醉药物中毒或术后复苏困难。

（2）高碳酸血症对颈动脉和主动脉体的化学感受器有刺激作用，会使血管加压素和儿茶酚胺的释放量增加，引起交感神经兴奋、血压升高和心率加快。对小儿呼吸功能的影响主要表现在二氧化碳内环境、肺顺应性和功能残气量等的变化，增加麻醉的困难。

93. 小儿高碳酸血症的处理？

（1）对于高碳酸血症的预防及治疗相当重要，可通过过度通气及静脉注射碳酸氢钠等综合措施，结合动态观察手术中及术后血气分析（pH 和 $PaCO_2$）的结果，并对严重呼吸循环等系统功能紊乱进行对症处理和纠正，在解决病因的同时改善状态。

（2）改善通气：增加潮气量、降低无效腔通气。

（3）降低氧耗，降低通气需求：降低全身氧耗量。降低呼吸功耗。

（4）纠正水电解质、酸碱失衡。

（5）纠正贫血、控制血糖。

94. 小儿围术期发生空气栓塞的临床征象？

（1）呼气末二氧化碳（expiratory terminal CO_2，$ETCO_2$）及血流动力学：大量空气栓子进入时，会表现出肺动脉压增高、$ETCO_2$ 的降低，心排血量和血压下降，中心静脉压增高，低氧血症和高碳酸血症，重者可发生心律失常甚至心搏骤停而死亡。如从中心静脉导管内吸出气泡基本可确诊为空气栓塞，假使能从心腔内吸出较大的气栓将有助于整体治疗。

（2）经食管超声心动图（TEE）：TEE是监测心腔内空气栓塞最敏感的方法。直径<2 mm栓子都能直接清楚地显示。

（3）心前区听诊：当进入静脉的空气量>1 mL/kg,在心前区可听到典型的磨轮样杂音,类似咬碎脆玉米片发出的声音。

95. 小儿围术期发生空气栓塞的治疗措施？

（1）腹腔镜手术发生气栓时,立即停止送气并解除气腹;更换成术野静脉压上升体位。

（2）中心静脉插入导管时,置患儿于头低仰卧位,这样能够增加中心静脉压。在插管、换管和拔管时让患儿用力呼气并屏气以增加胸内压（瓦尔萨瓦措施,Valsalvav's maneuver）。换管时关闭开放导管的滑夹远端。

（3）坐位手术当怀疑发生气栓时,应立即告知术者中断手术,改换空气不能进入静脉内的手术体位。

（4）避免使用氧化亚氮吸入麻醉：氧化亚氮（nitrous oxide, N_2O）有气腔扩大作用。60%～70%的氧化亚氮吸入可使血中气体栓子的体积增大数倍。

96. 小儿麻醉相关心搏骤停的危险因素？

（1）心血管原因占麻醉相关心搏骤停的最大比例。其中最常见的原因是失血引起的低血容量。

（2）最常见的麻醉相关因素为对失血量的低估、外周静脉通路不佳,以及未放置中心静脉导管或未进行有创血流监测。

（3）电解质紊乱所致心搏骤停中有一部分继发于输注库存血后的高钾血症。

（4）呼吸性原因占所有心搏骤停比例亦较高。喉痉挛引起的气道梗阻是最常见的原因。

（5）药物相关性心搏骤停也占所有麻醉相关心搏骤停的一定比例。例如琥珀酰胆碱、新斯的明和吸入麻醉药的心动过缓和心肌抑制。

（6）继发于有创操作例如中心静脉导管置入相关的损伤（即气胸、血胸和心包积血）也可引起围术期心搏骤停。

97. 先天性心脏病小儿在非心脏手术麻醉中低心排血量如何处理？

（1）处理原则：需要综合考虑血压（BP）、肺动脉楔压（PCWP）,心排出量

（CO）、外周血管阻力（SVR）之间的关系和变化，再决定分别给予扩容、利尿或扩张静脉、应用正性肌力药、扩血管药、缩血管药。

（2）理想的前负荷：

● 纠正低血容量，标准：CVP$<$14 mmHg；PCWP$<$18 mmHg；Hct：25%～30%；Hb$>$80～100 g/L；选用：全血、血球、血浆、白蛋白。

● 防止高前负荷：准确补充胶体；控制液体。

（3）减低后负荷：

● 降低周围血管阻力，扩血管药物应用：① 磷酸酯酶抑制剂：轻度；② 硝酸甘油：冠心病、心肌缺血。

● 降低周围血管阻力：① 硝普钠：强血管扩张剂，亦可控制血压；② 前列腺素 E1：肺动脉高压；③ 一氧化氮：肺动脉高压。

98. 先天性心脏病小儿非心脏手术麻醉中心律失常的诱因？

主要的分别有：术中体温调节异常（过高、过低）、缺氧、贫血（失血）、心血管代偿性心律失常、神经系统功能异常、内分泌系统紊乱、药物中毒或超剂量、水电解质紊乱、异常刺激导致心肌电生理异常等。

第七节　术后其他系统并发症及处理

99. 小儿术后躁动的定义？

术后躁动（emergence agitation，EA；emergence delirium，ED）为麻醉苏醒期的一种不恰当行为，表现为兴奋，躁动和定向障碍并存，出现不适当行为，如肢体的无意识动作、语无伦次、无理性言语、哭喊或呻吟、妄想思维，甚至想极力拔除各种管道等。

100. 小儿术后躁动的发生率高不高？

小儿全身麻醉苏醒期躁动发生率较高，为 12%～13%，也有报道高达 67%。

101. 小儿术后躁动的危险因素？

主要包括不良外界刺激、心理因素、麻醉因素、手术因素、患儿因素、导尿管刺激等。

安全隐患：坠床、自行拔除气管导管、引流管脱出、静脉输液外渗等，伤口裂开出血甚至手术失败。

102. 小儿术后躁动的评级标准？

目前比较认可的主要有 Richmond 镇静躁动评分 RASS 和 Riker 镇静、躁动评分（SAS）两种评级标准。

103. 小儿术后躁动的危害？

（1）患儿本身：在患儿躁动时，交感神经兴奋引起各种心血管系统并发症；躁动非常严重时会有暴力倾向，例如拔除气管导管、引流管，手术切口裂开、手术部位出血等。

（2）某些需要术后安静制动的手术：例如脊柱外科的手术、脑外科的手术、耳鼻喉科的一些手术，一旦患儿躁动而未得到及时处理或处理不得当，将对手术效果造成极大的影响。

104. 小儿术后躁动的处理？

（1）严格按照躁动等级确定采取合适的护理保护措施和约束工具及约束部位。可为患儿佩戴棉质手套，避免患儿对自身和医护人员造成抓伤等。

（2）发生较为严重的躁动适量给予镇静、镇痛处理，在给予患儿约束或药物镇静治疗时，如患儿意识清醒，应取得患儿的知情同意，向患儿和家属沟通约束和药物镇静的必要性和安全性。

（3）用药时，切忌在呼吸循环不稳定的情况下使用镇静催眠药物。

（4）对于无呼吸循环紊乱和低氧血症的患儿，可适当应用镇静催眠药。

105. 小儿硬膜外麻醉并发症？

主要包括穿破硬膜、误入血管、空气栓塞、穿破胸膜或后腹膜、导管折断、全脊髓麻醉、异常广泛阻滞、脊神经或脊髓损伤、硬膜外血肿、感染等。

106. 小儿蛛网膜下腔阻滞并发症？

（1）椎管内阻滞相关并发症：心血管系统并发症、呼吸系统并发症、全脊髓麻醉、异常广泛的脊神经阻滞、恶心呕吐、尿潴留。

（2）药物毒性相关并发症：局麻药的全身毒性反应、马尾综合征、短暂神经症

（TNS）、肾上腺素的不良反应。

（3）穿刺与置管相关并发症：椎管内血肿、出血感染、神经机械性损伤、脊髓缺血性损伤和脊髓前动脉综合征、导管折断或打结。

（4）其他：粘连性蛛网膜炎、背痛、气脑和空气栓塞等。

107. 小儿术后恶心呕吐（PONV）的发生率高不高？

小儿 PONV 的发生率为 $13\%\sim42\%$，是成人的 2 倍，严重的或难处理的 PONV 为 $1\%\sim3\%$，在非住院手术其导致的再次入院比例约为 1/3 000。全身麻醉扁桃体切除术是小儿最常见的手术之一，其 PONV 的发生率为 $40\%\sim80\%$；小儿斜视手术在不用止吐药的情况下 PONV 发生率可达 85%。

108. 小儿术后恶心呕吐的预防措施？

（1）一般原则：

● 术前评估 PONV 风险，对中危以上患儿给予有效的药物预防。

● 去除基础病因，包括适当术前禁食；术前胃管单次抽吸或持续引流，对术中胃膨胀患儿手术结束前胃管一次性抽吸，抽吸后拔除胃管以减少胃管刺激和反流。

● PONV 高危患儿选用适当麻醉药物。

（2）选择抗呕吐药物及给药时间：

● PONV 临床防治效果判定的金标准是达到 24 小时有效和完全无恶心呕吐。

● 不同作用机制的 PONV 药物联合用药的防治作用优于单一用药，作用相加而副作用不相加。

● 预防用药应考虑药物起效和持续作用时间。

（3）对未预防用药或预防用药无效的 PONV 患儿提供止吐治疗：

● 患儿离开麻醉恢复室后发生持续的恶心和呕吐时，首先应进行床旁检查以除外药物刺激或机械性因素，在排除了药物和机械性因素后，可开始止吐治疗。

● 如果患儿没有预防性用药，第一次出现 PONV 时，应开始小剂量 5 - HT3 受体拮抗药治疗。

109. 新生儿术后血糖过高，如何处理？

（1）降低葡萄糖溶液输注的速率。在低速（如每分钟 4 mg/kg）输注葡萄糖时而持续有高血糖症，提示胰岛素相对缺乏或胰岛素耐受。可在 10% 葡萄糖溶液中加入人胰岛素，按正规速度 0.01～0.1 μ/(kg·h)输注，直至血糖水平正常。

（2）对空腹血糖浓度＞14 mmol/L 伴尿糖阳性或高血糖，且持续不见好转者，可试用胰岛素 0.1～0.3 U/kg，6～12 小时 1 次，密切监测血糖和尿糖改变，以防止低血糖的发生。

110. 小儿麻醉后苏醒延迟可以使用纳洛酮拮抗吗？

可以。用于阿片类药物过量所致呼吸抑制的拮抗。

（1）小儿：静脉注射的首次剂量为 0.01 mg/kg。如果此剂量没有达到满意度的呼吸抑制拮抗的效果，则应给予 0.1 mg/kg；如果不能静脉注射，可以分次肌内注射；必要时可用灭菌注射用水将本品稀释。

（2）新生儿：阿片类药物引起的抑制，静注、肌注或皮下注射的常用初始剂量为每千克体重 0.01 mg；可按照成人术后阿片类抑制的用药说明重复该剂量。

111. 小儿全身麻醉术后发生苏醒延迟时如何处理？

处理原则：无论何种原因引起的苏醒延迟，首先是保持充分的通气，补充血容量的不足，保持电解质的平衡。

处理步骤：

（1）基本支持疗法（维持呼吸循环稳定）：

● 气道：保持呼吸道通畅，给氧。

● 呼吸：确保足够呼吸。

● 循环：评价术后血压，心率，意识状况等，维持血流动力学平稳。

（2）针对不同原因进行针对性的处理：

● 因通气不足引起的吸入麻醉药排除变缓，可以加大通气量使吸入麻醉药尽快排出。

● 若有脑水肿，颅内高压者给予脱水，利尿，地塞米松治疗。

● 若有低血糖应予以纠正。

● 若电解质及酸碱失衡应及时纠正。

● 检查肌肉阻滞状态，必要时应用肌肉松弛监测仪检测肌肉松弛状态。

● 检查阿片类或其他药物存留效应。

112. 小儿发生恶性高热的危险因素有哪些？

（1）恶性高热以先天性疾病如特发性脊柱侧弯、斜视、上睑下垂、脐疝、腹股沟疝等多见,在其他外科疾病中也有散在报道。

（2）家族遗传因素和诱发因素相结合导致恶性高热的发生,半数患儿的家族史中可发现曾有麻醉的意外死亡或麻醉期间体温的异常增高。

（3）易于诱发恶性高热的药物,最常见的是氟烷和琥珀胆碱。

（4）恶性高热患儿及其家属常患有肌肉疾病,如先天性骨骼肌畸形、因肌力失衡而引起的脊柱侧弯、前凸、后凸,以及肌肉抽搐、睑下垂、斜视等。

113. 哪些疾病麻醉时容易发生小儿恶性高热?

（1）恶性高热以先天性疾病如特发性脊柱侧弯、斜视、上睑下垂、脐疝、腹股沟疝等多见。

（2）家族遗传因素和诱发因素相结合导致恶性高热的发生,半数患儿的家族史中可发现曾有麻醉的意外死亡或麻醉期间体温的异常增高。

（3）易于诱发恶性高热的药物,最常见的是琥珀胆碱和吸入麻醉药物。

（4）恶性高热患儿及其家属常患有肌肉疾病,如先天性骨骼肌畸形、因肌力失衡而引起的脊柱侧弯、前凸、后凸,以及肌肉抽搐、睑下垂、斜视等。

114. 如何诊断恶性高热?

（1）临床诊断恶性高热:

● 根据典型的临床表现。

● 结合相关的化验检查（常见血清磷酸肌酸激酶和肌红蛋白显著升高）。

● 排除下列可能导致高代谢状态的原因:甲亢危象、嗜铬细胞瘤、感染、输血反应和某些非特异性诱发药物反应如神经安定综合征等。

● 结合以上三方面,可临床诊断"恶性高热"。

（2）如何确诊恶性高热:

● 咖啡因氟烷离体骨骼肌收缩试验是目前筛查及诊断恶性高热的金标准。对有（或可疑）有恶性高热家族史的患儿,应尽可能地通过肌肉活检进行咖啡因氟烷收缩试验明确诊断,一边指导麻醉用药及麻醉方案的制订。

● 接受检查的对象包括临床上高度怀疑恶性高热的患儿、恶性高热患儿的一级亲属、麻醉中出现咬肌痉挛者。

● 中国医学科学院北京协和医院麻醉科现在已经可以进行该项检查。

115. 小儿恶性高热如何处理?

（1）特效药丹曲林：治疗时，应尽早静脉注射丹曲林，以免循环衰竭后，因骨骼肌血流灌注不足，导致丹曲林不能到达作用部位而充分发挥肌肉松弛作用。

（2）后续支持治疗：

- 防止复发，随后 24~48 小时维持丹曲林治疗，每 6 小时给予 1 mg/kg 静脉注射。
- 注意液体和电解质平衡，及时补充液体和白蛋白。
- 可置 Swan-Ganz 导管，监测肺动脉压和心排血量，必要时用正性肌力药。
- 对患儿家属作筛选实验，以确定是否有易感者。

116. 小儿拔管后从手术室转运到麻醉恢复室（PACU）的注意事项?

（1）手术结束后，再一次记录血压、心率、中心静脉压，以确保循环平稳；检查简易呼吸器是否完好；保护好气管插管及动、静脉通路，以防止脱出；搬床后观察动脉压，如血压降低，不能运送患儿，应加快输血或调整血管活性药物，使循环平稳后方可转送患儿。

（2）运转患儿途中由外科医师和工人在推车前方拉车，开门等，麻醉科医师在推车后方（患儿头部处）保证充分通气，必要时简易呼吸器应连接氧气袋；运送患儿途中经常观察动脉血压、呼吸幅度、口唇颜色、监护指标。

117. 小儿术后麻醉恢复室离室标准?

（1）麻醉恢复室中的麻醉科医师负责决策患儿是否转出麻醉恢复室。

- 制订患儿转出至重症监护室（ICU）、特护病房、普通病房或直接出院回家的标准。
- 麻醉恢复室停留时间应根据具体情况确定。Steward 苏醒评分表和 Aldrete 评分表（post anesthesia recovery，PAR）是临床常用于患儿是否转出麻醉恢复室的量表。一般 Steward 苏醒评分＞4 分或 Aldrete 评分表＞9 分可考虑转出麻醉恢复室。

（2）麻醉恢复室转入普通病房的基本标准：

- 意识完全清醒。
- 能维持气道通畅、气道保护性反射恢复，呼吸和氧合恢复至术前基础水平。
- 循环稳定，没有不明原因的心律失常或严重的出血，心输出量能保证充分的外周灌注。

- 疼痛和术后恶心呕吐得到控制，并有转出麻醉恢复室后的镇痛措施。
- 体温在正常范围内。
- 提出对术后氧疗和补液的建议。
- 完善所有麻醉后苏醒与恢复早期的记录，包括从麻醉恢复室转出的记录单。
- 患儿在麻醉恢复室停留时间通常不少于 20 分钟。

第八节　小儿基础和高级生命支持

118. 小儿心脏骤停的可逆病是什么？

《2020 年美国心脏学会（AHA）心肺复苏（CPR）与心血管急救（ECC）指南》把心脏骤停的可逆病因总结为"5H5T"：

（1）"5H"指的是：低血容量（hypovolemia）、缺氧（hypoxia）、酸中毒（acidosis）、低钾血症（hypokalemia）、高钾血症（hyperkalemia）、低体温（hypothermia）。

（2）"5T"指的是：张力性气胸（tension pneumothorax）、心包填塞（cardiac tamponade）、毒素（toxin）、肺栓塞（pulmonary thrombosis）、冠脉血栓形成（coronary thrombosis）。

119. 小儿心肺复苏指征是什么？

2020 年 AHA 心肺复苏指南更新推荐：对于无反应、呼吸异常、无生命迹象的患儿，非专业救援人员应立即开始心肺复苏，不需要检查脉搏。最新版指南认为，对于非专业人员对可能的心脏骤停患儿应尽早实施 CPR，因为即使患儿未处于心脏骤停状态，启动心肺复苏对患儿造成伤害的风险也较低；且非专业施救者无法准确确定患儿是否有脉搏，而不对无脉搏患儿实施 CPR 的风险超过不必要胸外按压所造成的伤害。

120. 小儿心肺复苏的目标和救治关键是什么？

小儿心肺复苏的目标是最佳的存活率和复苏后生活质量。救治关键主要集中在心脏骤停本身的管理，强调高质量心肺复苏、早期除颤和有效的团队合作。并且，治疗前和治疗后的相关因素对改善预后也至关重要，包括如何预防心脏骤停，如何早期识别和治疗,如何避免继发性损伤及早期进行康复评估和干预等。

121. 小儿心肺复苏与成人的主要区别是什么?

小儿心脏骤停的原因与成人心脏骤停不同,由于小儿心脏骤停通常不是由原发性心脏原因引起的,而是呼吸衰竭或休克的最终结局,因此,良好通气对心脏骤停患儿非常重要。

122. 小儿心肺复苏的主要流程是什么?

(1) 基础生命支持(basic life support,BLS)。

(2) 高级心血管生命支持(advanced cardiovascular life support,ACLS)。

(3) 心肺复苏后的综合治疗。

123. 小儿可电击心律型心脏骤停复苏的具体流程是什么?

在发生心脏骤停后立即开始进行CPR,开始球囊面罩通气并予以吸氧;尽快连接监护仪及备好除颤器,初步判断是否为可电击心律,并开始以下步骤:若为室颤,则立即电击治疗,再进行CPR 2分钟、同时开放静脉或骨内通路;再次判断是否为可电击心律,若是则再次电击;其后再行CPR 2分钟,开放通路后每3~5分钟给予一次肾上腺素,并考虑使用高级气道;此后再次判断是否为可电击心律,若是则再次电击治疗;再行CPR 2分钟,加用胺碘酮或利多卡因药物治疗,治疗纠正可逆病因。

124. 小儿不可电击心律型心脏骤停复苏的具体流程是什么?

若为心搏停止,尽快给予肾上腺素:开放静脉或骨内通路,每3~5分钟给予一次肾上腺素,考虑使用高级气道并描记二氧化碳波形图。判断是否为可电击心律,若是则行电击治疗;否则再行CPR 2分钟,并治疗纠正可逆病因;再次判断是否为可电击心律,若是则行电击治疗。若反复为不可电击心律,无自主循环恢复的征象,则继续行CPR并重复使用肾上腺素,监测二氧化碳波形。如实现自主循环恢复,则按照"心脏骤停自主循环恢复后治疗核查表"进行操作。

125. 小儿有脉性心动过缓的复苏流程是什么?

(1) 评估患儿状态:心肺功能是否受损,包括:是否伴有急性意识状态改变;是否存在休克征象;是否合并低血压。

（2）若上述情况不存在，则给予 ABC、考虑给予吸氧、观察、12 导联 ECG、查找并处理潜在病因。

（3）若存在上述情况，进行评估和支持：维持气道畅通、必要时正压通气和供氧辅助通气、心电监护监测心律，监测脉搏、血压并进行血氧测量。

（4）如果在氧合和通气后，心率依然＜60 次/min，则开始行 CPR。

（5）再次评估是否存在心动过缓。

（6）若仍存在心动过缓（心率＜60 次/min）则继续进行 CPR；开放静脉/骨内通路；尽早使用肾上腺素；使用阿托品降低迷走神经张力或治疗原发性房室传导阻滞；考虑经皮/经静脉起搏；查找并处理潜在病因。

（7）每 2 分钟检查一次脉搏，如脉搏不存在则依照儿童心脏骤停复苏流程；若存在则继续按心动过缓处理。

126. 小儿有脉性心动过速的基本复苏流程？

（1）初步评估和支持：

- 维持气道通畅，必要时辅助呼吸。
- 吸氧。
- 心电监护监测心律，监测血压、脉搏并进行血氧检测。
- 静脉/骨内通路。
- 12 导联 ECG（如可用）。

（2）利用 12 导联 ECG 或监护仪评估心律。

- 如出现以下情况很可能是窦性心动过速：P 波存在/正常；RR 间隔不规则；婴儿心率通常＜220 次/min；儿童心率通常＜180 次/min。
- 查找并治疗病因。

（3）评估心肺功能是否受损：急性意识状态改变；休克征象；低血压。

（4）结合 QRS 持续时间，给予药物或电复律治疗。

127. 小儿有脉性心动过速复苏流程中 QRS 持续时间的意义及处理？

（1）存在受损：评估 QRS 持续时间：

- 窄（≤0.09 秒）：可能是室上性心动过速：P 波消失/不正常；RR 间隔规则；婴儿心率通常≥220 次/min；儿童心率通常≥180 次/min；心率突然变化史。如有静脉/骨内通路，则给予腺苷；如无通路或腺苷无效，实施：同步电复律。
- 宽（＞0.09 秒）：可能是室速：同步电复律：建议其他药物治疗前进行专家

会诊。

● 腺苷静脉/骨内注射剂量：首次剂量：0.1 mg/kg 快速推注（最大首次剂量：6 mg）；第二剂：0.2 mg/kg 快速推注（最大第二次剂量：12 mg）。

（2）未存在受损：评估 QRS 持续时间：

● 窄（≤0.09 秒）：可能是室上性心动过速；P 消失/不正常；RR 间隔规则；婴儿心率通常≥220 次/min；儿童心率通常≥180 次/min；心率突然变化史。考虑刺激迷走神经。如有静脉/骨内通路，给予腺苷。

● 宽（>0.09 秒）：可能是室速；如果心率规则并且 QRS 为单形性，考虑给予腺苷；建议进行专家会诊。

128. 针对医务人员的小儿阿片类药物相关紧急情况流程？

（1）疑似阿片类药物中毒：

● 检查患儿是否有反应。

● 向附近的人大声求助。

● 启动应急反应系统。

● 取来纳洛酮和 AED（如果有的话）。

（2）检查患儿呼吸是否正常。

（3）防止恶化：

● 轻拍患儿大声呼唤。

● 开放气道并调整位置。

● 考虑使用纳洛酮。

● 转移到医院。

（4）持续评估患儿的反应和呼吸状况。

（5）患儿是否有脉搏？（评估时间 5～10 秒。）

（6）辅助通气：

● 开放气道并调整位置。

● 进行人工呼吸或使用球囊面罩装置通气。

● 给予患儿纳洛酮。

129. 小儿心肺复苏如何保障 CPR 质量？

（1）用力、快速：100～120 次/min 的频率按压，按压深度≥1/3 胸部前后径，保证胸廓完全回弹。

（2）尽量减少胸外按压过程中断。

（3）每 2 分钟轮换一次按压人，如疲劳可提前轮换以保障按压质量。

（4）若无高级气道，单人施救者提供的按压通气比为 30∶2，两名施救者提供的按压通气比为 15∶2。

（5）如有高级气道，应进行持续按压，并将呼吸频率范围目标定在每 2～3 秒通气 1 次（20～30 次/min）。

130. 小儿心肺复苏中除颤的电击能量选择？

（1）第一次电击 2 J/kg。

（2）第二次电击 4 J/kg。

（3）后续电击≥4 J/kg，最高 10 J/kg 或成人剂量。

131. 小儿心肺复苏中的辅助通气频率？

对置入高级气道的婴儿和儿童进行 CPR 时，考虑年龄和临床状况，呼吸频率范围在每 2～3 秒通气 1 次（20～30 次/min）为宜。更新指南认为频率超出建议范围可能会造成血流动力学损害。

132. 小儿心肺复苏气管插管的选择应有无套囊？

无论在对婴儿和儿童进行插管时，选择有套囊气管导管（ETT）更为合理，以减少漏气现象及换管需要。应注意选取 ETT 的管径尺寸、位置和套囊充气压力（通常＜1.98～2.45 kPa）。

133. 小儿心肺复苏气管插管时是否应环状软骨加压？

最新版指南：对患儿进行气管插管期间不再建议常规使用环状软骨加压。

134. 小儿心肺复苏肾上腺素的使用时机？

新版指南建议，为最大限度增加获得良好复苏预后的几率，应尽早给予肾上腺素，理想情况下应在不可电击心律（心搏停止和无脉性电活动）心脏骤停后 5 分钟内给药。

135. 小儿心肺复苏肾上腺素使用剂量？

（1）肾上腺素静脉/骨内注射剂量：

- 0.01 mg/kg（0.1 mg/mL 浓度下 0.1 mL/kg）。
- 最大剂量 1 mg。
- 每 3～5 分钟可重复使用 1 次。

（2）若无静脉/骨内通路，可气管内给药：0.1 mg/kg（1 mg/mL 浓度下 0.1 mL/kg）。

136. 小儿心肺复苏中胺碘酮使用剂量？

（1）心脏骤停期间 5 mg/kg 推注。

（2）对于顽固性室颤/无脉性室速可重复注射至多 3 次。

137. 小儿心肺复苏中如何评估 CPR 的质量？

新版指南认为，在可行的情况下，使用连续有创动脉血压监测或 $ETCO_2$ 等生理参数来监测和优化 CPR 质量较适宜。

138. 小儿感染性休克的血管加压药物选择？

（1）美国心脏协会（American Heart Association，AHA）《2020 AHA 心肺复苏和心血管急救指南》提出：对于液体抵抗性感染性休克的婴儿和儿童，使用肾上腺素或去甲肾上腺素作为初始血管活性注射药物是合理的做法。

（2）2020 版更新指南提出：对于液体抵抗性感染性休克的婴儿和儿童，如果无法使用肾上腺素或去甲肾上腺素，可以考虑使用多巴胺。

第九节　新生儿生命支持

139. 新生儿初步复苏是否需要常规气管插管进行吸引？

对羊水胎粪污染无活力的新生儿除气道有阻塞外，不再常规推荐气管插管吸引胎粪，用吸球清理口鼻分泌物后，如无呼吸或心率<100 次/min，进行正压通气即可。

140. 新生儿初步复苏气管插管指征？

当羊水胎粪污染时，仍首先评估新生儿有无活力：新生儿有活力时，继续初步复苏；新生儿无活力时，应在 20 秒内完成气管插管及用胎粪吸引管吸引胎粪。如果不具备气管插管条件,且新生儿无活力时,应快速清理口鼻后尽快开始正压通气。

141. 新生儿初步复苏是否常规吸引口鼻?

强调"必要时"吸引口鼻:即口鼻有分泌物或有胎粪污染时吸引口鼻,避免过度刺激。在出生后第 1 分钟刺激后咽部可产生迷走神经反射,引起心动过缓或呼吸暂停。

142. 新生儿初步复苏中如何进行心率评估?

(1)开始用听诊器评估心率:沿胸部左侧听诊是检查新生儿心率最准确的物理检查方法。尽管在脐根部可以感觉到脐动脉搏动,但触诊是不准确的,可能低估真实心率。听诊时可以用手在床上按心跳的节拍拍打,以使团队的其他成员也了解新生儿的心率。计数新生儿的心率 6 秒,乘以 10 即为每分钟的心率。

(2)连接脉搏血氧饱和度仪,用脉搏血氧饱和度仪评估心率和氧饱和度。

(3)如果新生儿心率很慢或循环很差,脉搏血氧饱和度仪的功能会受影响。

143. 新生儿初步复苏中如何进行氧饱和度监测?

(1)正确放置脉搏血氧饱和度仪的传感器:传感器的朝向应使其面对光源,接受传送过来的红光。放置后,要遮盖传感器以避开室内光线。如果脉搏血氧饱和度仪显示的脉搏不稳定,可调整传感器的位置。

(2)传感器应先连接新生儿端,后连接仪器端,以便快速获得信号。

(3)传感器应连至右上肢:因为心脏、头颅、右上肢的血来源于主动脉的动脉导管前部分,称为动脉导管前血;左上肢和双下肢接受来自动脉导管后的主动脉血,由于可能混有经动脉导管分流、含氧量低的肺动脉血,氧饱和度常较低。为测量灌注心脏和颅脑血液的氧饱和度,传感器应连至右手或右腕部。

144. 新生儿复苏过程中行正压通气的指征是什么?

(1)呼吸暂停或喘息样呼吸,或心率<100 次/min。

(2)如果新生儿有呼吸且心率≥100 次/min,但在持续气道正压通气或常压给氧后,新生儿氧饱和度不能维持在目标值,可以考虑尝试正压通气。

145. 新生儿初步复苏的吸氧浓度是多少？

（1）胎龄≥35 周的新生儿开始复苏时，空氧混合仪调至 21％浓度的氧。

（2）胎龄＜35 周的新生儿开始复苏，空氧混合仪调至 21％～30％浓度的氧，流量调节至 10 L/min。

（3）然后在脉搏血氧饱和度仪的监测指导下，用空氧混合仪调整给氧浓度，使氧饱和度达到目标值。

146. 新生儿初步复苏时行气管插管有哪些注意事项？

（1）气管插管要求在 30 秒内完成。

（2）避免重复插管，当面罩正压通气无效、气管插管不成功时，可用喉罩开放气道。

147. 确定气管插管插入深度的方法有哪些？

（1）声门线法和体重法。

（2）鼻中隔耳屏距离法（nasal-tragus length，NTL）：可用于有效计算足月儿和早产儿气管插管插入深度（管端至气管中点）。NTL 是指新生儿的鼻中隔至耳屏的距离，用一个卷尺测量 NTL，插入的深度（cm）应是 NTL 加 1 cm。将测出的深度标记在气管导管上，此为导管在唇端的标记。

（3）最近的研究提出根据胎龄也可准确地预测正确的插入深度，其优点是新生儿出生前就可预知，此表可贴于抢救台旁或与气管插管器材放在一起。

148. 新生儿复苏插管后常见哪些并发症？

气管插管后新生儿情况出现恶化可能的原因有：

（1）气管导管移位（displaced endotracheal tube）。

（2）气管导管阻塞（obstructed endotracheal tube）。

（3）气胸（pneumothorax）。

（4）正压通气装置故障（equipment failure）。

取每个单词的第一个字母组成缩写，即 DOPE 记忆法。

149. 新生儿复苏是否可以使用喉罩进行人工通气？

（1）使用喉罩指征：

● 新生儿存在口、唇、舌、上腭和颈部的先天性畸形，面罩-气囊难以形成良好的气道密封,或使用喉镜观察喉有困难或不可能时。

● 面罩气囊正压通气无效及气管插管正压通气不可能或不成功时。

(2)限制使用喉罩气道的情况:

● 不能用于从气道内吸引分泌物。

● 压力较高的正压通气,空气可从声门与喉罩之间的空隙中漏出,导致肺通气不充分。

● 很少有在施行胸外按压时使用喉罩气道的报道,但如气管插管不成功且需要胸外按压时,尝试用喉罩正压通气配合胸外按压是合理的。

● 当需要气管内给药时,推荐喉罩气道依据尚不充分,因为气管内给药可由喉罩漏进食管而不进入肺。

● 喉罩气道不能用于很小的新生儿,目前最小的喉罩气道用于体重＞2 000 g的新生儿。

150. 新生儿复苏行胸外心脏按压的指征?

(1)在30秒有效的正压通气(胸廓有起伏)后,心率＜60次/min。此时新生儿对有效的正压通气无反应,可能血氧浓度很低、明显酸中毒和冠状动脉灌注减少,可引起心肌功能的严重抑制,改善冠状动脉血流是恢复心脏功能的关键。

(2)有的新生儿在气管插管正压通气30秒后病情改善,可能不再需要胸外按压。

151. 新生儿复苏行胸外心脏按压方式?

推荐胸外按压用拇指法,因为此法能得到更高的血压和冠状动脉充盈压,且不易疲劳。因经气管插管进行正压通气,拇指法胸外按压可移至床头进行,这样可给脐静脉插管让出足够的空间,而且胸外按压操作者不易疲劳。

152. 胸外心脏按压期间的吸入氧浓度?

一旦开始胸外按压,正压通气的给氧浓度改为100%纯氧。

153. 双人胸外按压和正压通气的配合比例?

胸外按压和正压通气的比例仍为3∶1,按压90次/min,呼吸30次/min,2秒内进行3次胸外按压,1次正压通气。

154. 新生儿复苏胸外心脏按压的单轮连续按压时长？

（1）单轮胸外按压的时间为 60 秒。

（2）在建立了协调的胸外按压和正压通气后，可在 60 秒后短时间（6 秒）停止按压同时评估心率。

（3）要尽量避免中断胸外按压，因为按压停止后，冠状动脉灌注减少，延迟心脏的恢复。

155. 如何评估胸外心脏按压效果？胸外心脏按压时心率的评估？

（1）如心率≥60 次/min，停止胸外按压，以 40～60 次/min 频率继续正压通气，给氧浓度可减至 40%。

（2）如心率<60 次/min，检查正压通气和胸外按压操作是否正确，是否给予 100%浓度的氧，如正压通气和胸外按压操作皆正确，做紧急脐静脉插管，给予肾上腺素。

（3）为便于脐静脉插管操作，胸外按压者移位至新生儿头侧做拇指法胸外按压。

156. 新生儿复苏中何时应用肾上腺素？

（1）至少 30 秒有效的正压通气（胸廓有起伏）和 60 秒胸外按压配合 100%浓度的氧正压通气后，新生儿心率仍<60 次/min，给予肾上腺素。

（2）在没有建立有效通气（胸廓无起伏）以前，不应用肾上腺素。

157. 新生儿复苏中是否需要进行补液扩容？

（1）如新生儿对有效的正压通气、胸外按压及肾上腺素无反应，有持续心率减慢、急性失血病史及低血容量表现可考虑扩容。

（2）低血容量的新生儿可表现为皮肤苍白、毛细血管再充盈延迟（>3 秒）和脉搏微弱。

（3）如没有低血容量表现或急性失血病史，不常规给予扩容。

158. 新生儿复苏扩容选用何种液体及补液方式？

（1）扩容药物：推荐生理盐水。

（2）途径：脐静脉或骨髓腔给药，不建议外周静脉。

159. 若肾上腺素及扩容处理后患儿情况仍无改善,应作何处理?

(1) 观察是否每次正压通气都有胸廓起伏,听诊两侧呼吸音是否一致。

(2) 气管插管是否被分泌物阻塞。

(3) 正压通气是否给予 100% 浓度的氧。

(4) 胸外按压是否达到要求的深度(胸廓前后径的 1/3)。

(5) 静脉给予肾上腺素的剂量是否正确,如果是气管内给予肾上腺素,则迅速做脐静脉插管或骨髓穿刺重复给予肾上腺素。

(6) 是否有气胸。

160. 早产儿复苏的基本流程是什么?

(1) 保温:

● 提高产房温度至 25℃ 左右。

● 预热辐射保暖台。

● 给新生儿带上帽子。

● 对于胎龄 <32 周的新生儿用塑料膜保温;保持新生儿的腋下温度在 36.5~37.5℃。

(2) 人工通气:

● 持续气道正压通气和应用肺表面活性物质。

● 注意控制给氧浓度:因为早产儿易受高氧损伤,推荐早产儿(胎龄 <35 周)开始复苏时用 21%~30% 浓度的氧。

(3) 预防神经损伤:胎龄 <32 周的早产儿颅脑毛细血管网脆弱,当头部静脉回流障碍、血二氧化碳水平、血压及血容量迅速改变时,可使毛细血管破裂出血致颅脑损伤,高氧也可致脑损伤。

161. 早产儿复苏的监护注意事项有哪些?

(1) 体温:在新生儿开始复苏和稳定期间要持续、认真地监测新生儿体温;所有早产儿都会有低体温的危险,应认真监测体温。

(2) 血糖:极早产儿糖原储备少,如进行复苏,会迅速消耗储备的糖,导致低血糖。为避免血糖异常,应定期监测新生儿血糖,低血糖者应及时静脉给予葡萄糖。

(3) 呼吸暂停和心动过缓:在新生儿稳定期出现呼吸暂停和心动过缓可能是患儿体温、血氧、二氧化碳、电解质、血糖或酸碱平衡异常的早期临床征象。

162. 早产儿复苏时如何避免脑损伤？

（1）操作要轻巧，操作时避免新生儿头低脚高位。

（2）在正压通气或持续气道正压通气时不要给过高的压力，过高的压力可致气胸及影响头部的静脉回流，增加颅内出血的危险。

（3）用脉搏血氧饱和度仪和血气监测调整通气和给氧浓度，避免二氧化碳水平的迅速改变。

（4）注意静脉输液的速度：如需要扩容，注入的液体要慢，要在 5～10 分钟以上给予。

（5）应尽量避免给高渗液体。

163. 新生儿复苏后的注意事项有哪些？

（1）经过复苏的新生儿，复苏后必须密切监测和反复评估呼吸、氧饱和度、血压、血糖、电解质、排尿情况、神经状态和体温。

（2）复苏期间及复苏后要避免过热。

（3）如果需要应尽早开始亚低温治疗。

第十节　小儿围术期的心肺复苏

164. 小儿围术期心脏骤停的基本处理原则有哪些？

（1）在心脏骤停与开始心肺复苏（CPR）期间是无灌注状态，而在开始 CPR 和自主循环恢复（ROSC）期间是低灌注状态。

（2）在手术室发生的心脏骤停，持续监测患儿的麻醉医师应尽量减少这两个间隔时间并提供复苏和恢复的最好时机。

165. 判断小儿围术期心肺复苏有效性的手段有哪些？

与经典小儿高级生命支持（PALS）不同的是，围术期心肺复苏使用呼气末二氧化碳监测（$PetCO_2$）、动脉血压监测、中心静脉压监测等技术来判断 CPR、除颤、开胸心肺复苏术、体外生命支持（ECLS）等的有效性。

166. 小儿围术期心脏骤停的发生风险与年龄的关系？

小儿术中发生心脏骤停的风险与年龄成反比，新生儿的风险最高（年龄＜1 个月),其次是婴儿(年龄<1岁),接着为<2岁的幼儿。十几岁的青少年的发生风险已接近成人。

167. 小儿围术期心脏骤停的可能病因包括?

小儿围术期心脏骤停的最常见病因包括低血容量,高钾血症,喉痉挛,吸入麻醉诱导,中心静脉穿刺的并发症,静脉空气栓塞,不同原因所致的低氧。局部麻醉药过量,相对麻醉药过量,恶性高热,和过敏性休克等是重要但不常见的小儿围术期心脏骤停的病因。

168. 易引起小儿围术期循环衰竭的因素?

(1)血容量状态:
- 低前负荷:失血补充不足,容量损失评估不准确。
- 容量再分配:血管扩张,毛细血管渗漏(过敏症,脓毒症)。
- 静脉回流受阻:填塞,气胸,静脉空气栓塞。

(2)心肌收缩力:
- 功能障碍:麻醉过量,代谢,脓毒症,缺氧。
- 肌病:感染性,特发性,化疗。

(3)血管阻力:
- 低血管阻力:血管舒张(麻醉药物相对过量,过敏,脓毒症,神经性,缺氧)。
- 高血管阻力:肺动脉高压,儿茶酚胺过量。

(4)速度/节律:
- 代谢:高钾血症(输血,高营养,肾功能衰竭),恶性高热,低钙血症。
- 缺氧:呼吸衰竭。
- 缺血:Williams综合征(主动脉瓣狭窄)。
- 先天性:QT间期延长。
- 药物:琥珀胆碱,新斯的明。
- 起搏器故障:设备功能不全,酸中毒,缺氧。

169. 可导致高钾血症引起围术期心脏骤停的原因?

输血继发的高钾血症是围术期心脏骤停的第二大心血管原因,快速输入大量红细胞(RBCs),特别是红细胞储存时间>2周或受照射,则会导致高钾血症。如果患儿的血清钾水平已升高(如利尿剂或肾功能衰竭),再使用琥珀酰胆碱血清钾会明显的升高。此外,烧伤、直接的肌肉损伤、涉及运动肌肉缺陷的神经疾病或肌病等情况削弱骨骼肌膜稳定性,使其溶解并释放大量的钾,若再使用琥珀胆碱的会增加高钾血症风险。术中高钾血症也可以是缺血组织或四肢的再灌注损伤。如果不及时治疗,高钾血症可导致广泛复杂室性心律失常。

170. 小儿输血的剂量与速度是多少?

(1) 小儿每千克体重输全血 6 mL,可提高 Hb 10 g/L。一般情况下,全血单次剂量为 10～20 mL/kg,以 0.5～1.5 mL/min 速率输入,必要时 24 小时后可重复输入。

(2) 对伴有严重营养不良或(和)心肺功能不全者,可减至半量,速度也可减半,间歇时间约 24 小时。待心功能症状稳定后,方可反复多次输血。对严重急性溶血或大量失血,应迅速足量输入,必要时行中心静脉置管输注。

171. 何为相对麻醉药过量?

相对麻醉药过量的定义为使用适宜剂量的吸入或静脉麻醉药时,产生意想不到的血流动力学影响。虽然小儿的静脉麻醉剂量是以体重为基础的,但是低血容量代偿性休克的患儿,根据体重给予静脉麻醉药时会因其引起的血管舒张和心肌收缩力降低,产生失代偿和心脏骤停。识别高危儿童、药物滴定过程中麻醉精细管理是防止相对麻醉药过量的最佳途径。

172. 小儿局麻药毒性反应与心搏骤停关系?

小儿区域阻滞通常在全身麻醉下进行,因为小儿通常是不配合的。然而,全身麻醉可以掩盖局部麻醉药中毒的早期症状,包括口周发麻、头晕、耳鸣和意识丧失等。局部麻醉药诱发的心律失常最常见的原因是药物误入静脉。使用局麻药时加肾上腺素可以早期发现局麻药入血,因为注入血管内的肾上腺素可以使 T 波改变,心动过速和高血压。发生这些症状应及时停止使用局部麻醉药并查看导管或注射针的位置。

173. 静脉空气栓塞所致心搏骤停的预防及处理?

整形外科和神经外科手术时,高于心脏水平开放的血管发生静脉空气栓塞往往是致命的。这类栓塞可通过保持手术部位低于心脏水平、维持血管内容量以避免中心静脉压(CVP)降低来预防。对静脉空气栓塞敏感的监测包括连续呼气末氮检测,经食管超声心动图,或心前区多普勒。及时的处理和治疗包括降低手术部位使其低于心脏水平,将液体覆盖手术野,以防止更多的空气进入;摆好患儿的体位(左侧低和 Trendelenburg 体位)防止空气进入肺动脉,有助于预防到左心的血流梗阻;如果有大量空气,从中心静脉导管抽出空气是可能的。

174. 小儿围术期心搏骤停的相关病因归类及理由?

(1) AHA PALS 把心血管衰竭相关病因归类为:

- 呼吸衰竭:上呼吸道梗阻、下呼吸道梗阻、实质疾病和呼吸中枢失调。
- 循环衰竭:低血容量性休克,分布性休克,心源性休克,阻塞性休克。
- 心源性猝死。

(2) PALS 的呼吸方面,麻醉医师可以调控上气道、下气道、肺实质和呼吸中枢;

循环方面,麻醉医师可调控心输出量的 4 个组成部分:心率(心律失常)、前负荷(血管内容量状态)、心肌收缩力和后负荷(血管阻力)。

(3) 这种分类可以正确地选择治疗方法:

- 使用药物或电击治疗心率或节律异常。
- 容量或利尿治疗前负荷。
- 正性肌力药或负性肌力药纠正收缩力。
- 血管收缩剂或血管扩张剂治疗后负荷。

175. 小儿围术期心搏骤停的俯卧位按压方法?

在进行脊柱融合术或颅面部重建术时,存在极高可能性若发生围术期心脏骤停时患儿恰处于俯卧位。俯卧位时,必须缩短无血流灌注时间并尽快启动心肺复苏。

麻醉医师需要熟练掌握俯卧位胸外按压(或指导外科医生胸外按压):

(1) 按压可以在脊柱中线上进行,如果是脊柱手术,以手术正中切口为基线,按压两侧的肩胛骨。

(2) 产生合适水平的 $PetCO_2$ 可以帮助判断按压是否有效。

(3) 如果感觉胸外按压不充分时,可以在胸骨下放入一个拳头或沙袋测试胸骨反抗压力。

(4) 在转成仰卧位前,俯卧位胸外按压可以尽快尽力改善患儿心输出量。

176. 小儿围术期心脏骤停管理所需的设备及意义?

（1）监测：

- 用于复苏的早期识别。
- 必要时有创性监测。
- $PetCO_2$（定量）可以反映按压的有效性。

（2）获得足够多的血制品。

（3）建立静脉通路：

- 开放中心静脉以监测 CVP 和输血补液。
- 当没有静脉通路或者是开放静脉困难时候可开放骨髓通路。

（4）抢救车：

- 麻醉车上没有的仪器或药品。
- 估算指南。
- 急救知识或者复苏流程的复印件。
- 用于处理局麻药中毒的脂肪乳剂。
- 恶性高热的治疗包。

（5）除颤仪：

- 用于心律失常时电复律和电除颤。
- 熟悉除颤仪的各个模式。
- 知道何时应选用小儿除颤板。
- 考虑术中可能发生心律失常时,在铺洞巾前贴上除颤电极板。

（6）ECMO/CPS/CPB：

- 用于心肺复苏无效,而可逆性因素引起的院内心脏骤停。
- 早期准备（血制品、循环回路、导管、外科医生）。

177. 典型的术中心搏骤停复苏适应证包括哪些?

（1）年龄相应的心率或者动脉血压过低。

（2）呼吸暂停或者呼吸微弱。

（3）紫绀或者伤口血发黑。

（4）血氧饱和度测不出。

（5）测不到无创血压。

（6）动脉波形消失。

（7）缺失或者不规则的心音。

（8）突然降低的 $PetCO_2$。

178. 围术期心搏骤停后早期复苏的反应步骤主要包括哪些？

（1）告知医护团队。

（2）停止手术刺激。

（3）给予纯氧（除非气道可能起火）。

（4）考虑头低足高位，如果患儿低血压则快速补充（等渗）液体。

（5）如果重要脏器及大血管血流消失，立即开始胸外按压。

（6）呼叫求救。

（7）停止给予潜在有害的药品（包括吸入麻醉药、镇静/阿片类药物输注），局部麻醉药，自控镇痛，含高钾或葡萄糖的高营养液，含高钾和钙螯合剂的血液制品，血管扩张剂或负性肌力药，与过敏反应相关的药物（抗生素、右旋糖酐、非去极化肌肉松弛药、鱼精蛋白、胶乳）。

（8）胸部按压或低流量状态，患儿头部给予冰袋进行神经保护。

（9）分配复苏团队角色，并开始复苏记录。

179. 复苏期间是否应用带套囊气管导管？

最新的美国心脏协会指南表明不论是否带囊，只要大小、位置和管子所受压力合适的导管都可以安全使用；如果麻醉医师考虑肺顺应性较差，或存在较高的气道阻力或声门漏气，建议带囊导管可能会更好。对于严重漏气的问题，带囊导管发生再插管概率会较低，从而可能会在抢救中节省时间。

180. 小儿围术期复苏时，是否使用 100%、21% 或介于二者的氧气浓度？

高浓度的氧气在局部缺血或缺氧后可能导致氧自由基产生和细胞损伤。在低流量胸外按压时候，使用 100% 氧浓度是必要的。在心肺复苏后期高浓度氧诱发的损伤需要关注，应降低吸入氧浓度，即维持 SpO_2 从 100% 降低到 94%~99% 的所需的氧浓度即可。

181. 小儿围术期心搏骤停后复苏行胸外按压的注意事项有哪些？

（1）为了减少胸外按压的中断，PALS 指南建议双相除颤后立即恢复胸外按压，而不是等到监护仪上显示节律再恢复按压。当充足的自主循环恢复时，会显示 $PetCO_2$ 值突然升高。

（2）按压时采用环抱，两只手/两只拇指按压法是婴儿最有效的胸外按压方式。

（3）小儿具有顺应性比较好的胸廓，按压者必须允许胸廓充分的反弹。

（4）在放松阶段按压者应避免仍在胸部产生持续的压力，导致胸内压的持续增高，以致在下次按压前减少静脉回流。

182. 小儿围术期骤停复苏的给药途径有哪些选择？

（1）静脉通路仍为首选给药途径。当静脉或骨髓通路无法建立，气管导管通路是有用的。当前两者可用时，输液需要换到静脉或者骨髓。

（2）复苏期间，气管导管相比静脉通路或者骨髓通路给药的效果要差。当气管导管内给药时，剂量必须是静脉或者骨髓所需药量的 2.5～10 倍。

（3）骨髓通路如静脉通路一样有效，且在循环衰竭时候更容易获得。在骨髓药物给药剂量和静脉通路的剂量水平相同。

183. 小儿围术期复苏给药后是否应进行冲洗？

在心脏骤停低血流量时，外周静脉给药到达中心循环的有效量可能会减少。给药导管尖端往往处在外周静脉、腱膜、骨髓部位，由于心肺复苏时这些区域处于低血流量，因此需要适当的冲洗，以使药物从这些区域推送到中心循环。研究表明，冲洗至少 0.25 mL/kg，容量转换相对于近似儿童 10 mL，婴儿 5 mL。在心肺复苏时，应该在每次外周输注药物后用盐水冲洗。

184. 小儿围术期复苏中的除颤和心脏电复律实施？

（1）儿童除颤以首次剂量 2～4 J/kg 使用双相的除颤仪进行电击。

（2）第二次除颤可以使用 4 J/kg，随后的除颤剂量可增加到最大剂量 10 J/kg 或者成人的剂量（200 J）。

（3）当心脏节律需要同步化的时候，使用同步电复律。

（4）同步电复律通常用于有脉搏跳动的心律失常并且比除颤所需的能量更少；起始剂量是 0.5～1 J/kg，如果无效的话，剂量可以增加到 2 J/kg。

185. 小儿围术期复苏效果的监测？

（1）$PetCO_2$ 可以确认胸外按压产生有效循环血流。

（2）$PetCO_2 > 10$ mmHg 与可能的自主循环恢复高度相关。如果 $PetCO_2 <$

10 mmHg，要努力改善胸外按压的幅度和增加前负荷，包括使用血管加压药使血管收缩从而改善血液回流进入胸腔，并增加液体输入提高循环血容量。

（3）围术期可以使用其他方法监测心肺复苏的有效性：

- 动脉导管可以监测舒张压。
- 中心静脉导管可以用来确定中心静脉的饱和度。
- 不推荐为进行动脉或者中心静脉导管而干扰心肺复苏实施。
- 在复苏过程中，若 $PetCO_2$ 波形缺失，应警惕导管位置不当或缺少肺血液流动（肺栓塞、无效的按压或者持续长时间的骤停）。
- 应该使用 $PetCO_2$ 水平评估按压者是否疲劳，因为按压者疲劳按压幅度变浅时 $PetCO_2$ 水平降低。
- 麻醉医师也可以在心肺复苏中用 $PetCO_2$ 水平来确定持续的胸外按压是否恢复自主循环。胸外按压时突然增加的 $PetCO_2$ 表明自主循环已恢复。

186. 体外心脏生命支持的选择有哪些？

（1）体外心脏生命支持（extracorporeal cardiac life support，ECLS）需要体外膜肺氧和、体外循环或心肺支持的设备，只有当复苏转归可能是有希望、并需长时间持续的状况下时 ECLS 是有帮助的。

（2）手术室内心搏骤停患者是使用这种技术的较好选择。因为心搏骤停的早期识别、结合早期启动 ECLS，产生高质量的复苏效果，并使患儿以更好的状态进入体外循环支持。

（3）涉及血钾过高或者局部麻醉药毒性时体外心肺复苏尤其有益。体外心肺复苏可以在有毒的药物被代谢或清除前有效地支撑循环功能。

187. 如何组建一支合理、高效的小儿围术期复苏团队？

美国心脏学会高级生命支持的团队复苏概念，共计 6 名角色和职责，适用于手术室复苏操作。

（1）领队，负责全面管理并确定心搏骤停的病因。

（2）气道管理者，角色应到被分配给第二个麻醉医师，能够决定气道是否合适，是否手动通气比机械通气更合适。

（3）建立静脉通路或给药者，管理药品和液体的控制权应当交由领队。

（4）监护仪/除颤仪使用者。

（5）胸外按压人，角色可以分配给一个已经刷手上台的外科医生，因为她/他可能需要保持无菌。应当每 2 分钟更换按压者,保持高质量的胸外按压效果。

（6）记录者,一个详实准确的抢救记录将有助于回顾追踪团队采取的处理,并且促成未来的恰当干预时机和合理措施。

（丁旭东　万玉骁）

参考文献

［1］ 王卫平,孙锟,常立文. 儿科学(第 9 版)［M］.北京：人民卫生出版社,2018.

［2］ MILLER R D. 米勒麻醉学(第 9 版)［M］.邓小明,黄宇光,李文志,译.北京：北京大学医学出版社,2021.

［3］ Von Ungern-Sternberg BS, Boda K, Chambers NA et al. Risk assessment for respiratory complications in paediatric anaesthesia：A prospective cohort study. Lancet, 2010, 376 (9743)：773 - 783.

［4］ Jagannathan N, Sohn L, Fiadjoe JE. Paediatric difficult airway management：what every anaesthetist should know. Br J Anaesth, 2016, 117 (S1)：i3 - i5.

［5］ Else Scott D N, Kovatsis Pete G. A Narrative Review of Oxygenation During Pediatric Intubation and Airway Procedures. Anesth Analg, 2020, 130：831 - 840.

［6］ Stark A R, Carlo W A, Tyson J E et al. Adverse effects of early dexamethasone treatment in extremely-low-birth-weight infants. National Institute of Child Health and Human Development Neonatal Research Network. N Engl J Med, 2001, 344：95 - 101.

［7］ Doherty Gary M, Chisakuta Anthony, Crean Peter et al. Anesthesia and the child with asthma. Paediatr Anaesth, 2005, 15：446 - 454.

［8］ 连庆泉,张马忠,胡智勇,等. 小儿麻醉手册(第二版)［M］.上海：世界图书出版公司,2017.

［9］ Harless J, Ramaiah R, Bhananker SM. Pediatric airway management. Int J Crit Illn Inj Sci, 2014, 4(1)：65 - 70.

［10］ Dąbrowska-Wójciak Iwona, Piotrowski Andrzej, Positive end-expiratory pressure during mechanical ventilation and noninvasive respiratory support in newborns and children. Anaesthesiol Intensive Ther, 2013, 45：111 - 114.

［11］ 中华医学会麻醉学分会儿科麻醉学组.小儿麻醉气道和呼吸管理指南(2017).

［12］ de Wit Michel, Peelen Linda M, van Wolfswinkel Leo et al. The incidence of postoperative respiratory complications：A retrospective analysis of cuffed vs uncuffed tracheal tubes in children 0 - 7 years of age. Paediatr Anaesth, 2018, 28：210 - 217.

［13］ 中华医学会麻醉学分会.小儿围术期液体和输血管理指南(2017).

［14］ Szyfelbein S K, Ryan J F, Use of controlled hypotension for primary surgical excision in an extensively burned child. Anesthesiology, 1974, 41：501 - 503.

[15] Karlsson Jacob，Lönnqvist Per-Arne，Blood pressure and flow in pediatric anesthesia：An educational review. Paediatr Anaesth，2022，32：10－16.

[16] Peterson Elisha E，Riley Bobbie L，Windsor R Blake，Pediatric Intracranial Hypotension and Post-Dural Puncture Headache. Semin Pediatr Neurol，2021，40：100927.

[17] Mir Ghassemi Asadollah，Neira Victor，Ufholz Lee-Anne et al. A systematic review and meta-analysis of acute severe complications of pediatric anesthesia. Paediatr Anaesth，2015，25：1093－1102.

[18] Jones Peter，Dauger Stéphane，Peters Mark J，Bradycardia during critical care intubation：mechanisms，significance and atropine. Arch Dis Child，2012，97：139－144.

[19] Mason Keira P，Lönnqvist Per-Arne，Bradycardia in perspective-not all reductions in heart rate need immediate intervention. Paediatr Anaesth，2015，25：44－51.

[20] 杨艳艳,孙瑛,张马忠.小儿颈内静脉置管深度研究进展[J].国际麻醉学与复苏杂志,2021(3).

[21] 郑智慧.儿童中心静脉导管常见并发症的危险因素分析[D].2015.

[22] 寇艳,马尹梅.小儿股静脉导管相关性深静脉血栓因素分析与护理对策[J].血栓与止血学,2022(3).

[23] 雷秀文,杨小梅.经外周置入中心静脉导管穿刺置管术后血栓形成的相关因素及预防对策[J].甘肃科技,2020(2).

[24] 马民玉,冉菊红.小儿局麻药的应用价值和风险[C].2006年中华医学会全国麻醉学术年会知识更新讲座,2006.

[25] Kao Sheng-Chin，Lin Chia-Shiang，Caudal Epidural Block：An Updated Review of Anatomy and Techniques. Biomed Res Int，2017，2017：9217145.

[26] Kil Hae Keum，Caudal and epidural blocks in infants and small children：historical perspective and ultrasound-guided approaches. Korean J Anesthesiol，2018，71：430－439.

[27] Byun Sarang，Pather Nalini，Pediatric regional anesthesia：A review of the relevance of surface anatomy and landmarks used for peripheral nerve blockades in infants and children. Clin Anat，2019，32：803－823.

[28] Queensland Clinical Guideline Supplement：Hypoglycaemia-newborn.

[29] 美国心脏协会.《2020版心肺复苏与心血管急救指南：儿童基础和高级生命支持》.

[30] 美国心脏协会.《2020版心肺复苏与心血管急救指南：新生儿复苏》.

[31] 中国新生儿复苏项目专家组,国际新生儿复苏教程更新及中国实施意见[J].中华围产医学杂志,2018,21(2)：73-80.

[32] 美国儿科学会,美国心脏协会.新生儿复苏教程(第7版)[M].浙江：浙江大学出版社.

第
四
章

小儿先天性心脏病
手术麻醉问题

1. 先天性心脏病患儿麻醉诱导期间手控呼吸频率越快越好吗？

不是的。麻醉诱导前手控呼吸建议采用小潮气量适当增加呼吸频率的通气手法，目的在于减少进入胃内的气体，减少反流误吸的发生。但正压通气频率过快会使呼气相时间显著缩短，肺泡不能充分回弹，影响腔静脉回流和心输出量。

此外，对于一些需要平衡体肺分流并维持一定肺循环阻力的患儿，过度通气是不提倡的。增加手控呼吸频率的同时需维持呼气末二氧化碳在正常范围 $1.47\sim 4.41\ kPa$。

2. 先天性心脏病患儿是选择带套囊气管导管还是不带套的囊气管导管？

带囊气管导管已经取代不带囊导管成为临床常规。通常带囊导管比不带囊的小半个号。带囊气管导管的应用消除了不带囊气管导管的漏气现象，减少多次插管的发生，使得通气更优化。

对于<3 kg 或声门下狭窄以及结构异常的患儿，如果没有合适尺寸的带囊导管可以选择不带囊的气管导管。

3. 严重发育迟缓的先天性心脏病患儿如何选择气管导管？

发育严重滞后的先天性心脏病患儿，临床上一般还是以纠正月龄或年龄来选择气管导管，而不是体重或身高。其他临床实用的预估方法还有① 小儿小指末节关节的粗细相当于气管导管外径；② 小儿外鼻孔的直径相当于气管导管外径。准备适用型号及相邻 2 个型号（甚至低 2 个型号）的插管备用，以便及时更换合适大小的气管导管。

4. 先天性心脏病患儿麻醉期间如何选择机械通气模式？

　　PCV 模式较多应用于气道阻力较高的小婴儿。VCV 模式多用于气道阻力较低的患儿。压力控制容量保证（PCV - VG）的通气模式能通过麻醉机压力和容量的自动调整寻找到最适合个体化的潮气量和通气压力，适用于大部分先天性心脏病患儿。

5. 先天性心脏病患儿机械通气时是否能给予 PEEP？何为最佳 PEEP？

　　大部分先天性心脏病患儿术中机械通气时能给予 PEEP。最佳 PEEP 指能使得肺泡维持开放，促进氧合，对循环影响最小的 PEEP 值。一些特殊手术方式的患儿，如 Glenn 和 Fontan 等术中和术后不建议使用过高的 PEEP。

6. 体外循环期间是否需要机械通气？

　　体外循环全流量期间一般不需要行机械通气，但也可以在体外循环期间给予一个 CPAP 或较低的 PEEP，避免肺泡萎陷。体外平行循环期间需要给予小量的机械通气，潮气量和呼吸频率适当降低以适应肺的低灌注和增加手术区域的视野范围。

7. 体外循环期间会不会发生肺损伤？如果发生，哪些措施能减轻肺损伤？

　　体外循环会引起肺损伤，它是多种因素共同参与的、复杂的病理生理变化，主要机制为全身炎症反应、缺血/再灌注损伤、肺不张。小儿体外循环期间的通气策略还没有达成一致。保护性通气策略可以减轻肺损伤，包括小潮气量（$6\sim8$ mL/kg），尽量使吸气平台压不超过 2.94 kPa、肺复张、最佳 PEEP 滴定、避免吸入高浓度氧。

8. 体外循环后如何有效地进行肺复张？

　　肺复张是保护通气策略的重要环节。肺复张的方法目前临床应用较多的主要有两种：① 压力控制法：持续施加气道正压（最大设定为 $2.94\sim3.92$ kPa）$5\sim10$ 秒；② PEEP 递增法：呼吸周期中改变气道压力，在压力控制模式下进行复张，将压力维持在 1.47 kPa，呼气末正压每 5 秒增加 0.49 kPa，直到压力达到峰值 2.94 kPa，在峰值压力停留 10 秒。肺复张后给予一定的 PEEP（滴定最佳 PEEP），不管选用哪一种复张手法，都能获得满意的效果，但在复张的同时应密切监测血流动力学的变化。

9. 先天性心脏病患儿术中肺保护性通气策略有哪些?

保护性肺通气主要包括小潮气量、适当的 PEEP、间歇性肺复张、吸入低浓度氧等肺保护通气策略。此外,体外循环期间给予持续的 CPAP(0.49 kPa)都是有效的肺保护策略。

10. 哪些先天性心脏病患儿需要控制吸入氧浓度?

需要控制吸入氧浓度的病变为动脉导管依赖性病变。分为 3 类:① 通过动脉导管提供肺血流:肺动脉闭锁合并室间隔完整、法洛四联症合并重度肺动脉狭窄或肺动脉闭锁、危重型肺动脉狭窄、三尖瓣闭锁合并重度肺动脉狭窄;② 通过动脉导管提供混合血:大动脉转位;③ 通过动脉导管提供全身血流:左心发育不全综合征、主动脉弓中断、重症主动脉缩窄、危重型主动脉狭窄以及姑息性手术后如 B-T 等存在分流的患儿。

11. 吸入纯氧为什么会导致动脉导管收缩?

动脉导管中层由螺旋状平滑肌包绕。动脉血氧含量的提高是导致动脉导管肌肉收缩的主要刺激因素,局部高浓度的内皮素可以加强这种效应。氧诱导的肌肉收缩是由于平滑肌细胞上的电压门控钾通道受抑制所致。钾通道的抑制导致平滑肌细胞去极化,使 L 型钙电压门控通道开放,钙释放增加,血管收缩。

12. 什么是吸氧试验? 为什么需要做吸氧试验?

吸氧试验:当重度肺动脉高压时,为区分动力性肺动脉高压还是器质性肺动脉高压,需进行吸氧试验,具体做法是:面罩给予纯氧吸入 10 分钟后在吸氧状态下重复右心导管检查,测压并取各部测压和血氧分析,将吸氧前后的血流动力学资料进行对比。如果吸氧后外周动脉血氧饱和度上升至饱和、肺动脉平均压下降 10 mmHg 以上、全肺阻力下降至 500 dyn·s/cm^5 以下,一般认为肺动脉高压以动力性为主;如果吸氧后肺动脉压及全肺阻力下降不明显,则说明肺动脉高压以器质性为主。

13. 初次接受开胸手术的患儿,锯胸骨时,为什么要停止通气?

初次接受开胸手术患儿,由于使用电锯将胸骨锯开,机械通气时,两肺膨胀,可能会造成胸膜损伤,故停止通气,胸骨打开后恢复通气。

14. 室间隔缺损是一种简单的先天性心脏病，患儿病情通常比较轻。这句话对吗？为什么？

这句话不对。中到大型室间隔缺损（或者多发室缺间隔缺损）的患儿，随着出生后肺血管阻力（plumonary vascular resistance，PVR）的降低，会出现大量（非限制性）心室水平的左向右分流。患儿出生后的前几年里，肺血管床受到高血流量和体循环压力的影响容易发生肺动脉高压（plumonary artery hypertension，PAH）。患儿可出现生长发育迟缓和左心衰竭表现（呼吸急促、出汗、食欲差），伴随 PAH 和 PVR 增加，最终导致双向分流或右向左分流，这表明病情进入严重的阶段。

15. 二期开胸建立股动静脉转流后，还需要机械通气吗？

股动静脉转流如果达到全流量，可以不用行机械通气。但临床工作中，股动静脉转流期间，肺血流并未阻断，也常常给予少量的机械通气。还有一种情况是股动静脉插管管径较细，不能完全达到全流量，此时仍然需要机械通气辅助。

16. 简述超声引导下行小儿颈内静脉穿刺置管有何方法？

主要有 3 种方法：① 短轴切面（即平面外法），可同时观察到动脉和静脉，但针尖显示较差。② 长轴切面（即平面内法），可实时观察穿刺针走行。但平面内法只能显示超声下的静脉，除非动脉直接位于静脉正下方，一旦操作者偏离内侧穿刺，可有误入动脉的意外发生。③ 斜切法，介于二者之间，斜轴切面利用上述两种方法的优点，既优化了针尖的可视化，又能显示静脉周围的组织结构。

17. 如何选择小儿颈内静脉导管的型号？

根据置入部位和儿童年龄、体重选择中心静脉导管的尺寸，4F 双腔管的直径一般大于早产儿中心静脉直径，因此一般不放置双腔静脉导管，除非单腔管不能满足临床需要。<1.5 kg 的早产儿可以用 22G 的单腔，新生儿用 20G 的单腔或 4F 的双腔管。6 个月到 4 岁也选用 4F 双腔或 20G 单腔。4～10 岁选用 5F 双腔或 18G 单腔，>10 岁的选用 7F 双腔或 16G 单腔。深度一般是在上腔静脉与右房入口交界处。

18. 新生儿和早产儿的颈内静脉导管留置深度如何确定？

根据体重计算深度(cm)＝2.6＋0.7×体重(kg)。对于 Glenn 或 Fontan 等上腔操作的手术需格外注意，避免导管过深影响手术医生操作。

19. 哪些情况下需要行左侧颈内静脉穿刺置管？

一般常规进行右侧颈内静脉穿刺，如右侧颈内穿刺禁忌或失败可考虑左颈内静脉穿刺。右位心的患儿按需要做左侧颈内静脉置管。

20. 小儿先天性心脏病患儿的动脉穿刺置管部位如何选择？

左侧桡动脉是最常用的动脉穿刺部位。小儿通常选择的外周穿刺置管部位依次为：桡动脉、足背动脉和胫后动脉。有些特殊疾病及手术需要选择特定的穿刺部位。动脉导管未闭患儿一般首选下肢动脉。术中需行脑灌注患儿，穿刺右上肢动脉；行 B－T 分流术患儿，避免穿刺同侧上肢动脉；主动脉缩窄或主动脉弓中断以及其他需要行主动脉弓重建术患儿，需行右侧上肢动脉和下肢动脉穿刺。有些血管环伴 Kommerell 憩室的也需要上下肢动脉穿刺。二次手术患者，通常保留右侧股动、静脉，以备手术中需切开行股动静脉转流。

21. 上肢动脉穿刺置管为什么首选桡动脉，而不选择肱动脉？

桡动脉分支循环丰富。穿刺前通过 Allen 试验或超声判断侧枝状况。而肱动脉缺乏分支，一旦出现栓塞，无法代偿，甚至可能导致一侧上肢坏死。

22. 桡动脉穿刺置管前需要进行什么试验？如何实施？

Allen 试验。给小儿实施 Allen 实验的方法如下：首先按压住患儿的桡动脉和尺动脉，然后让患儿或助手协助开合手掌 10 次，如果患儿掌动脉弓明显，则手的颜色在合紧时变白，但当释放尺动脉压力以及手掌放松后，手的颜色在 $5\sim7s$ 内恢复到正常。如果颜色恢复时间＞7 秒，则说明分支血流不足。

23. 哪些心脏病手术需要同时监测行上下肢动脉血压？

动脉导管结扎术、主动脉缩窄、主动脉弓中断和其他行主动脉弓成形术以及血管环伴 Kommerell 憩室纠治术。

24. 股动脉置管穿刺针的型号应如何选择？

超声测量股动静脉内径，选择与之匹配的合适型号，防止穿刺针过粗造成血管损伤和血栓形成（穿刺针的粗细和血管的内径比值与穿刺后并发症相关）。如有侧卧位等手术体位的变动，可选用相同直径长度较长的型号，防止体位变动后穿刺针软套管移位滑出。

25. 如何避免或减少动静脉穿刺置管后血栓的形成？

① 采用超声引导下的动静脉穿刺置管，提高穿刺技巧，避免同一穿刺点反复操作，减少血管内膜的损伤；② 选择生物相容性好及大小合适的留置导管；③ 尽量减少留置导管时间；④ 避免管路受压扭曲或打折；⑤ 抽血或用药操作后，脉冲式冲洗将管路内残留血液或药物冲洗干净；⑥ 持续淡肝素盐水冲洗管路；⑦ 正规的封管操作。

26. 什么是脑灌注？哪些手术需要行脑灌注？对实施脑灌注的患儿需要做哪些监测？

局部脑灌注（RCP）技术指改变动脉泵的血流方向，通常经无名动脉，仅直接灌注右锁骨下动脉和右颈总动脉。可用于复杂性主动脉弓修复，左心发育不良综合征，升主动脉和主动脉弓成型术。脑灌注的患儿在常规心脏监测的基础上需要行脑氧饱和度监测及内脏（肾、肠）饱和度的监测，经颅多普勒超声也在一些中心应用。

27. 脑灌注为什么需要行右上肢动脉穿刺？此外，脑灌时脑氧监测部位该贴在哪一侧？

脑灌注通常经无名动脉直接灌注右锁骨下动脉和右颈总动脉。脑灌注期间，只有右上肢动脉的血压能反应灌注的效果。如果可行的话应该行双侧脑氧饱和度监测，单侧监测部位最好选择左侧大脑半球。脑灌注直接灌注右颈总动脉，右侧缺血的几率较小，并且有研究显示脑灌注的患儿左侧脑氧饱和度总是低于右侧大脑。

28. PDA 手术，一定要行穿刺下肢动脉穿刺置管测压吗？如何判断是否误扎降主动脉？

不一定。穿刺下肢动脉是为了帮助判断结扎 PDA 时是否误扎降主动脉。若无下肢动脉压可通过下肢动脉搏动法或测量下肢动脉氧饱和度辅助判断。如果下肢有创动脉或脉率氧饱和度波形消失，考虑误扎降主动脉。

29. 患儿接种疫苗后，多久能实施择期选择性先天性心脏病纠治术的麻醉？

接种疫苗后，需推迟择期手术，尤其是新生儿和婴幼儿。麻醉应在灭活疫苗（百白破疫苗）、脊髓灰质炎减毒疫苗、流感嗜血杆菌疫苗、脑膜炎疫苗 C 注射后一周进行。麻醉应推迟到麻疹、腮腺炎和风疹联合病毒活疫苗、脊髓灰质炎减毒活疫苗、卡介苗注射后 3 周进行。

30. 采取哪些具体措施能降低肺血管阻力？

① 充分镇静镇痛肌肉松弛,减少应激;② 纯氧通气;③ 过度通气,避免二氧化碳蓄积;④ 吸入一氧化氮或应用瑞莫杜林等其他药物。

31. 如何做好先天性心脏病患儿的术前麻醉访视？

先天性心脏病患儿的术前访视包括病史、体格检查、实验室检查、其他检查组成。病史主要了解心功能受限或衰竭的症状和体征、心悸或晕厥、有否伴发其他先天异常、有无发育落后、最近和目前的用药(如利尿剂、地高辛等)以及末次随访时间。体格检查主要有:心脏杂音、呼吸音、脉搏强弱、有无肝脏肿大等。实验室检查主要看:全血细胞计数、电解质及凝血情况。其他检查包括:超声心动图解剖及功能、心电图、X 线胸片、心脏导管及心脏磁共振。

32. 先天性心脏病患儿行非心脏手术,术前访视需要关注哪些问题？

先天性心脏病患儿行非心脏手术比行心脏手术更难处理,围术期风险与合并先天性心脏病的种类、非心脏外科手术的风险及既往所行手术有关。术前访视应了解患儿是否接受过心脏手术,心脏手术是根治还是姑息手术。已行手术的患儿,完善心电图、心脏超声检查,并且要熟知患儿目前的病理生理学变化(是否有残余分流或梗阻,心功能状况)。未行先天性心脏病心脏矫正手术的患儿应评估目前患儿是否是发绀型先天性心脏病,是否有心力衰竭、肺动脉高压等病理生理状态,指导围术期的准备。

33. 先天性心脏病患儿术中需要进行哪些监测？

心电图、脉搏氧饱和度、有创动脉血压、中心静脉压、BIS、体温和呼吸参数的监测。有条件可开展脑氧、脑血流以及心排量等监测。

34. 先天性心脏病患儿手术时,麻醉深度 BIS 一般维持在什么范围水平？

在先天性心脏病手术中,BIS 值 40～60 是适宜的麻醉深度。

35. 小儿体外循环期间,如何监测麻醉深度？

患儿的麻醉深度更多地取决于低体温、非搏动性血流、脑内复温不平衡等诸多因素,而麻醉药物的血药浓度不是主要原因。应积极使用 BIS、听觉诱发电位、Narcotrend 指数、熵指数等脑电活动监测。临床观察者发现,BIS 在体外转流、心脏停搏、深低温停循环时出现明显下降,而在低温恢复循环、心脏复跳后、体外停机后又明显上升。

36. 先天性心脏病手术患儿术前用药的目的是什么?

术前镇静,减少哭闹及氧耗,使得血流动力学处于平稳状态(如有缺氧发作史的法洛四联症患儿)。使得患儿易于与父母分离,减少患儿及父母的焦虑。

37. 先天性心脏病患儿术前准备中,常用强心药物有哪些?

术前准备的常用强心药物有:多巴胺、肾上腺素、去氧肾上腺素、去甲肾上腺素以及血管加压素等。

38. 先天性心脏病患儿行麻醉诱导,应选择吸入诱导还是静脉诱导,有何优劣?

在掌握合适的药物剂量和方法的前提下,吸入诱导和静脉诱导都可以安全地应用于大多数先天性心脏病的麻醉诱导,没有优劣之分。但需要重视的是无论吸入还是静脉诱导,都应避免对血流动力学的剧烈影响。此外,心内分流的类型可能影响诱导的起效时间,以吸入诱导为例,右向左分流的先天性心脏病诱导时间延长。

39. 左向右分流患儿与右向左分流患儿相比,吸入麻醉诱导有无区别?

有区别,左向右分流患儿,吸入麻醉诱导较快,而右向左分流诱导较慢。

40. 先天性心脏病患儿在体外循环开始前如何补液? 补液种类如何选择?

先天性心脏病手术体外循环前应密切观察 CVP(或 LAP)或动态容量反应性指标如每搏量变异度、脉搏变异度等,在其指导下及时补充血容量。除遵循小儿补液计算公式外,需充分考虑疾病的病理生理特点,评估患儿的容量负荷以及是否能耐受过多液体。补液选择一般以晶体液为主,醋酸钠林格液、复方电解质注射液(II)等可有效预防乳酸水平升高。

41. 先天性心脏病患儿手术麻醉过程中,为什么需要使用大剂量阿片类药物?

大剂量的阿片类药物作为基础的麻醉能抑制心脏手术的应激反应,降低因过度的应激导致的循环、电解质等紊乱。

42. 体外循环的先天性心脏病患儿，行椎旁神经阻滞是否安全？

在超声引导下单次注射、横向、平面内注射可减少椎旁神经阻滞的并发症。肝素充分拮抗，凝血功能正常的先天性心脏病术后患儿采用超声引导下的胸椎旁神经阻滞是安全的。

43. 小儿先天性心脏病手术期间体温管理的要点有哪些？

通常行体外循环的先天性心脏病手术建议设立二导体温监测。体外循环可在常温、浅低温（32～34℃）、中度低温（25～32℃）、深度低温（15～20℃）或深度低温停循环（DHCA）下进行。降温和升温都不宜过快。在升温环节及复温结束后应采用升高环境温度、水毯、暖风毯等各种手段保持机体温度。一些特殊的非体外手术如主动脉缩窄，需要采取容许性低体温，允许直肠或鼻咽温度在 34～35℃，在主动脉阻断期间为脊髓提供保护。

44. 常用的心肌保护液有几种？各有何优缺点？

主要分为晶体停搏液和含血停搏液。含血停搏液是目前最普遍的高钾心脏停搏液，它是按照 1∶4～1∶1 的血∶晶比例混合，可以增加胶体渗透压，含有大量能量物质，如葡萄糖、游离脂肪酸等，在心脏停搏期间能提供足够的缓冲物质，红细胞中富含血红蛋白提供氧气，有利于保护心肌细胞。HTK 液也称康斯特保护液（Histidine-tryptophan-ketoglutarate Solution），仿细胞内液配制的心脏停搏液。经过阻断或抑制钙离子细胞内流，以消除动作电位而实现心脏停跳。

45. 什么是改良超滤？它的意义是什么？

CPB 中采用超滤技术，可滤除体内多余水分，提高红细胞压积和胶体渗透压水平，还可滤除炎性因子，减轻肺水肿，改善术后肺功能等。改良超滤是在 CPB 常规超滤结束后继续进行的超滤，进一步滤除体内多余水分，提高 HCT，减轻预充导致的过度血液稀释。

46. 什么是深低温停循环？常用见于哪些手术？

深低温停循环是将患者的体温降低到 20℃ 以下，停止主动脉血流供给，同时把患儿的血容量回收入静脉储血罐。这种技术为外科医生提供了一个较为理想的手术视野,可用于复杂性主动脉弓修复,肺静脉异位引流矫正,或者当患儿因年龄和(或)解剖阻碍了外科手术修复过程的静脉回流手术。

47. 体外循环停机前需要做哪些准备?

停体外循环重建自主循环是麻醉医师、外科及灌注医师共同努力的结果,包括对呼吸、容量、正性肌力药物、心率以及心律等的控制。确保患儿通气充足,给予吸痰、膨肺等操作;体温达 36℃以上;血气指标正常;患儿心功能恢复,无严重心律失常并能自主或在起搏器辅助下维持正常心率;超声评估患儿先天性心脏病手术达到预期效果;容量适当则可以考虑尝试减低流量停机。

48. 对于 CPB 后心脏复跳不理想的情况,需要采取哪些措施?

CPB 后复跳不理想,首先应该寻找原因,并根据不同情况采取相应措施。通过心电图、循环对容量的反应、经食管心脏超声等检查排除手术原因,传导束异常,冠脉气栓,心脏结构异常等。其次复查血气分析了解有无酸碱电解质异常。根据病因安置起搏器,应用抗心律失常药及血管活性药物等,必要时实施 ECMO 支持治疗。

49. 小儿心排量监测有几种方式?

心排量监测目前常用的主要有脉搏轮廓分析法(PiCCO 系统)、脉搏功率分析法(LiDCO 系统)以及压力记录分析法(Mostcare 系统),其中前两种都需要采用热稀释校准以保证其准确性。连续无创心输出量监测(NICOM)采用生物电阻抗技术进行心动描记。

50. 小儿肺动脉高压的定义是什么? 如何分级?

正常人肺动脉压力为 15~30 mmHg,海平面静息状态下肺动脉收缩压>25 mmHg,运动过程中肺动脉压>30 mmHg,即为肺动脉高压。轻度肺高压:肺动脉收缩压 30~40 mmHg,中度肺高压:肺动脉收缩压 40~70 mmHg,重度肺高压:肺动脉收缩压>70 mmHg。

51. 先天性心脏病手术中,经胸心脏超声与经食管心脏超声分别适用于哪些情况?

手术室内体外循环前床旁食管超声多用于纠正、补充术前的诊断,复跳后多用于评价手术后的即刻效果等。但经食管超声由于切面受限对主动脉弓、部分肺静脉以及下腔部位等的观察并不理想，这些部位可用经胸超声。对于有特殊情况，如食管解剖异常或食管探头插入困难的，也可用经胸超声监测心脏。

52. 二次开胸手术患儿为什么要准备体外除颤电极片？

二次开胸的患儿，胸部组织粘连严重，分离组织游离心脏及大血管过程中，可能会对大血管及心脏造成牵拉及激惹导致室颤，此时胸腔未能完全打开，无法置入心内除颤板。提前贴好除颤电极片，以备室颤时及时除颤。

53. 如何选择胸外除颤与胸内除颤的能量？

胸外除颤能量为 2～4 J/kg，胸内除颤为 0.5～1 J/kg。

54. 哪些心律失常需要进行同步电复律？

临床上，除外室颤及无脉室速外的心律失常，均可行同步电复律。

55. 什么是房室顺序起搏？

房室顺序起搏器属于同步型起搏器。心房和心室分别放置电极，每次激动，起搏器发出一对脉冲，分别刺激心房和心室，二者之间有 0.12～0.20 秒延迟时间，保持房室收缩的生理顺序。起搏器能感知心室的自身激动而抑制脉冲释放。

56. 怎样安全转运先天性心脏病术后患儿？

转运由手术医生、麻醉医师和手术室巡回护士一起参加。转运前，需确定呼吸管道通畅，辅助通气有效或自主呼吸恢复且拔管后患儿清醒。血管活性药物等微泵工作（电池储备足够），输注管路通畅。便携式监护仪全程监护。如带有起搏器，确保有效起搏。有条件的可使用便携式转运呼吸机，呼吸频率和吸入氧浓度按手术和病情需要设置。转运途中备合适面罩和呼吸皮囊，必要时插管用喉镜和导管。小婴儿或新生儿做好保温措施。还应严密保护身体的各种留置管道，避免转运途中脱出。

57. 接受先天性心脏病手术的患儿，转运至 ICU 后的交接班注意事项有哪些？

麻醉医师应向监护室医师详细交班，包括术前心功能状况，有无缺氧发作，麻醉诱导是否平稳，有无气管插管困难，是否复跳停机困难，围术期血流动力学变化，是否使用起搏器,血管活性药应用情况,输血补液量及尿量,促凝血药物的应用等。如有术中过敏史,需详细交班病情发展,抢救经过和所用药物。

58. 什么是快通道麻醉?快通道麻醉适用于哪些先天性心脏病手术患儿?

快通道心脏麻醉是指通过特殊的麻醉处理使得患儿在手术后早期拔除气管导管(<6小时),缩短患者在 ICU 及病房的滞留时间,以达到降低医疗成本及缩短住院时间的目的。其基本原则是既要术后早期迅速拔管,又要确保血流动力学稳定,维持足够的麻醉深度。一般来说,适用于简单的先天性心脏病手术(如动脉导管未闭、室缺和房缺等),年龄大于1岁体重大于10 kg 的患儿。伴有心功能不全,肺动脉高压、唐氏综合征等患儿不宜采用快通道麻醉。

59. 先天性心脏病手术何时给肝素?剂量是多少?

先天性心脏病手术初次开胸的患儿,心包打开后给予肝素。二次开胸的患儿,组织分离暴露完成,体外循环前给予肝素,剂量为3 mg/kg。

60. 体外循环前,给予足量肝素全身肝素化后 ACT 时间仍然不达标,有哪些原因?

不同患者对肝素的敏感性不同。体外循环过程中应用肝素(400 U/kg)后,ACT 仍不能按预期延长到480秒以上或虽能延长到480秒但很快缩短无法满足转机要求发生肝素抵抗。一切影响肝素与抗凝血酶-Ⅲ(AT-Ⅲ)结合、抗凝血因子活化等病理生理原因都可以引起肝素抵抗。肝素抵抗的危险因素有术前抗凝治疗、血小板≥$200×10^9$/L、AT-Ⅲ缺乏、心脏黏液瘤、紫绀型先天性心脏病。

61. 出现肝素抵抗如何处理?

出现肝素抵抗可追加肝素至600 U/kg,如果 ACT>400秒,则转机,否则给予AT-Ⅲ复合物、新鲜冰冻血浆或全血,ACT 仍不到400秒,查 AT-Ⅲ水平,AT-Ⅲ水平低可再给一剂 AT-Ⅲ复合物。比伐卢定、阿加曲班可作为肝素的替代物。

62. 紫绀型先天性心脏病患儿与非紫绀型先天性心脏病患儿的肝素用量是否相同?

紫绀患儿可能存在肝素相对耐药现象,与 PLT 增加及 AT-Ⅲ含量和活性低下有关。当 PT 轻度增加(PT<20 s),PLT>200×10^9/L 时应考虑增加首次肝素剂量至 4 mg/kg 以上。另外,有研究认为 PLT 减少,PT 重度延长时(PLT<100×10^9/L,PT>30 s),ACT 异常延长,此时肝素首次剂量应小于 3 mg/kg。须参照术前血常规和凝血三项指标合理使用,以避免抗凝不足或抗凝过度拖延手术时间及加重术后出血。

63. ACT 达到多少可以开始体外循环?

ACT 达到 480 秒可以开始体外循环。

64. 体外循环都需要监测鼻咽温和肛温吗? 为什么?

体外循环都需要监测鼻咽温和肛温。鼓膜温度监测在当代已很少应用了。体外循环灌注流量要依据患者的体温而进行调整,可靠的温度监测可以指导合理的变温及手术进程。肛温被认为是外部温度,肛温和鼻咽温之间的平衡是反映躯体均匀降温和复温的最好指标。鼻咽温度代表核心温度,通常反映大脑温度的变化。无论是降温还是复温过程,肛温都慢于鼻咽部的温度。

65. 体外循环后,如何确定用鱼精蛋白拮抗肝素的剂量?

鱼精蛋白中和肝素有多种方法,都收到了良好的临床效果。一些中心在 CPB 结束后按每 100 单位的肝素使用 1.0~1.3 mg 的鱼精蛋白来中和。一些中心则不考虑肝素的使用剂量,简单地根据患者的体重(3~4 mg/kg)来给予固定剂量的鱼精蛋白中和。还有一些中心会进行肝素检测,根据患者的血容量计算鱼精蛋白的用量。

66. 对蛋白过敏的患儿,鱼精蛋白会过敏吗?

不一定。鱼精蛋白是从雄鲑鱼和鲱鱼生殖腺中提取的,富含精氨酸、脯氨酸、丝氨酸和缬氨酸,呈强碱性。有过敏倾向的高危患儿,使用前给予地塞米松、钙剂,适当加深麻醉。采用外周静脉微量泵入法缓慢给药,严密监测血压、气道压。对于心功能差或者肺高压者,可考虑经由主动脉根部或左房注入,能避免其对心肌直接抑制作用。

67. 发生鱼精蛋白过敏如何处理?

严重的鱼精蛋白过敏反应的发生率 0.06%~10.6% 不等。过敏反应可表现为低血压、心动过缓、肺血管收缩和其他过敏体征。根据过敏严重程度及体征给予相应的处理：① 停止鱼精蛋白的输注；② 纯氧过度通气；③ 给予肾上腺素、去甲肾上腺素支持循环；④ 给予钙剂和激素；⑤ 补液扩容；⑥ 严重过敏反应可以再次肝素后体外循环或 ECMO 辅助。

68. 不能使用鱼精蛋白的患儿，还有别的替代药物或方法拮抗肝素吗？

目前，最新的肝素拮抗剂是 andexanet alfa（未批准用于普通肝素拮抗）。暂时还没有替代鱼精蛋白的药物。肝素的替代药物有比伐卢定、阿加曲班，对不能使用鱼精蛋白的患儿可以替代肝素作为抗凝药物。

69. 先天性心脏病手术的患儿在体外循环停机后发生凝血功能障碍，应该如何处理？

小儿体外循环术后可能发生血凝血功能障碍，应积极进行凝血功能检测（血栓弹力图、sonoclot 检测）并根据结果积极补充血小板、新鲜冰冻血浆、纤维蛋白原、凝血酶原复合物、凝血因子等。新生儿需考虑肌注维生素 K_1。

70. 心脏手术术前测定抗凝血酶的意义是什么？

AT-Ⅲ是存在于血浆中的一种糖蛋白抗凝成分，属于丝氨酸蛋白酶抑制剂，抗凝作用占血浆总抗凝活性的 $50\%\sim70\%$。心脏手术体外循环肝素化是通过肝素与 AT-Ⅲ结合形成复合物后，使其抗凝活性明显增加并抑制凝血酶和多种凝血因子活性而实现。心脏手术前 AT-Ⅲ活性低，应排除患儿的病理状态如是否处于血栓前状态或患有血栓性疾病、严重肝病等，其次警惕术中发生肝素抵抗并做好相应预案。

71. 小儿心血管手术的常见凝血功能监测方法有哪些？各有何优缺点？

激活凝血时间（ACT）：主要用于检测体外循环术中及肝素化治疗者，间接反应残留肝素的存在。ACT 的局限性：不能提示是否有凝血因子的缺乏和血小板功能降低。血栓弹力图检测（TEG）：TEG 可全面观察凝血及纤溶过程。TEG 测定肝素残留比 ACT 更精确更敏感。Sonoclot 凝血功能监测（SCA）：能提供凝血因子性能、纤维蛋白形成、血块收缩和纤溶亢进的过程。临床中可用于指导抗凝治疗、成分输血和监测 DIC、脓血症及外伤等导致的凝血障碍。

72. 患儿行室缺修补术,在即将关胸时突发气道阻力增高、呼末二氧化碳下降、血压下降,如何判断和处理?

如果不存在气管导管折叠阻塞,则首先考虑过敏反应(包括鱼精蛋白反应或其他非静脉制剂如生物蛋白胶等过敏)。无论是何种原因引起的过敏反应,按过敏性休克处理原则抢救。首先脱离过敏源,纯氧手控通气,肾上腺素是一线药物,激素、钙剂、扩容及其他血管活性药物维持循环稳定,调整内环境和酸碱平衡紊乱。

73. 一例拟行先天性心脏病纠治术的患儿,在麻醉诱导期间突发然出现室上性心动过速,应如何处理?

麻醉诱导期突发室上性心动过速判断是否存在浅麻醉下对患儿的刺激不当,应尽快消除刺激或加深麻醉。如系颈内静脉穿刺过程中导引钢丝过深所致,立即稍退出钢丝。如影响循环导致血压下降等,可以采用体外同步电复律,能量选择 2 J/kg。或通过静脉给予可达龙、心律平等进行药物复律。

74. 哪些是动脉导管依赖型先天性心脏病? 维持动脉导管开放的方法有哪些?

动脉导管依赖性先天性心脏病分为 3 类:① 通过动脉导管提供肺血流:肺动脉闭锁合并室间隔完整,法洛四联症合并重度肺动脉狭窄或肺动脉闭锁,危重型肺动脉狭窄,三尖瓣闭锁合并重度肺动脉狭窄;② 通过动脉导管提供混合血:大动脉转位;③ 通过动脉导管提供全身血流:左心发育不全综合征,主动脉弓中断,重症主动脉缩窄,危重型主动脉狭窄。维持动脉导管开放可以静脉泵注前列腺素 E1 或置入 PDA 支架。

75. 前列地尔的常用剂量是多少? 相关并发症有哪些?

前列地尔(商品名:凯时)$0.01 \sim 0.1 \ \mu g/(kg \cdot min)$。可引起低血压、呼吸停止、面部潮红以及心动过缓。

76. 非体外循环下的主动脉缩窄纠治术为何需要降温? 如何实施?

非体外循环下的主动脉缩窄(coarctation of aorta,COA)纠治术需要阻断主动脉,脊髓的血供减少甚至中断,降温可以在阻断期间保护脊髓以减少截瘫的风险。非体外循环下的降温,一般维持肛温在 $34 \sim 35$℃。降温可以通过水毯、变温毯以及室温改变等方法实现。

77. 先天性心脏病合并气道狭窄的患儿如行一期纠治术,应先做先天性心脏病纠治术还是气道狭窄纠治术?

先天性心脏病合并气道狭窄患儿行同期纠治手术,应该先行先天性心脏病纠治再行气管手术。心内手术是清洁手术,而气管手术是相对清洁手术。气管手术时,不能使用心内吸引器,血液也不能进行回收。

78. 先天性心脏病手术可以在手术室内拔管吗?

部分符合条件的先天性心脏病手术在超快通道麻醉技术(ultra-fast track anesthesia,UFTA)指导下拔管。UFTA 是指采用合适麻醉药物与方法进行麻醉,在手术完毕后即刻或术后 1 小时内拔管,缩短机械通气时间,促进患儿术后康复。对于简单的先天性心脏病如房间隔缺损、室间隔缺损都能实施超快通道麻醉。Glenn 术和改良 Fontan 患儿条件允许也适合采用超快通道麻醉,有利于患儿术后获得良好的血流动力学改变。

79. 超快通道麻醉技术的排除标准有哪些?

实施超快通道麻醉患儿的排除标准一般认为:① 年龄<30 天或早产儿;② 术前呼吸功能不全或需要机械通气;③ 心脏移植患者;④ 肾功能衰竭;⑤ 非择期手术。

80. 有哪些先天性心脏病手术类型需要术后早期拔管?

术后早期拔管有利于患儿早期进食和自主活动,避免了延迟拔管带来的呼吸机相关危害和肺损伤,减少术后镇静镇痛药物和正性肌力药物,缩短 ICU 住院时间,对于符合快通道或超快通道麻醉的患儿都可以考虑实施早期拔管。Glenn 术后和改良 Fontan 术后患儿正压机械通气减少腔静脉回流,自主呼吸的胸腔内负压有助于患者尽快获得良好的血流动力学改变,是需要术后早期拔管的典型先天性心脏病手术患者。

81. 先天性心脏病患儿术前需要常规都要进行胸部 CT 检查吗?

CT 有辐射的风险,且患儿行 CT 检查通常需要镇静等考虑,目前临床上对于简单先心患儿不常规行胸部 CT 检查。但对于术前 X 胸片有异常、复杂先心、怀疑心脏大血管连接部位或大血管位置异常、有合并症及气道异常的患儿需要三维气道重建者建议行胸部 CT 检查。年龄<1 岁的患儿,若术前 X 胸片胸腺影巨大,影

响心血管评估时也需要行 CT 检查。

82. 紫绀型先天性心脏病患儿的智力发育会受影响吗？

研究发现，先天性心脏病患儿术前即普遍存在神经系统发育异常。有报道先天性心脏病患儿早在 2 个月时就可出现发育落后，尤其是伴有紫绀的患儿。紫绀型先天性心脏病患儿智力发育往往落后于同龄健康儿。主要表现在大运动技能、感知运动技能、视觉反应时间及智力低下。这些异常可能致患儿术后生活质量降低。

83. 与正中开胸入路相比，右胸小切口行室间隔缺损修补的优点是什么？麻醉管理有何关注点？

右胸小切口行室间隔缺损修补的优点是美观，创伤小。麻醉关注点：① 在右胸小切口入路的体外循环下先天性心脏病纠治术中，呼吸管理是一个重点。此类患儿肺不张的发生率和面积增加，体外循环后低氧的可能性增加。术中需要遵循肺保护通气策略，术后实施有效的肺复张。② 术中体位安置和保护得当，避免组织压伤和臂丛神经损伤。③ 肋间切口术后疼痛较正中切口更重，应完善术后多模式镇痛。

84. 小儿心包积液放置引流管的麻醉管理有何特点？

心包积液的位置、多少、液体聚集的速度对患儿的临床表现产生显著的影响。心包积液患儿心脏充盈受限，每搏输出量减少，要维持心输出量依赖于心率。麻醉诱导前建议行有创动脉监测，备好抢救复苏药物。氯胺酮的拟交感兴奋作用是合适的诱导药物。出现心包填塞时应及时行心包穿刺减压。大量心包积液患儿应在诱导前先行减压。

85. 小儿先天性心脏病手术延迟关胸术，患儿的转运和麻醉管理有何关注点？

延迟关胸患儿病情危重，转运过程应确认以下重要事项：① 尽可能减少过床次数，准备完善的监护包括心电图、有创动脉压、血氧饱和度等；② 可靠的呼吸管理；③ 确认血管活性药物剂量和浓度；④ 对容量依赖的患儿需要维持转运前的液体输入状态；⑤ 注意患儿保温；⑥ 带临时起搏器的患儿应确保起搏器工作状态正常。

86. 七氟烷吸入诱导的先天性心脏病手术患儿,先开放静脉通路还是先建立有创动脉监测?

所有吸入麻醉诱导患儿应给与基本心电监测、血氧饱和度和无创血压监测。吸入麻醉诱导患儿体动消失后建议先开放外周静脉,静脉通路建立后即可降低吸入药物浓度,配合阿片类药物和肌肉松弛药进行气管插管,可避免高浓度吸入药物引起的循环抑制,随后建立有创动脉监测。对于开放外周静脉困难的情况下可考虑全凭吸入诱导气管插管。插管后需要维持高浓度吸入浓度,避免气道反应。应及时求助,同时多人合作,尽快开放外周或深静脉及建立有创动脉监测。

87. 二次开胸过程中发生右心房破裂,麻醉处理有什么关注点?

所有二次开胸患者诱导后应开放粗大的静脉通路(数条),建立有创血压监测。保留右下肢腹股沟区消毒铺巾,贴体外除颤电极板。准备好红细胞悬液、血浆、白蛋白和晶体等容量补充,血管活性药物备用。如突发右心房破裂,麻醉医师应迅速补充容量,必要时给予血管活性药物维持血压和心率,手术医生尽快夹闭心脏破口,并迅速建立股动静脉插管紧急转流。

88. 上呼吸道感染的先天性心脏病患儿,需要推迟心脏手术吗?

上呼吸道感染可能增加患儿围术期气道不良事件发生率及术后并发肺部感染的风险。但单纯上呼吸道感染并不是先天性心脏病患儿择期手术的绝对禁忌证,部分肺血增多型先天性心脏病患儿较正常儿童发生肺部感染的机会更高,不纠正心内分流,肺部感染将反复持续。因此应综合考虑患儿肺部情况,血常规及先天性心脏病严重程度决定是否推迟。

89. 早产儿行 PDA 结扎术的麻醉管理有哪些要点?

对于病情较重的早产儿,足够的麻醉和镇痛深度是很重要的,以防发生过度应激。大剂量的阿片类药物是首选。这类患儿常规监测右上肢血压和下肢血压,或上下肢氧饱和度。有创动脉的建立是有用的但不是必须的,建议有经验的儿科麻醉医师在超声引导下谨慎为之。术前不建议过度通气,以免改变体肺分流的平衡。保温对于早产儿非常重要。

90. 什么是梗阻型三房心? 简述其麻醉管理要点?

左侧三房心(左侧)的病理生理表现是由副房和左心房之间的膈膜上开孔的大

小所决定的。如果副房与右心房有交通,则这个交通的大小,以及伴发的病理改变都是病理生理表现的决定因素。四根肺静脉都引流入副房,然后再通过有梗阻的膈膜引流入左心房时,就会出现肺静脉梗阻合并肺高压。临床表现为肺静脉梗阻合并低心输出量和重度肺高压。麻醉管理要点为限制液体的输入,维持心输出量,与肺静脉异位引流伴梗阻及二尖瓣狭窄的管理类似。

91. 什么是完全性肺静脉异位连接? 简述其分型?

完全性肺静脉异位连接(total anomalous pulmonary venous conection, TAPVC),指所有肺静脉不直接汇入左心房,而是与体静脉系统相连接的一种畸形。它主要分为四种类型:① 心上型,肺静脉共汇通过垂直静脉与无名静脉连接,回流至上腔静脉;② 心内型,肺静脉共汇通过冠状静脉窦直接回流至右心房;③ 心下型,垂直静脉穿过膈肌上的食管裂孔将肺静脉共汇引流至下腔静脉、门静脉或肝静脉等心脏下方的体静脉系统;④ 混合型,兼备上述三种类型肺静脉异位引流的特征。

92. 梗阻型 TAPVC 的麻醉管理有何要点?

梗阻型 TAPVC 是先天性心脏病的危重急症之一。患儿术前通常由于严重的肺水肿、低氧和灌注不佳而需行气管内插管机械通气,应尽可能应用血管活性药物维持血压并调整内环境紊乱。对于合并梗阻的患儿,增加肺血流的措施将加重肺水肿。大剂量阿片类药物能抑制患儿的应激反应,此类患儿对吸入麻醉药可能不耐受。体外循环结束后需维持患儿与年龄相符的心率(最好是窦性心律)。有肺高压的患儿,通过机械通气调整 PVR。多巴胺或和米力农强心治疗。

93. 右室双出口的分型有哪些?

右心室双出口(double outlet right ventricle,DORV)表现为两条大动脉完全或近乎完全起源于自右心室。DORV 的类型依据临床表现和手术修补的方案分为:① DORV,VSD 型(主动脉下和双动脉下 VSD,无 RVOTO);② DORV,法洛四联症型(主动脉下和双动脉相关型 VSD 合并 RVOTO);③ DORV,TGA 型(肺动脉下 VSD-Taussig-Bing 型);④ DORV,远离型 VSD(双动脉无关型 VSD 合并或不合并 RVOT);⑤ DORV 合并房室通道缺损(AVSD)。

94. 何谓血管环?

血管环是一种罕见疾病,在先天性心脏病中发病率<1%,它是由胎儿发育期

间胚胎主动脉弓结构持续退化或发育不全引起的。可分为同时环绕气管和食管的完全环(双主动脉弓、右位主动脉弓伴左位动脉导管韧带)和压迫气管和食管的不完全环(如肺动脉吊带、无名动脉压迫综合征)两种类型。

95. 什么是肺动脉吊带？麻醉管理要点有哪些？

肺动脉吊带(pulmonary artery sling，PAS)，是左肺动脉异常起源于右肺动脉的后方，呈半环形跨过右主支气管向左穿行于食管前和气管后到达左肺门，常合并气管下段、右主支气管和食管不同程度的压迫狭窄。此外，动脉导管或韧带向左后方与降主动脉相连，此结构和异常的左肺动脉一起形成的血管环可压迫左主支气管。气道管理是麻醉重点，术前须明确气道受压的程度和位置。若存在严重的气管狭窄，麻醉诱导必须先确保能有效的面罩通气，谨慎地给予肌肉松弛药。

96. 小儿先天性心脏病合并气道狭窄能用喉罩吗？

一般不建议先天性心脏病手术采用喉罩通气，尤其是复杂先天性心脏病手术中血流动力学波动较大，体外循环中长时间肺萎陷，肺循环阻力变化及肺通气血流失调、鱼精蛋白反应等因素都可能引起气道阻力的剧烈变化，声门上气道装置在气道阻力异常升高时无法实现对气道的有效控制。除非在特殊情况下如事先未预料到的困难气道，行简单先天性心脏病矫正术，应与术者及术后监护医师充分沟通后，在有经验的麻醉医师指导下可谨慎尝试进行。

97. 一个隆突上主气道狭窄的患儿，如何选择气管导管型号？

气管隆凸上主气道狭窄患儿行气管成型手术，气管导管选择年龄相适应的导管型号，插管深度使气管导管尖端位于狭窄近端即可。有助于帮助术者准确判断气管狭窄的准确位置。由于围术期气道阻力较正常儿童升高，为避免机械通气漏气，建议选择带囊气管导管。

98. 左冠状动脉异常起源于肺动脉(ALCAPA)，术前访视关注点有哪些？

术前一般情况，有无多汗、呼吸困难、发育停滞和不典型心绞痛等症状。大多数患儿有中到重度的充血性心功能衰竭，胸部 X 线片上有心脏增大，ECG 有缺血性表现，听诊时可闻及二尖瓣关闭不全的杂音。仔细阅读心超报告，了解冠脉循环的状况。麻醉术前访视的关注点应重点关注患儿术前的心功能分级及冠脉循环分型及侧枝代偿情况。

99. 左冠状动脉异常起源于肺动脉（ALCAPA）麻醉管理要点有哪些？

　　麻醉管理的要点是维持心脏的氧供氧耗平衡，避免心肌氧耗增加。从理论上讲，PVR 降低使 PAP 下降，将导致冠状动脉窃血现象恶化，须避免低 $PaCO_2$ 或高 FiO_2。围术期常需要正性肌力药物，虽然有增加心肌收缩力的好处，但增加了心肌氧耗和心律失常的危险。血管重建后左心室功能没能立即改善时，可能需要左心室辅助设备（left ventricular assist device，LVAD）的后续支持治疗。

100. 什么是川崎病？麻醉关注点是什么？

　　川崎病是儿童时期一种病因不明，以急性发热、皮肤黏膜病损和淋巴结肿大为主要临床表现的全身性血管炎。川崎病好发于亚裔人群，其中 2 岁以内的患儿约占 70%，5 岁以内约占 90%。麻醉关注点应着重评估术前心功能的情况。通过心电图，心脏彩超、冠脉 CT，冠脉造影等术前检查进行评估，因为患儿可能合并心脏功能及冠脉的损害。麻醉的总体原则是维持血流动力学稳定，维持冠状动脉灌注压而不增加心肌耗氧。

101. 什么是主动脉弓中断？

　　主动脉弓中断（interruption of aortic arch，IAA）根据部位分为 A、B、C 三型。① A 型中断部位在主动脉峡部水平的左锁骨下动脉远端；② B 型中断位于左颈总动脉和左锁骨下动脉之间。右锁骨下动脉通常存在迷走起源，起源于远离中断部位的降主动脉，是最常见的类型；③ C 型中断位于无名动脉和左颈总动脉之间，是最少见的类型。IAA 是动脉导管依赖型的复杂分流，在主动脉弓处中断的血流完全性梗阻，位于下游的分流（PDA）为远端主动脉供血。

102. 主动脉弓中断的麻醉管理有何要点？

　　体外循环前麻醉管理目标：① 维持心率、心肌收缩力和心脏前负荷，以维持心输出量；② 持续输注前列地尔 $0.01\sim0.05\ \mu g/(kg \cdot min)$，维持动脉导管开放；③ 避免 PVR：SVR 比值降低。体外循环后应维持与年龄相符的心率，脱机后心输出量更依赖于心率变化。术后必要时通气干预，降低肺动脉压。正性肌力药维持左、右心室功能。多巴胺增强心肌收缩力，不增加 PVR，米力农 $0.5\sim1.0\ \mu g/(kg \cdot min)$ 具有心脏舒张和降低 PVR 的作用。

103. 什么是永存动脉干？

　　永存动脉干(TA)是一种先天畸形,即一支单一的动脉干起源于心脏,骑跨在室间隔上,同时向体循环、肺循环和冠脉循环供血。特征是肺动脉、冠状动脉和体循环动脉均发自心底部的单一大血管。通常仅有一组异常半月瓣且合并较大的(非限制性)室间隔缺损。

104. 永存动脉干的麻醉管理要点？

　　维持心率、心肌收缩力和前负荷,保证足够的心输出量。对于无肺动脉高压的患者,应避免 PVR：SVR 比值降低,PVR：SVR 比值降低可能导致体循环和冠脉循环血流减少。降低通气时的 FiO_2($<30\%$),维持 $PaCO_2$ 35~40 mmHg。对于严重充血性心力衰竭患者,可能需要正性肌力药支持。对于肺动脉高压和肺血流量减少的患儿,需要通气干预,降低 PVR。CPB 停机后心输出量更加依赖于心率,维持年龄相符的心率及窦性心律。必要时应用通气策略降低 PVR 联合正性肌力药物维持血流动力学稳定。

105. 完全性大动脉转位主要的病理生理是什么？

　　完全性大动脉转位(D-TGA)患儿存在房-室连接一致而心室-大动脉连接不一致的解剖结构异常。D-TGA 患者存在两个平行的循环系统,即体循环静脉血和肺静脉血的再循环系统。患者能否生存取决于两个循环之间存在一处或多处允许血液循环间混合的交通。患者循环间血液混合的部位可以是心内(PFO、ASD、VSD)或心外(PDA、支气管-肺侧支循环)。多种因素可影响血液的循环间混合。解剖交通的数量、大小和位置都非常重要。

106. 完全性大动脉转位体外循环前麻醉管理的要点是什么？

　　① 维持心率、心肌收缩力、前负荷以保持心输出量恒定。心输出量减少能够降低体循环静脉血氧饱和度,最终降低动脉血氧饱和度。② 动脉导管依赖型 TGA 患者,输注 PGE_1 0.01~0.05 μg/(kg·min)保持动脉导管开放。③ 避免增加 PVR：SVR。增加 PVR 将减少肺血流及循环内氧合血。对合并肺动脉高压的患儿,应当采取通气干预措施降低 PVR。对 LVOT 梗阻不严重的患儿,通气干预降低 PVR 可以增加肺血流及循环内氧合血。

第五章

107. 主动脉缩窄患儿的麻醉管理要点？

主动脉缩窄患儿麻醉管理目标如下：① 维持心率、心肌收缩力和心脏前负荷，以维持心输出量恒定。② 对于新生儿和婴儿，为预防缩窄导致的左心衰，持续输注前列地尔 $0.01\sim0.05\ \mu g/(kg \cdot min)$ 维持动脉导管开放是必须的。③ 如果存在 ASD 或 VSD，避免 PVR：SVR 比值降低。④ 钳夹阻断主动脉可产生明显的近端高血压或左心室功能受损。⑤ 建立右上肢和下肢有创动脉压力监测。⑥ 允许直肠和鼻咽温度下降到 34～35℃，在主动脉阻断期间保护脊髓。

108. 什么是左心发育不良综合征？

左心发育不良综合征（HLHS）患者属于导管依赖型单心室生理，存在心内交通（ASD 或 PFO）和完全或接近完全梗阻的左心房流出道（二尖瓣闭锁或严重的二尖瓣狭窄）和左心室流出道（主动脉闭锁或严重的主动脉瓣狭窄）。在最严重的病例中，二尖瓣及主动脉闭锁合并左心房、左心室、升主动脉和主动脉弓发育不良（包括缩窄）。远端主动脉血流通过动脉导管（PDA）供血。来自 PDA 的血流通过细小的升主动脉逆行灌注近端的主动脉和冠状动脉。

109. 左心发育不良综合征如何进行分期手术？ 分期手术的麻醉管理要点？

左心发育不良综合征可采用单心室治疗途径的分期手术得以纠治。通常在出生数日内进行第一期手术，包括通过使用改良 Blalock-Taussig 分流和使用右心室到肺动脉的 Sano 分流来实施经典 Norwood 手术。第一期手术后，患者在 3～8 月龄时进行第二期手术即双向 Glenn 手术，最后在 2～5 岁时实施 Fontan 手术。分期手术的麻醉管理要点参见 BT 手术、Glenn 手术和 Fontan 手术的麻醉管理。

110. 法洛四联症及法洛五联症的定义如何？

法洛四联症指室间隔缺损、肺动脉狭窄、主动脉骑跨和右心室肥厚。法洛五联症是在法洛四联症的基础上合并有卵圆孔未闭或心房间隔缺损，其临床表现与法洛四联症相似。

111. 法洛四联症患儿缺氧发作的诱因和主要临床表现有哪些？

哭闹、排便、禁食、发热、唤醒等都可诱发缺氧发作。缺氧发作主要表现为苍白无力或紫绀加剧、阵发性呼吸急促、晕厥抽搐等。麻醉状态下则表现为呼气末二氧化碳进行性的下降伴随氧分压降低，血中 $PaCO_2$ 升高。在麻醉状态下，如果呼末二氧化碳进行性下降预示着"缺氧发作"即将发生,它早于氧饱和度的下降。

112. 法洛四联症伴肺动脉瓣缺如的患儿有什么特点?

肺动脉瓣发育不全伴肺动脉发育异常导致肺动脉极度扩张,这在其他类型的四联症中是见不到的。虽然这些婴儿在新生儿期通常不存在因肺血流问题而造成的心功能明显受限,但是由于扩张的肺动脉对于主支气管造成压迫,从而限制了进入肺远端的气流而至肺不张和局限性肺气肿。这些婴儿虽然不需要在婴儿期给予紧急干预,但许多患儿需要气管插管和机械通气的支持治疗。有条件的患儿在术前应做 CT 检查。

113. 如何治疗法洛四联症患儿缺氧发作?

缺氧发作处理:① 100％纯氧吸入;② 压迫股动脉或采取膝-胸体位以提高外周血管阻力,降低右向左分流,若已开胸,用手法压迫腹主动脉或升主动脉,增加体循环阻力;③ 静脉注射吗啡;④ 给予碳酸氢钠;⑤ 去氧肾上腺素的使用,提高体循环阻力,降低右向左分流,注意禁忌应用 β 肾上腺素受体激动剂,因为该药可增强心肌收缩力,加重漏斗部狭窄;⑥ 普萘洛尔或艾司洛尔静脉输注降低心肌收缩力,减轻漏斗部痉挛;⑦ 气管插管患者注意避免气道压过高而导致的肺血流减少。

114. 为什么脑脓肿是法洛四联症患儿常见的并发症?

法洛氏四联症患儿长期处于缺氧状态,致红细胞代偿性增多,血液黏滞度增高,易发生脑血管血栓和细菌栓。由于患儿存在右向左分流,静脉血中细菌栓未经肺循环过滤而直接进入体循环到达脑部形成感染灶。此外,由于脑组织长期缺氧,一旦有细菌栓子滞留,易形成脓肿。另一可能的机制是由于脑血流减少,使脑组织缺氧引起局灶性脑组织软化或梗死并继发感染形成脑脓肿。

115. 缩窄性心包炎患儿的麻醉管理要点有哪些?

麻醉管理要点包括:① 仔细全面的术前评估;② 备好抢救药物如利多卡因,血管加压素,去甲肾上腺素,去氧肾上腺素,肾上腺素以及除颤设备;③ 除常规监测外,最好在诱导前建立有创动脉监测,诱导后建立中心静脉通路;④ 麻醉诱导可以用七氟烷、氯胺酮诱导,避免循环抑制,心率减慢,呛咳及缺氧;⑤ 正压通气应尽量减少吸气压力,维持适当的通气量;⑥ 心包剥离时可能出现血压的急剧升高,注意心率、血压的变化及时处理。

116. 左向右分流术前合并肺动脉高压的患儿,麻醉诱导后需要过度通气吗? EtCO₂ 应维持在多少?

左向右的先天性心脏病患儿,尤其是非限制性分流者,体肺循环血流比取决于肺循环与体循环的阻力。过度通气造成低二氧化碳分压,使肺血管扩张,PVR:SVR 降低,导致左向右分流增加,肺血流量增多,体循环血流减少,影响躯体脏器的氧供。因此,对于非限制分流的左向右分流的肺高压患儿麻醉诱导后不应过度通气,维持 EtCO₂ 40 mmHg 左右。

117. 唐氏综合征患儿常合并的先天性心脏病种类有哪些?

唐氏综合征(DS)又称为 21 -三体综合征、先天愚型,是一种 21 号染色体发生额外的复制所致的先天性疾病。世界各地 DS 的发病率约为活产婴儿的 1/500 ~ 1/1 000。DS 是导致 CHD 最常见的遗传病。据报道,DS 患儿中约 40% ~ 60% 合并 CHD。房室间隔缺损(AVSD)、房间隔缺损(ASD)、室间隔缺损(VSD)、动脉导管未闭(PDA)、法洛四联症(TOF)是 DS 患儿最常见的 CHD 类型。

118. 先天性心脏病合并唐氏综合征患儿的麻醉关注点主要有哪些?

唐氏患儿因免疫力低下,更易出现上呼吸道感染,术前应进行仔细评估。患儿可能存在气管及声门下狭窄和气管软化,也可能在各级气道平面出现阻塞,麻醉诱导时应予以综合考虑。患儿常存在颈椎不稳定,气管插管和放置手术体位时,应做好颈椎保护。唐氏先天性心脏病患儿更易合并肺高压,术中应避免低氧,二氧化碳蓄积,酸中毒等增加肺血管阻力的因素,鱼精蛋白拮抗时更易出现过敏反应。唐氏患儿行七氟烷麻醉诱导时更易发生心动过缓。

119. B - T 分流手术患儿术中麻醉管理要点?

麻醉管理要点:① B - T 管道开放前,对导管依赖型血流患儿需持续输注 PGE₁ 来维持动脉导管开放;② 麻醉诱导推荐应用大剂量阿片类药物复合肌肉松弛药进行静脉诱导;③ 一旦控制气道,就可降低 FiO₂;④ 除非 PaO₂ < 35 ~ 40 mmHg 和怀疑肺内 V/Q 不匹配,否则应避免高 FiO₂;⑤ 上 B - T 管道前予以 1 mg/kg 肝素静注;⑥ 机械通气时,维持适度水平的高碳酸血症;⑦ B - T 管道开放后,根据患儿血压及血氧饱和度情况,通过调整 PVR 和 FiO₂,补充血容量,应用强心药物,维持患儿 QP:QS = 0.7 ~ 1.5:1。

120. B‑T 分流手术患儿术后转运要点？

B‑T 手术患儿大多本身病情重,转运的过程要密切监护。转运过程同其他先心患儿,确保转运监护设备及输液泵可用,调整患儿的麻醉深度及血管活性药物,维持患儿的循环稳定外,特别强调呼吸的管理:① 建议使用便携式呼吸机,采用空-氧混合气,避免吸入纯氧。转运时要监测 $ETCO_2$,应维持正常的二氧化碳水平或轻度高碳酸血症(40～45 mmHg);② 呼吸机转运的患儿呼吸设置同术后麻醉机的设置。呼吸球囊转运的患儿,建议加用 PEEP 阀门,并暂时使用空气通气。

121. B‑T 分流手术患儿如何选择动脉穿刺置管部位？做中央分流时,又如何选择动脉穿刺置管部位？

现在大多数中心选择改良 B‑T 手术,手术方式为选择大小合适的人工管道连接同侧锁骨下动脉和肺动脉。左位主动脉弓的患儿,通常选择右侧锁骨下动脉与右肺动脉连接,选择左上肢动脉或下肢动脉进行穿刺置管;右位主动脉弓的患儿,通常选择左侧锁骨下动脉与左肺动脉连接,动脉穿刺置管选择右上肢动脉或下肢动脉。中央分流是指在升主动脉和肺动脉干之间构建一条管道,动脉穿刺置管部位没有特殊要求。

122. Glenn 手术麻醉管理有何要点？

目前常用的双向 Glenn 分流手术是指将上腔静脉与右肺动脉进行端侧吻合。麻醉管理要点:① 麻醉诱导更适合静脉麻醉诱导;② 颈内静脉置管不易过深;③ 保持心率、心肌收缩力和前负荷,以维持心输出量;④ 术后维持轻度高碳酸血症(40～45 mmHg),采用相对较大的潮气量(10～12 mL/kg),较低的呼吸频率和较短的吸气时间(I:E 为 1:3 或 1:4)可以达到上述要求,谨慎应用 PEEP;⑤ 正性肌力药物支持,如多巴胺 3～5 $\mu g/(kg \cdot min)$,米力农 0.5～1.0 $\mu g/(kg \cdot min)$ 对于 SVR 高和高血压患儿可能有用。

123. Glenn 手术后患儿行心导管检查手术,为什么要行颈内静脉穿刺置管？

因为 Glenn 手术后将上腔静脉与肺动脉连接,通过颈内静脉可以通过上腔静脉从而直接到达肺动脉进行肺动脉检查,故需穿刺颈内静脉。同时观察吻合口通畅与否以及测压。

第五章

124. Fontan 患儿术后为什么需要大量补液?

Fontan 术后患儿不能依靠像正常心脏生理一样通过右心室射血到达肺动脉,而是依靠较大前负荷驱使血液进入肺循环。因此需要大量补液,保证足够的前负荷和肺血量。

125. 术中残余分流的患儿,为什么要控制吸氧浓度?

控制吸入氧浓度,能增加肺血管阻力,减少分流量。

126. 右心室肥厚的患儿,术后如何选择强心药物?

右心室肥厚患儿强心药物首选去甲肾上腺素。伴有心衰时应用米力农可强心的同时降低右心室后负荷。

127. 体外循环期间,HCT 应维持在多少?

血液稀释是小儿体外循环的一项基本技术。一般儿童体外循环中 HCT 的范围在 21%～28%。血液的稀释程度应考虑机体末梢器官可摄取氧和代谢需要两个方面的平衡。一般来说,低温体外循环时 HCT 可低些,常温时 HCT 可高些;一般情况较好的患者 HCT 可低些,疾病危重,基础条件差的患者 HCT 可高些;根治性手术 HCT 可低些,姑息性手术 HCT 可高些;大年龄儿童 HCT 可低些,婴幼儿、新生儿 HCT 可高些。

128. 体外循环与 ECMO 的区别?

① 实施的地点不同,体外循环通常在手术室实施,而 ECMO 实施的地点主要是在 ICU、急诊科;② 体外循环是一个开放的系统,而 ECMO 是一个密闭的系统;③ 抗凝要求不同;④ 体外循环用到低温,而 ECMO 维持患者的温度在常温;⑤ ECMO 不需要血液稀释,而在体外循环过程中,会采用血液稀释;⑥ 插管部位不同,体外循环手术中,置入的插管多是升主动脉和右心插管,ECMO 的过程中取决于不同的模式,主要运用外周的血管进行插管。

129. ECMO 期间还需要辅助做呼吸吗? 需要应用强心药吗?

视病情辅助呼吸,呼吸频率酌情减慢。根据生命体征监测和心脏超声的评估,若 ECMO 辅助不能达到理想的血压和心功能则需辅助应用血管活性药物。

130. 为什么肥厚型梗阻性型心脏病患儿不宜应用硝酸甘油？

肥厚型梗阻性心肌病的患者因为心室肥厚，在左心室收缩的时候，快速血流通过狭窄的流出道，产生负压，引起二尖瓣前叶前向运动引起梗阻。用硝酸甘油以后回心血量减少，小心脏的前负荷降低合并心室舒张功能受限会加重流出道梗阻。凡是增加心肌收缩力，降低心脏前后负荷的药物或动作都可以使肥厚型梗阻性心肌病症状加重。

131. 重度二尖瓣反流患儿的麻醉管理要点有哪些？

① 尽可能维持窦性心律和较快的心率；② 降低左心室后负荷保持一定的前负荷；③ 维持心肌收缩力；④ 当存在肺血管阻力升高或右心室收缩功能不全时，降低右室后负荷可以改善右心功能，继而改善左心功能及心输出量；⑤ 避免高碳酸血症，低氧血症和酸中毒等升高肺动脉压力，这些可能造成急性右心室功能不全。

132. 什么是 Ebstein 畸形？

Ebstein 畸形又称三尖瓣下移畸形，是指三尖瓣隔瓣和（或）后瓣偶尔连同前瓣下移，附着于近心尖的右室壁上。占先天性心脏病 0.5%～1.0%。其后瓣及隔瓣位置低于正常，不在房室环水平而下移至右心室壁近心尖处，前瓣位置通常正常，但偶尔附着位置也下移，致使右心房较正常大、右心室较正常小，可伴有三尖瓣关闭不全，且常合并卵圆孔未闭，房间隔缺损及肺动脉狭窄。

133. Ebstein 畸形患儿的麻醉管理有哪些要点？

因为该畸形患儿常存在右心室功能不全，因此应尽可能保持窦性心律，并维持心率在相对较快水平。降低右心室后负荷，保持心肌收缩力。当肺血管阻力较高或存在右心室收缩功能障碍时，降低右心室后负荷能改善心肌收缩功能。避免高碳酸血症、低氧和酸中毒。因为这些因素可引起肺动脉高压和急性右心衰。如果心房水平存在较大的右向左分流，右心功能不全可加重紫绀，但可缓解右心衰症状。

134. 什么是右心室依赖型冠状动脉循环（RVDCC）？

室间隔完整性肺动脉闭锁（PA/IVS）常合并冠状动脉畸形，多为右心室冠状动脉瘘。约 10% 的患者合并冠状动脉的狭窄或闭塞，依靠右心室冠状动脉瘘供应冠状动脉血流，即称之为右室依赖性冠状动脉循环（RVDCC）。

135. 肺动脉瓣狭窄患儿行球囊扩张术,在麻醉期间要特别注意哪些问题?

患儿术前右心室流出道梗阻伴右心室肥厚,右心室舒张顺应性降低而舒张压升高。麻醉方式以气管插管全身麻醉为佳,诱导力求平稳。球囊扩张肺动脉瓣的过程中,可出现体循环血压及心率的明显下降,并存房缺患儿可出现体循环饱和度的明显下降,大多数患儿在球囊回缩后恢复。球囊扩张后,应常规吸痰,观察有无气道出血,根据情况进行相应处理。少量气道出血的患儿进行吸引及冲洗后也可尝试拔除气管插管。

136. 主动脉瓣狭窄患儿行球囊扩张术,在麻醉期间要特别注意哪些问题?

主动脉瓣狭窄患儿如发生心动过速是非常危险的,因为舒张时间和心内膜下灌注明显减少易出现心肌缺血。同样心动过缓也是极其危险的,因为跨瓣压力阶差与跨瓣流量的平方成正比。在心率减慢的时候,为保证心输出量,通过提高跨瓣压力来增加跨瓣流量。因此需将患儿心率控制在基础水平和窦性心律,同时维持足够高的肺动脉楔压,以保证足够的左心室舒张末期容积。维持后负荷和足够的舒张压,保证冠脉灌注。

137. 什么是右胸小切口室间隔缺损修补手术患儿的术后多模式镇痛?

多模式镇痛是 ERAS 的核心内容之一。不同作用机制的镇痛方法和药物,在不同的时间点和靶点可以协同发挥镇痛作用。每种药物使用量减少,不良反应发生率降低,尽量减少围手术期阿片类药物的需求。侧进胸患儿多模式镇痛常用的方法包括:口服给药、区域神经阻滞(如超声引导下椎旁神经阻滞、肋间神经阻滞和竖脊肌平面阻滞)、静脉镇痛、局部浸润阻滞以及非药物疗法,以期可有效降低侧胸切口疼痛。

138. 肺动脉高压患儿在心导管检查出现肺动脉高压危象该如何处理?

① 纯氧,过度通气,采用适宜的潮气量,适当的呼吸频率(避免高二氧化碳血症)和低水平的 PEEP(0.49~0.98 kPa);② 出现低血压时使用多巴酚丁胺、米力农等增加心输出量的治疗;③ 降低肺动脉压力,吸入一氧化氮,使用曲前列尼尔等降低肺高压的药物进行治疗。

(孙瑛　宋蕴安　陈华林　吕井井)

参考文献

［1］　Viviane G. Nasr. 小儿心脏麻醉手册(第1版)［M］.郑吉建,张马忠,白洁,译. 上海：世界图书出版公司,2018.

［2］　Constantine Mavroudis. 小儿心脏外科学(第4版)［M］.刘锦纷,孙彦隽,译.上海：世界图书出版公司,2014.

［3］　Carol L. Lake. 小儿心脏麻醉学(第4版)［M］.晏馥霞,李立环,译.北京：人民卫生出版社,2008.

［4］　Ji Yeon Jemma Kang. Anesthetic Implications of Common Congenital Anomalies. Anesthesiol Clin, 2020 Sep, 38(3)：621 - 642.

［5］　Suze Bruins, David Sommerfield, Neil Powers, et al. Atelectasis and lung recruitment in pediatric anesthesia：An educational review. Paediatr Anaesth, 2022 Feb；32(2)：321 - 329.

［6］　Carine Foz, James Peyton, Steven J Staffa, et al. Airway Abnormalities in Patients With Congenital Heart Disease：Incidence and Associated Factors. J Cardiothorac Vasc Anesth, 2021 Jan；35(1)：139 - 144.

［7］　杨艳艳,孙瑛,张马忠. 小儿颈内静脉置管深度研究进展［J］.国际麻醉学与复苏杂志,2021 (3).

［8］　Joseph Arrowsmith, Andrew Roscoe, Jonathan Mackay. Core topics in cardiac anaesthesia. 3rd edition［M］. Cambridge, United Kingdom：© Cambridge University Press,2020.

［9］　Marraro GA. Protective lung strategies during artificial ventilation in children. Paediatr Anaesth. 2005；15(8)：630 - 637.

［10］　吴新民.麻醉学高级教程.北京：中华医学电子音像出版社,2016.

［11］　Collins C, O'Donnell A. Does an allergy to fish pre-empt an adverse protamine reaction? A case report and a literature review. Perfusion. 2008；23(6)：369 - 372.

［12］　Xu J, Zhou G, Li Y, Li N. Benefits of ultra-fast-track anesthesia for children with congenital heart disease undergoing cardiac surgery. BMC Pediatr. 2019；19(1)：487. Published 2019 Dec 11.

［13］　Mittnacht AJ, Hollinger I. Fast-tracking in pediatric cardiac surgery—the current standing. Ann Card Anaesth. 2010；13(2)：92 - 101.

［14］　Walker SG, Stuth EA. Single-ventricle physiology：perioperative implications. Semin Pediatr Surg. 2004；13(3)：188 - 202.

［15］　Lakhani M, Memon RS, Khan F. Brain abscess：A rare complication in a child with tetralogy of Fallot. IDCases. 2020；22：e00954. Published 2020 Sep 9.

［16］　Duebener LF, Sakamoto T, Hatsuoka S, et al. Effects of hematocrit on cerebral microcirculation and tissue oxygenation during deep hypothermic bypass. Circulation.

2001；104(12 Suppl 1)：I260 - I264.

[17]　Fox EB，Latham GJ，Ross FJ，Joffe D. Perioperative and Anesthetic Management of Coarctation of the Aorta. Semin Cardiothorac Vasc Anesth. 2019；23(2)：212 - 224.

[18]　Ross FJ，Joffe D，Latham GJ. Perioperative and Anesthetic Considerations in Total Anomalous Pulmonary Venous Connection. Semin Cardiothorac Vasc Anesth. 2017；21 (2)：138 - 144.

[19]　Gounon LJ，Davies C，Milan Z，Kunst G. Concordance of Depth of Anesthesia Monitors During Cardiopulmonary Bypass?. J Cardiothorac Vasc Anesth. 2020；34(1)：308 - 310.

[20]　Marinella Astuto，Robert Baird. 小儿麻醉与围术期医学[M]. 张马忠，王炫，张建敏，译. 上海：世界图书出版公司,2018.

新 生 儿 麻 醉

1. 什么是新生儿及新生儿期的生理特点？

新生儿是出生后脐带结扎至出生后 28 天内的婴儿。新生儿期，生后各项生理功能都发生迅速而明显的变化，与成人的差别大；一直到学龄儿童期才与成人的差别减小。与学龄儿童相比，婴幼儿麻醉相关的发病率和死亡率更高，新生儿的麻醉风险最高。

2. 新生儿期手术实施麻醉是否必要？

在 20 世纪中后期之前，认为新生儿尚未具备感知疼痛的神经支配能力，其手术不需要给予麻醉药物的认知颇为流行。目前在麻醉药物对新生儿神经系统和认知发育方面有无危害仍存在争议，但认为新生儿期的镇痛不足会导致近期和远期的不良反应。因此，给予麻醉药物预防新生儿疼痛和围术期生理应激是必要的。

3. 什么是小样儿？

出生时体重低于同胎龄儿体重第 10 个百分位数的新生儿被认为是小样儿（small-for-gestational-age，SGA）。有早产、足月和过期小样儿之分。SGA 新生儿生长发育的迟滞通常是由于慢性胎盘机能不全。常由于宫内营养不足致糖原储备低而发生低血糖症，及氧输送不足致红细胞增多症。尽管低体重，SGA 新生儿的心率、血压与同胎龄正常体重儿（AGA）相同，相关并发症的发生率也无差异。

4. 什么是巨大儿？

出生时体重大于同胎龄儿体重第 90 个百分位数的新生儿被认为是巨大儿（large-for-gestational-age，LGA）。这类新生儿易于发生产伤（如骨折或颅内出血）及代谢异常（如低钙血症和低血糖症）。母体患有糖尿病的 LGA 新生儿更易发生低血糖,对其维持血糖正常更为困难,应该考虑胰高血糖素治疗。其口腔、舌体和颈部脂肪堆积,气管插管更为困难,常需要超声辅助静脉置管。不少病例需要中心静脉或颈外静脉置管以保证新生儿期液体和电解质输送。

5. 什么是低体重儿(LBW)、超低体重儿(VLBW)和极低体重儿(ELBW)?

出生时体重低于 2 500 g 的新生儿被认为是低体重儿(LBW)。出生时体重低于 1 000 g 的新生儿被认为是超低体重儿(VLBW)。极低体重儿(ELBW)是出生时体重低于 1 500 g 的新生儿。

6. 什么是早产儿?

出生时胎龄早于 37 周的新生儿定义为早产儿。其发生死亡的主要原因是先天性畸形(20.8%),妊娠期短和低出生体重(17.2%)。新生儿中 60% 的死亡病例发生于胎龄早于 34 周的早产儿。VLBW 早产儿 87% 的死亡发生于最初的 28 天内。尽管早产儿有相似的生理特征,但胎龄 24~36 周的早产儿生理变化是巨大的。胎龄 36 周的新生儿较 30 周前的新生儿更接近于足月儿。

7. 胎龄 34~36 周早产儿的特点?

出生时胎龄 34~36 周的新生儿为晚期早产儿。近年的研究显示,晚期早产儿的死亡率为足月儿的 3 倍,多数是由于脓毒血症以及分娩期胎盘和脐带并发症。较足月儿,发生需呼吸支持的呼吸窘迫和暂停的风险增加,往往喂养困难,高胆红素血症概率增高(与 Coombs 试验阳性或 ABO/Rh 不相容无关)。母体糖尿病的晚期早产儿通常会发生肺部发育不全和呼吸窘迫综合征(RDS)。

8. 胎龄 30~34 周早产儿的特点?

常发生 RDS,应用外源性表面活性物质治疗可显著降低其发生率、严重程度和并发症。体温不稳定更为常见。出生后喂养困难,体重增长缓慢,往往需要外周或中心静脉营养避免低钙或低血糖。术前评估应注意静脉营养所致的肝及肾毒性。动脉导管未闭(PDA)的发病率高达 20%~30%,可通过吲哚美辛、布洛芬或手术治疗。粗大的 PDA 所致的显著左向右分流也会增加坏死性小肠结肠炎(NEC)的风险。

9. 胎龄 27～29 周早产儿的特点？

呼吸系统、心血管系统、胃肠道和神经系统并发症的发病率增加，严重程度更高。关键是疾病进程的变异度大：部分新生儿能在 1 至 2 周后成为"成长的早产儿"；部分则是多系统功能不全，或发育延迟数月甚至更久。皮肤脆弱和皮下组织缺失，体温更不稳定，需消耗巨大能量以维持体温正常，经皮液体散失显著。围术期呼吸暂停也更常见。

10. 胎龄≤26 周早产儿的特点？

这类存活下来的新生儿往往伴有长期的严重的肺部、神经系统和胃肠道问题。对于已经进行过手术纠治的早产儿，远期预后不良往往与支气管肺发育不良、严重视网膜病变和感觉神经受损有关，而不是与 PDA 或 NEC 等疾病本身及其治疗相关。相关疾病尚未治疗的，更易因心肺不稳定，发生严重和长期的不良事件（如酸中毒、低血压、频繁需要机械通气），其预后比经手术治疗的更差。

11. 胎龄≤26 周的早产儿围术期麻醉的要点是什么？

这类早产儿易发生呼吸暂停和肺功能不全，在手术中要充分考虑全身麻醉所致的心血管和呼吸系统不稳定，以及麻醉相关的神经毒性。尽管这类新生儿应限制吸入氧浓度和呼吸支持，但他们中的大多数需要正压通气，提高吸入氧浓度数天、数周甚至数月，这增加了发生慢性肺部疾病的风险。长时间气管插管还会导致声门下狭窄，低位气道梗阻。

12. 胎儿血液的循环特点是什么？

胎盘接受了胎儿心排量近半的血流，负责其呼吸气体交换。胎儿肺部几乎不接受血流灌注，其体循环和肺循环是并行的，而不像成人那样是串联的。胎儿循环肺血管阻力高、肺血流量少、体循环阻力低，通过未关闭的动脉导管和卵圆孔形成的心内两项分流使这种并行循环成为可能。

13. 胎儿的血液循环是怎样的？

胎儿上腔静脉的乏氧血经上腔静脉回流至右心房，经右心室泵入肺动脉，由于肺血管阻力高，右心室射出的血流 95% 通过动脉导管分流至降主动脉，返回至胎盘和下半身。经胎盘充分氧合的血流通过脐静脉，经静脉导管进入下腔静脉回流至右心房，优先由卵圆孔导入左心房，再经由左心室泵入上半身（主要是脑部和心脏）。

14. 什么是新生儿过渡循环?

胎儿循环向成人循环的转变称为过渡循环。出生后新生儿肺的膨胀增加了肺泡和动脉氧分压,刺激了肺动脉的舒张,降低肺血管阻力。肺血流增加,更多的进入左心,左心房压力升高,功能性关闭卵圆孔。氧分压的增加以及化学介质包括乙酰胆碱、缓激肽和前列腺素等可使动脉导管收缩并功能性关闭。在动脉导管和卵圆孔关闭及肺血管阻力降低后,向成人循环的转变完成。

15. 什么是新生儿解剖性分流?

新生儿解剖学分流包括动脉导管未闭和卵圆孔未闭。解剖意义上动脉导管的关闭通常在出生后 2~3 周,而卵圆孔的关闭则需要数月。出生 48 小时内正常足月儿仍可能存在动脉导管的双向分流。出生后的低氧血症可使肺动脉阻力增加,此时动脉导管和卵圆孔重新开放,有恢复胎儿型循环的危险。

16. 什么是新生儿持续性肺动脉高压(PPHN)?

新生儿期,低氧血症和酸中毒会使肺动脉收缩引起肺动脉高压,促使血流异常通过卵圆孔和(或)动脉导管产生右向左分流。这种重新恢复胎儿循环的模式,最终导致胎儿循环持续存在或新生儿持续性肺动脉高压(PPHN),加剧低氧和酸中毒的恶化。PPHN 可为单独的征象或是与一系列临床情况相关,包括胎粪误吸、败血症、红细胞增多症、膈疝、低氧血症和严重低血压。

17. 新生儿心血管系统的特点?

新生儿心室肌肉相对较少,心室顺应性低下,心脏舒张期容积和每搏量均少,收缩效率较成人差。每搏量相对恒定,增加心输出量主要依靠增加心率,不易代偿由于前负荷不足或后负荷、心率或心肌收缩力差引起的血流量不充足。新生儿心肌中交感神经分布少,活性弱,副交感神经发育完善并占主导地位。心脏对迷走神经反应灵敏,易发生心动过缓,是对新生儿危害最大的心律失常。

18. 新生儿循环监测的正常范围?

每千克体重的心输出量在所有的年龄段人群中,新生儿为最高的[≈ 200 mL/(kg·min)]。早产儿心率 120~180 次/min,血压 45~60/30 mmHg。足月新生儿心率 100~140 次/min,血压 55~70/40 mmHg。

19. 新生儿术前心血管功能评估的要点是什么？

术前评估应充分注意不同胎龄新生儿的心血管监测的正常范围。不同胎龄新生儿之间的基线心率、血压差异很大。同胎龄段的新生儿生理特征的正常范围变异度同样也很大。这些生理特征同样影响出生后的发育。特别是出生时胎龄23～27周的极度早产儿，他们的收缩压、舒张压和平均压在出生后4小时呈下降趋势，在4～5小时达最低点，直到24小时后才上升。

20. 如何进行新生儿术前心血管功能评估？

综合其术前48小时内，血气分析（电解质、pH、$PaCO_2$）、尿量和液体或血制品补充的速度及单次剂量、是否需要进行干预才能维持正常等行整体评估。如果pH在术前4小时内得到了改善，那期间使用的胶体或晶体及血管活性药物都应关注，用以估计患儿对液体和升压药的反应，指导术中麻醉处理。患儿在NICU中的镇静水平和药物的反应，可以预测这些药物（如吗啡、芬太尼）在术中是否会发生无法预计的不良反应（如低血压）。

21. 新生儿神经系统的特点？

新生儿神经系统功能不稳定，缺乏控制系统，对呼吸、肌肉及体温调节不稳。出生时大脑皮质和纹状体发育不完善，神经鞘髓没有完全形成，常出现兴奋泛化，遇到强烈刺激后兴奋易扩散，出现惊厥、躁动。早产儿神经系统的成熟程度与胎龄有关，胎龄越小，原始反射很难引出或反射不完整。而足月儿的自主神经系统副交感占优势。

22. 新生儿的脑血流调节与成人相同么？

脑血流的自主调节机制在早产儿、足月儿中已经完善，其调节范围（平均动脉压40～120 mmHg）较成人狭窄。足月儿的自主调节机制的阈值为25～50 mmHg，胎龄越小，正常血压与自主调节机制的下限越接近。动脉血压的增加会破坏脆弱的脑血管，易脑室内出血；低血压和低灌注则会导致局部缺血。低血糖，高、低碳酸血症，低氧血症，高、低钠血症，低钙血症，癫痫，脓毒血症，机械通气，气道吸引均能显著影响新生儿的脑血流量及其脑血流量调节的能力。

23. 新生儿术前神经系统评估要点有哪些？

评估神经系统应包含对其心肺状态包括呼吸和心率的趋势行评价。囟门可提供血管内及颅内压状态的重要数据。隆起的囟门意味着颅内压增高,凹陷的囟门则提示脱水、容量耗竭或脑的重大异常。上下肢间或两侧肢体间肌张力存在差异则提示卒中。新生儿反射包括 Moro 反射应双侧相同,Babinski 及握持反射都应正常。还应评估眼球运动,瞳孔对光反射,咽反射及是否有强吮吸能力。

24. 如何对神经系统存在损伤,但神经系统状态稳定的新生儿进行麻醉前评估?

重点在于根据其胎龄,确定血压、心率、呼吸频率、氧饱和度(包括 FiO_2)、尿量和营养状态的"正常"值。即便是同胎龄的新生儿,这些参数的变异度都很大,须根据其术前 24～48 小时(或更久)的趋势进行分析。确定是否存在胃食管反流及已有的治疗,以及是否有癫痫(发作频率如何)及治疗。评估电解质和钙浓度(特别是离子钙)以及肝功能。如果病程是稳定的,手术操作是非创伤性的,最基本的实验室检查是血细胞比容。

25. 如何对有进行性神经系统损伤的新生儿进行麻醉前评估?

需了解其对镇静剂、镇痛剂和疼痛刺激的血流动力学反应,以制订使心率血压变化最小的麻醉计划。确定合理的血管内容量,在诱导时减少快速静脉液体摄入。高血压和低血压均会影响脑血流,加重现有的神经损伤。如果患儿是机械通气状态,呼吸机的设置和 FiO_2 的变化对其氧合和通气的影响可提示在术中该采取何种最合适的通气策略。

26. 新生儿上呼吸道的特点?

新生儿鼻孔较窄,口咽部肌肉发育差,多经鼻孔呼吸而不是经口呼吸,鼻腔阻塞或分泌物增多则被迫张口呼吸。头大、枕骨突出,颈短、舌体大,面罩通气和放置喉镜困难,颈部弯曲和过伸时都有可能发生气道梗阻。声门位置较高,约颈 3 椎体水平,喉头位置前移,气管插管时喉部暴露困难。气道最狭窄处位于环状软骨水平。

27. 新生儿喉部结构的特点?

早年研究认为,新生儿的喉部结构习惯上被认为是"漏斗型",随着年龄的增长,接近于成人的圆柱型。但近期的人体影像学证明:其喉部结构实际上与成人相似,呈圆柱型。其喉前部比后部更尖,形成横轴比前后径更窄的椭圆形。当用力将契合紧密的圆形气管导管通过声门时,会对横轴产生额外的压力,导致黏膜缺血、水肿甚至瘢痕或狭窄。

28. 新生儿胸壁结构与呼吸运动的特点？

新生儿肋间肌及膈肌中Ⅰ型肌纤维少，易发生呼吸肌疲劳。肋骨结构相对柔软，角度呈水平位，潜在的限制了吸气时胸腔向外运动，随胸膜腔内压降低而塌陷，从而减弱了通气的有效性。肺闭合容量较大，在正常潮气量的小范围内如果潮气量小于闭合容量，肺泡将萎陷，发生分流。

29. 新生儿为何容易发生呼吸暂停？

早产儿因其呼吸中枢发育不成熟，呼吸不规则，伴有发绀或心动过缓的呼吸暂停（定义为呼吸停止≥20秒）发生率可达20%～30%。胎龄小于38周和出生后3～28周的新生儿手术后12小时内呼吸暂停的发生率则为18%。低血糖、低氧血症、脓毒血症、贫血、低钙及环境温度的变化，均可使新生儿易于发生呼吸暂停。全身麻醉和不成熟的呼吸中枢的相互影响也是呼吸暂停的危险因素。

30. 如何评估新生儿的呼吸功能？

关注呼吸频率和吸气时胸部活动是否对称，是否存在呼气延长，肋间、胸骨、胸骨下或胸骨上的塌陷收缩，鼻部的扩张，及呼噜声。呼气延长，意味着分泌物、气道内外团块或支气管痉挛导致的低位气道梗阻。收缩则提示呼吸做功的增加，低位气道塌陷（肺不张），空气腔隙内渗出（肺炎、水肿或胎粪吸入）。呼噜声提示吸气时部分声门关闭，在功能残气量减少的患儿中常见。

31. 新生儿吸氧的氧浓度与氧毒性有哪些？

最新版新生儿复苏指南建议，足月新生儿出生后氧饱和度目标为：1分钟60%～65%，3分钟70%～75%，5分钟80%～85%，直至10分钟达85%～95%。新生儿需要的最初通气支持，氧疗目标应以此为正常值，滴定氧浓度，避免过多暴露于高浓度氧。氧毒性与早产儿的长期愈后相关，包括支气管肺发育不良、早产儿视网膜病及神经系统发育异常。

32. 新生儿肝胆系统的特点？

新生儿肝酶系统中与Ⅱ相反应相关的酶发育不成熟，通过P450系统代谢的药物清除时间延长，应注意药物血清浓度过高产生毒副作用（某些肌肉松弛药、芬太尼、咖啡因、茶碱和异丙酚等）。体内储备维生素K不足，影响肝脏凝血因子合成，有早期或晚期出血风险。早产儿肝功能更不成熟，生理性黄疸程度重，肝内糖原贮存少,肝合成蛋白不足,易发生低血糖和低蛋白血症。

33. 新生儿肾功能的特点和正常尿量有哪些?

新生儿肾小球滤过率仅为成人的 $15\%\sim30\%$,对尿液的浓缩能力仅为成人的一半,近肾小球旁肾单位排钠能力差,故对水或盐负荷耐受较差。出生后最初几天 24 小时尿量为 $25\sim30$ mL,出生 1 周后尿量约 1 mL/(kg·h)。早产儿因体表面积相对较大,经蒸发流失的水分约为足月儿的 15 倍。

34. 新生儿体温调节及术中保温的措施有哪些?

新生儿只能在较成人更窄的环境温度范围内调解自身体温。体表面积更大,皮下脂肪少,在寒冷环境下寒战产热能力不足,均导致其热量更易散失。应使用加热抚育箱转运新生儿,加热手术室温度超过 $27℃$,使用变温毯(水温 $40℃$),加热($36℃$)加湿呼吸回路气体,辐射加热手术床,包裹非手术区域,加热静脉液体、血制品及冲洗液,并密切监测术中体温。

35. 术前如何对新生儿进行凝血功能评估?

重点在于出血史(瘀点或皮肤出血,肠道、肺或脑的近期活动性出血)及对症治疗的反应(成分输血和凝血制品的量和频率)。术前 $12\sim24$ 小时血小板计数的趋势,及维持正常血小板计数($>100\times10^9$/L)的血小板输注需求量。术前 PT、APTT、INR,及这些参数与输注纤维蛋白、冷沉淀、冰冻血浆或其他凝血因子的反应和趋势。

36. 新生儿不同时期血红蛋白和血细胞比容正常值是多少?

新生儿不同时期血红蛋白和血细胞比容正常值见表 2。

表 2　新生儿不同时期血红蛋白和血细胞比容正常值

参　　数	正常新生儿		小样儿		早产儿	
	出生后第 1 天	出生后第 7 天	出生后第 1 天	出生后第 7 天	出生儿第 3 天	出生后 $12\sim14$ 天
Hb(g/dL)	$17\sim23$	$10.0\sim20.0$	$14\sim22.5$	$9.8\sim20.2$	15.5	14.4
Hct(%)	$36.7\sim62.8$	$28.5\sim54.7$	$32.6\sim66.9$	$28.8\sim60.3$	47	44

续　表

参　数	正常新生儿		小样儿		早产儿	
	出生后第1天	出生后第7天	出生后第1天	出生后第7天	出生儿第3天	出生后12～14天
RBC(10 g/μL)	3.6～6.2	3.0～5.6	3.8～6.5	2.7～6.0	4.2	4.1
WBC(10^3)	7.1～25.4	6.6～15.4	4.6～16.5	3.8～15.5	9.5	12.3
PLT(10 g/L)	102～292	134～594	55.9～344	134～594	120～407	318

37. 新生儿糖、钠、钾和钙的需要量是多少？

糖需求量为 4～7 mg/(kg·min)，SGA 和 LGA 新生儿在生后 1～3 天，需求量＞15 mg/(kg·min)。钠需求量在出生后 2 天以后 2～4 mmol/(kg·d)，依胃肠道、泌尿生殖系统、经皮散失或药物及代谢情况变化。钾需求量出生后 48 小时后为 1～3 mmol/(kg·d)，依胃肠道、泌尿生殖系统或医源性丢失进行调整。钙的需求量（葡萄糖酸钙）为 200～400 mg/(kg·d)，依胎龄、窒息史和生长情况（SGA，LGA）而变化。

38. 不同体重新生儿在不同时期维持液体需求量如何计算？

不同体重新生儿在不同时期维持液体需求量计算见表 3。

表 3　新生儿维持液体需求量

出生时体重(g)	维持液体需求量 mL/(kg·d)		
	出生后 1～2 天	出生后 3～7 天	出生后 8～30 天
＜750	100～200＋	150～200＋	120～180
750～1 000	80～150	100～150	120～180
1 001～1 500	60～100	80～150	120～180
＞1 500	60～80	100～150	120～180

39. 新生儿为何容易发生低血糖？

出生时胎盘补充糖分的机制被中断，新生儿血糖浓度在出生后 1～2 小时最低降至 1.7 mmol/L,至出生后 12 小时,才升至 2.5 mmol/L,此种变化被认为是新生儿期激活糖产生的正常生理过程。早产儿,SGA 和 LGA 新生儿,或母体糖尿病的新生儿,由于糖原储备降低、糖代谢不稳定更易发生低血糖。

40. 新生儿低血糖的定义及如何防止低血糖?

对于新生儿低血糖尚无精确定义,多数认为血糖浓度<2.6 mmol/L 为低血糖,血糖浓度<2 mmol/为严重低血糖。通过输注 3~4 mg/(kg・min)的葡萄糖[输注 10% 的葡萄糖液 4 mL/(kg・h)提供 6.6 mg/(kg・min)的葡萄糖]可防止足月新生儿低血糖,输注 6~10 mg/(kg・min)的葡萄糖可防止极低体重儿低血糖的发生。

41. 新生儿高血糖的定义?

高血糖(定义为血糖浓度>7 mmol/L)通常会在胎龄小于 30 周的早产儿生后第一周发现。应激、糖皮质激素、甲基黄嘌呤治疗及给予过多的葡萄糖都会造成新生儿高血糖。葡萄糖输注 4~7 mg/(kg・min)可维持新生儿的基本葡萄糖需求,但是给予体重>1 kg 的新生儿输注超过 8 mg/(kg・min)的葡萄糖则可能导致高血糖。

42. 新生儿高血糖的危害?

新生儿高血糖常发生于血浆糖浓度突然大幅度增高时(如静推 25% 或 50% 的葡萄糖),可增加脑室出血的风险。在局部缺血缺氧时,过量的葡萄糖代谢不足会引起乳酸堆积以及细胞内 pH 下降,严重影响细胞功能,甚至造成细胞死亡。然而通过大幅度降低葡萄糖输注速率来治疗高血糖的方法,会显著减少热量的摄取,对生长发育造成远期的不良影响。

43. 新生儿手术中应输注葡萄糖么?

应激或糖皮质激素引起的高血糖在术中较为常见。而一些早产儿缺乏应激反应,在未补给糖溶液的情况下,可有低血糖的风险,即便是短暂的低血糖也会造成新生儿神经损伤。应避免使用 5% 的葡萄糖液,改用含有 1%~2% 葡萄糖的乳酸林格液或生理盐水;或以 2~5 mg/(kg・min)的速率输注葡萄糖,将血糖维持在可接受范围且不增加高血糖风险。

44. 新生儿围术期低钙血症如何处理?

过度通气伴碱中毒、早产儿、有窒息病史的低体重儿、母体糖尿病,或曾接受枸橼酸血及新鲜冰冻血浆的新生儿易发生低钙血症(定义为血总钙<1.87 mmol/L或游离钙<0.9 mmol/L),易发生低血压、抽搐和惊厥,可在心电监护下输注 10%葡萄糖酸钙 100～200 mg/kg 治疗。如低于 1.0 mmol/L,应给与氯化钙。

45. 新生儿围术期为何容易发生高钾血症,如何处理?

新生儿血浆 K^+ 浓度超过 5.0 mmol/L 相当常见,尤其在伴有轻微代谢性酸中毒的早产儿。在 ELBW 中常见出生后 1～3 天内血钾浓度迅速升高(>6.5 mmol/L),为非少尿型高血钾,并不是由钾离子排泄异常或摄入过多导致,而是与细胞内钾迅速外移和红细胞内钠钾泵异常有关。治疗除胰岛素和葡萄糖、钙或碳酸氢盐、利尿剂、沙丁胺醇、腹膜透析和离子交换树脂外,新生儿还可进行血浆置换治疗高血钾。

46. 新生儿术前禁食与术前液体缺失量如何补充?

新生儿禁清饮料的时间是 2 小时,母乳为 4 小时,配方奶为 6 小时。术前液体缺失量为每小时液体需要量与禁食时间乘积,在第一小时补充 50%,第二、三小时各补充 25%。如新生儿术前禁食时间短或术前已进行静脉输液,第一小时补充量应减少。

47. 新生儿术中输血的原则是什么?

新生儿正常的血红蛋白浓度应以能维持稳定心肺功能为标准。某些体弱的新生儿血红蛋白浓度要维持于 160～180 g/L,才能保证血流动力学的稳定。同时血红蛋白浓度也应结合体检结果分析。如果外周灌注不足,或存在心动过速或低血压,即便血红蛋白达到 160～180 g/L,仍需要等张晶体液或非红细胞胶体输注以改善灌注。血红蛋白 120～140 g/L 的患儿有同样的体检结果,有时也需浓缩红细胞输注。

48. 新生儿术中液体管理的原则是什么?

术中液体治疗包含维持液和替代液体两部分。维持液为含糖液(优选葡萄糖/氨基酸 TPN 液),以 4 mL/(kg·h)输注,其中葡萄糖以 2～5 mg/(kg·min)维持正常血糖。替代液体为晶体(平衡盐溶液)、胶体(蛋白)或血液制品,输注速度依血管内容积、丢失量和血压确定。腹部手术可增加第三间隙液体损失,需加大替代液体补给。

49. 新生儿术中可以应用羟乙基淀粉么?

没有心脏、肾脏疾病和凝血功能异常的新生儿,等容量的 6% 羟乙基淀粉(HES)并不会使其血清肌酐上升。但 3~15 kg 的新生儿和婴儿给予 HES 130/0.4 15 mL/kg,血栓弹力图会显著受损。HES 还可能会干扰血管性血友病因子、Ⅲ因子和血小板功能。

50. 新生儿术中可以应用明胶么?

在动物感染性休克模型上,明胶和 HES 维持血浆容量的作用比白蛋白更有效,英国和爱尔兰儿科麻醉医师协会也推荐使用明胶制品作为血浆扩张剂,但支持新生儿和婴儿使用明胶的证据仍有限。虽然在早产儿预防性应用新鲜冰冻血浆、明胶或葡萄糖在早期发病率和死亡率上并无显著差异;但同新鲜冰冻血浆相比,早产儿使用明胶扩容会增加坏死性肠炎的发生率。

51. 新生儿术中扩容,白蛋白是否为首选?

国际新生儿复苏指南推荐新生儿使用等张晶体液或 O 型 Rh 阴性红细胞进行紧急扩容。白蛋白是某些代谢物(如胆红素)、游离脂肪酸和药物的主要结合位点,在新生儿麻醉中使用有诸多优点。在美国,白蛋白是维持新生儿和婴儿的胶体渗透压、作为血浆扩张剂的首选。但大量输入白蛋白,可抑制血小板聚集或对抗凝血酶Ⅲ的肝素样作用造成低凝状态。

52. 新生儿术中的应激反应与成人相同么?

新生儿手术诱发的应激反应激素水平上升程度超过成人和儿童,多数情况下会在 24 小时后恢复到基线水平。出生后 48 小时内的新生儿,其围生期内源性阿片类物质增多从而减弱了内分泌和代谢反应,应激反应小于稍大些的新生儿。

53. 新生儿气管插管时如何选择合适型号的气管导管型号?

新生儿体重<1.5 kg 时选择 2.5 mm 的导管;新生儿体重 1.6~3.5 kg 时选择 3.0 mm 的导管;新生儿体重>3.5 kg 时选择 3.5 mm 的导管。

54. 新生儿气管导管的选择？

考虑到带套囊气管导管可能造成患儿声门下损伤，新生儿既往常规使用无套囊气管导管。然而，新型套囊气管导管所带套囊具有高容量低压力的特点，目前新型套囊气管导管的使用不会造成声门下气道损伤且不会提高全身麻醉插管后喘鸣发生率。同时与无套囊气管导管相比，新型套囊气管导管可以减少手术室空气污染及麻醉药的浪费。

55. 新生儿使用带气囊的导管时如何测定套囊压力？

维持套囊压力在 $1.96 \sim 2.45$ kPa，使用套囊压力测定仪直接测定。

56. 新生儿气管插管时气管导管置入深度多少合适？

新生儿体重 1 kg 左右时，导管尖端距切牙的距离约为 7 cm；新生儿体重 2 kg 左右时，导管尖端距切牙的距离约为 8 cm；新生儿体重 3 kg 左右时，导管尖端距切牙的距离约为 9 cm。

57. 新生儿困难气道患儿如何选择镇静方案？

存在困难气道的新生儿需要全身麻醉时，建议在保留自主呼吸的前提下行气管插管，可以应用气管内局麻药复合静脉药减轻心肺反射，或选择吸入麻醉诱导。常用的静脉药物包括咪达唑仑、丙泊酚、氯胺酮或右美托咪定。

58. 新生儿哪些手术建议行动脉穿刺置管？

动脉穿刺置管直接测量血压适用于危重患儿（如极低体重患儿、严重电解质紊乱等）或者需要接受重大手术的新生儿（如出血风险高、手术时间长等）。

59. 新生儿动脉穿刺最常见位置及穿刺要点？

新生儿动脉穿刺最常见位置为桡动脉穿刺置管。提高新生儿桡动脉穿刺置管成功率的要点包括见到穿刺针回血时，旋转针头使斜面向下；置管困难时可选择放置导丝引导；辅助多普勒超声技术帮助动脉定位，提高穿刺置管成功率。

60. 新生儿中心静脉穿刺最常见位置及穿刺要点？

新生儿中心静脉穿刺最常见位置为颈内静脉。提高新生儿颈内静脉穿刺置管成功率的要点包括采用垫高新生儿肩部的体位；轻按新生儿肝部增加静脉回流；在超声辅助下定位穿刺等。

61. 新生儿动脉穿刺置管的主要部位有哪些,选取顺序是如何?

　　新生儿动脉穿刺置管的主要部位包括桡动脉、股动脉、肱动脉和腋动脉。新生儿首选桡动脉穿刺;不成功备选股动脉穿刺,若都难以置管可在严密监测下行肱动脉或腋动脉穿刺。

62. 新生儿动脉置管围术期管理有哪些注意事项?

　　一旦动脉穿刺置管完成,应妥善固定并连接持续可靠的冲洗系统;任何循环障碍和导管远端皮肤改变都应立即拔除置管;动脉置管管理过程中严格无菌操作,减少感染风险。

63. 新生儿喉罩通气有何特殊性?

　　新生儿喉罩置入成功率低,喉罩置入后有效率通气低,同时通气过程中极易发生移位。但在手术室外麻醉中与气管插管相比,喉罩在紧急开放气道方面更具优势,因为其操作更为简便,且成功率高。对于使用面罩通气或气管插管复苏失败的足月或近足月新生儿来说,喉罩已成为首要备选方案。

64. 新生儿全身麻醉诱导用药有何特殊性?

　　全身麻醉诱导药物包括镇静类、镇痛类和肌肉松弛类药品都可能引起低血压、心动过速、心动过缓、节律障碍、胸壁僵硬或者呼吸抑制。所以在临床中新生儿麻醉诱导应尽可能使用最小剂量和最少种类的药物。

65. 新生儿麻醉诱导常用哪些药物?

　　新生儿静脉诱导常用药物包括丙泊酚和硫喷妥钠。新生儿吸入诱导首选药物是七氟烷,诱导迅速、平稳、易于实施,并且无痛。

66. 新生儿气道哪里最狭窄?

　　婴儿镇静状态下,声门开放的部位表面上是小儿气道最狭窄的地方,但环状软骨仍是气道"功能"上最狭窄的部位(4 mm左右),轻微水肿即可使气道阻力明显增加。

67. 新生儿术前访视的注意事项？

新生儿完善术前评估包括：评估器官成熟度、是否伴随其他疾病、考虑可能影响麻醉的因素、详细的病史和体格检查。详细病史还包括妊娠周数、出生情况（窒息、胎粪误吸、Apgar 评分）、母亲的病史、是否有通气支持治疗（呼吸暂停、供氧、机械通气）。

68. 新生儿可否清醒插管？何种情况下适合清醒插管？

新生儿可以清醒插管。对于病情危重（呼吸衰竭、休克等）和有困难气道的新生儿常采用清醒插管。

69. 新生儿全身麻醉诱导前预充氧的时间和氧浓度？

预充氧的目的是最大限度的提供氧储备来耐受最长时间的呼吸暂停而不发生血氧降低，从而防止在插管过程中发生低氧血症。预充氧时，呼气末氧含量的靶浓度设定为 0.9，0～6 个月的婴儿需要的预充氧时间为 36±11.4 秒或约 60 秒。

70. 新生儿单纯七氟烷诱导插管所需的七氟烷浓度是多少？

新生儿七氟烷诱导时将挥发罐调至 6%～8%，新鲜气流量 3～6 L/min，预充回路后，将回路输出口连接合适的面罩（下至颏部上达鼻梁），盖于小儿口鼻处。新生儿以 8% 七氟烷进行潮气量呼吸诱导法比丙泊酚诱导所需的时间显著延长。

71. 新生儿手术麻醉维持应使用吸入麻醉还是静脉麻醉？为什么？

短效吸入麻醉是新生儿麻醉维持的理想药物。七氟烷与静脉麻醉药物相比，它适用于吸入诱导，代谢率很低，药代动力学迅速，并且对存在呼吸循环系统疾病的婴儿很安全。

72. 高浓度的七氟烷会引起新生儿呼吸抑制吗？

新生儿吸入高浓度七氟烷引起呼吸抑制可能性较小。七氟烷最大可吸入浓度为 8%，新生儿 MAC 值为 3.3%，仅有 2.4 倍吸入 MAC 值的药物可被输送，安全性相对较高。

73. 新生儿静脉维持麻醉特点？

新生儿静脉通路较为脆弱，在麻醉维持过程中可能存在脱落、移位等风险。新生儿静脉药物维持麻醉,其药物浓度和麻醉深度难于监测。

74. 丙泊酚作为新生儿麻醉维持药物有何特点?

丙泊酚在麻醉过程中的效应室浓度无法测量,其药代学和药效学特性也存在很大的个体差异,且无法监测麻醉深度。

75. 新生儿行骶管阻滞时,麻醉药浓度和剂量如何选择?

新生儿行骶管阻滞常用药物及用量:单剂量给药,$0.5 \sim 0.75$ mL/kg 的 0.25% 丁哌卡因或 0.2% 罗哌卡因,根据阻滞的平面的需要进行调整。

76. 哪种局麻药物对新生儿心脏的毒性作用最强?

局麻药血药浓度较高时均会影响心脏功能,表现为阻碍去极化期间的钠传导,使心脏兴奋性降低,复极减慢,延长不应期。对心房、房室结,室内传导和心肌收缩力呈剂量相关性抑制。其中丁哌卡因对新生儿心肌的相对毒性最强,且容易引起难治性的室性心律失常和室颤。

77. 利多卡因对新生儿不良反应有哪些?

利多卡因主要的不良反应与心血管和中枢神经系统有关,且心脏毒性作用较神经毒性强。

78. 新生儿监测血氧饱和度时,探头放置的常见位置有哪些?

新生儿监测血氧饱和度时,常见的探头放置位置可以是手掌间、脚掌间或耳垂、颊部和舌头。

79. 新生儿麻醉深度监测的益处?

新生儿在麻醉深度监测下可以指导用药,减少麻醉药的用量。同时可以降低浅麻醉的发生率。

80. 新生儿气管插管后吸入氧浓度维持在什么范围内?

在新生儿复苏和治疗中,通气氧浓度高于 21%,但低于 100%。吸入氧浓度越高,发生肺不张的面积就越大。合适的吸入氧浓度应避免高、低氧血症的发生(SpO_2 保持在 $85 \sim 88\%$ 至 $94\% \sim 95\%$)。

81. 新生儿机械通气时选用何种机械控制通气模式更好？

新生儿机械通气更好的呼吸机支持模式是压力控制通气模式。该通气模式的优点在于提供渐减型气流从而产生持续且有限制的吸气压力，可以减少吸气压峰值，缓解气管和肺泡压力。压力控制通气模式可以改善气体分布，减少肺内分流，从而提高氧合。

82. 新生儿压力机械通气模式下，压力如何设定？常规使用 PEEP 吗？

新生儿压力机械通气模式下，为保持终末气道扩张 PEEP 至少设定为 0.49 kPa，初始吸气正压设定为 1.47 kPa，以建立通气压力梯度，同时提供较小的氧气浓度达到适合的血氧饱和度。然而，当肺顺应性下降或肺不张时，为保持肺泡的复张，可应用更高水平的 PEEP。

83. 新生儿全身麻醉后应维持什么范围的呼末二氧化碳数值？

在没有颅内压增高和肺动脉高压前提下，新生儿呼吸机支持二氧化碳分压大致维持在 $45 \sim 52.5$ mmHg 属于安全范围。

84. 新生儿面罩通气的方法是否和成人一致？

新生儿麻醉诱导前，应选择好合适型号的面罩。新生儿面罩通气的正确手法是：将操作者的小指置于下颌骨升支顶部的下颌凹陷处，使颞下颌关节呈半脱位状态，朝发际线方向向上提拉骨节。

85. 如何进行新生儿快速诱导插管？

新生儿快速诱导常需要镇静药物和肌肉松弛药物，按照预定的剂量，依次快速静脉推注并且迅速起效。其目的是最大程度上缩短上呼吸道失去保护性反射到气管插管之间的时间间隔，因为这段时间发生反流误吸风险最高。

86. 新生儿术中液体维持量如何计算？

新生儿/小婴儿（$1 \sim 10$ kg）维持体液需求量为 4 mL/(kg·h)。新生儿液体维持应该给予包含钠[3 mmol/(kg·d)]和钾[2 mmol/(kg·d)]的 10% 葡萄糖液以 4 mL/(kg·h) 或[$100 \sim 120$ mL/(kg·d)]的速率输注。

87. 新生儿术中体温监测有哪些位置？

常见的新生儿术中体温监测位置包括：腋下、直肠、皮肤、食管和耳部。

88. 新生儿手术体温在什么范围比较合适？

保持新生儿热平衡状态，应维持核心温度为 $36.7\sim37.3℃$ 以及核心温度和体表温度波动 $<0.2\sim0.3℃/h$。

89. 新生儿是否有必要进行术后镇痛？常用方式有哪些？

新生儿术后镇痛常因顾忌镇痛药物相关严重不良反应而被放弃。然而给予持续的术后镇痛能显著改善新生儿术后的转归，所以应提倡早期、有效的镇痛治疗，运用多模式镇痛方法，降低每一种药物的用量。新生儿常用的术后镇痛方式包括：局部镇痛、静脉镇痛、神经阻滞。

90. 新生儿术后常见麻醉并发症有哪些？

新生儿术后常见的麻醉并发症包括呕吐、反流和误吸；喉痉挛；低氧血症；体温异常；术后呼吸暂停。

91. 新生儿术后疼痛和幼儿相比是否更敏感？

新生儿感觉和运动系统发育尚不成熟，对疼痛刺激的反应独特，不成熟和不协调的运动系统会改变并限制对疼痛刺激可能产生的行为学反应。新生儿对伤害性疼痛刺激，如潜在的组织损伤或者有害的感觉传入，比儿童更加敏感。

92. 新生儿术后疼痛是否会对其造成长期的行为改变？

新生儿时期具有完全的神经可塑性，这表现为在这个年龄段，无论是疼痛事件还是暴露于特定复合物，尤其是某些镇痛药物，有可能产生长期的不良影响，而在年长儿中不会出现这种情况。

93. 什么是新生儿先天性膈疝？

新生儿先天性膈疝是由于膈肌发育缺陷导致腹腔脏器疝入胸腔，引起不同程度肺发育不良和肺动脉高压的先天性疾病，发病率大约为 $2.5/10\ 000$。新生儿先天性膈疝具有较高的死亡率（死亡率一般介于 $21\%\sim48\%$），手术后存活的患儿也有一定的远期并发症发生率。

94. 判断新生儿先天性膈疝预后不良的指标有哪些？

当新生儿先天性膈疝出现以下情况时，说明患儿病情严重、预后不良。这些因素包括：合并心脏或者染色体异常，肝脏疝入胸腔，实际/预期肺头比<25%，预测肺容积百分比<15%，肺容积<25 mL，右侧膈疝，合并左心发育不良。

95. 新生儿先天性膈疝按照发生的解剖部位不同分哪几类？

根据先天性膈疝发生的部位，可以将其分为后外侧疝（也称为 Bochdalek 疝）、中央型疝和前位疝（也称为 Morgagni 疝）。其中后外侧疝最常见，约占总数的70%～75%，大多数后外侧疝发生在左侧（约85%），少数发生在右侧（13%），极少数发生在双侧（2%）。前位膈疝和中央型膈疝相对少见，发生率分别为23%～28%以及2%～7%。

96. 新生儿先天性膈疝是怎样影响患儿心肺功能的？

先天性膈疝新生儿的解剖和病理生理改变的严重程度受疝入胸腔内腹腔脏器的多少和疝形成过程的影响，即疝入胸腔内的腹腔脏器在胎儿发育过程中抑制了肺的生长发育，导致心脏、肺循环、气道和肺薄壁组织结构和功能改变，从而导致肺发育不良和肺动脉高压。严重的左侧膈疝还可能合并左心室发育不良。患儿出生后不久即出现不同程度的低氧、高碳酸血症、酸中毒，甚至发生心源性休克。

97. 先天性膈疝患儿肺发育不良和肺动脉高压的病理生理基础是什么？

患儿肺终末细支气管数量减少，肺腺泡发育不良导致肺泡数目减少，气体交换面积减少，肺泡壁增厚，肺间质增生。由于肺血管横截面积减少，肺血管床也相应减少。肌性血管肥大导致血管重构，是患儿产生"不可逆"持续性肺动脉高压的一部分原因。此外，自主神经功能失调、肺动脉内皮细胞依赖性松弛功能受损和血管舒缩调节因子失衡等因素导致的血管反应性改变是产生"可逆性"持续性肺动脉高压的原因。

98. 新生儿先天性膈疝的诊断标准是什么？

60%的患儿因为产前B超检查或者母亲羊水增多而确诊（平均在孕24.2周时）。直接的诊断依据是发现腹腔内脏器位于胸腔，间接诊断依据包括羊水增多、心脏偏移以及纵隔偏移。左侧膈疝的典型表现是胸腔内毗邻心脏位置出现胃和小肠的影像。剩余40%的患儿在出生以后才明确诊断，临床表现为呼吸急促、心动过速、紫绀以及三凹征,体格检查可见桶状胸、舟状腹以及听诊一侧呼吸音消失。

99. 如何开展重症先天性膈疝胎儿在胎儿镜下行气道堵塞手术的麻醉?

在内镜下利用球囊进行胎儿气管封堵,防止肺内液体从胎肺中流出,促进肺的生长并减少血管阻力。通常选择孕 27～29 周进行手术,孕 34 周时取出封堵管。手术中胎儿需要间断使用超声多普勒仪监测胎心。胎儿的镇痛和制动多采用超声引导下胎儿肌内注射芬太尼($15\ \mu g/kg$)、罗库溴铵($2\ mg/kg$)和阿托品($20\ \mu g/kg$)。手术可能的并发症是胎膜早破、早产。

100. 新生儿先天性膈疝产时麻醉医师处理的职责是什么?

在胎儿娩出后、呼吸和发声前进行气管插管,避免胃和小肠胀气加重病情。脐带完整复苏策略对新生儿出生后 Apgar 评分、血流动力学和血乳酸稳定有一定帮助,对远期并发症、住院时间没有显著影响。

101. 新生儿膈疝围术期需要行哪些监测?

新生儿出生后,应当插鼻胃管给胃肠减压,需建立中心静脉和动脉通路,做好保温措施。要进行心率、有创动脉血压、动脉导管前、后氧饱和度、体温以及容量的监测。

102. 新生儿膈疝的通气策略有哪些?

保持动脉导管前氧饱和度在 $80\%～95\%$,动脉导管后氧饱和度$>70\%$,动脉血二氧化碳分压介于 $50～70\ mmHg$,pH>7.25,吸气峰压(PIP)$1.96～2.45\ kPa$,呼吸频率 $40～60$ 次/分,呼吸末正压 $0.29～0.49\ kPa$。如果 PIP$>2.94\ kPa$,呼吸频率>60 次/分,就需要高频震荡通气甚至体外膜肺氧合。术后常须继续机械通气调整呼吸状态。

103. 新生儿膈疝的手术方式有哪些?

血流动力学不稳定、需要吸入一氧化氮(iNO)、高频震荡通气(HFOV)或者体外膜肺氧合(ECMO)的患儿由于不能耐受转运,可以在床旁手术。膈肌缺损较小者可以进行一期缝合,缺损较大者往往需要用人工材料或者腹横肌补片修补。胸腔镜手术比开放手术具有微创、复发率低的优势,越来越多地被外科医生实施和掌握。

104. 新生儿膈疝的麻醉要点？

麻醉中需要密切监测动脉血气,避免二氧化碳分压过高和酸中毒,避免由此加重肺血管阻力从而影响肺血流。麻醉药物以麻醉性镇痛药和神经肌肉阻滞剂为主。要开放足够粗的静脉通道,最好是上肢静脉通道以方便使用药物和血液制品。正压通气过程中要避免过高的通气压力,小潮气量通气,加快呼吸频率,可接受一定程度高碳酸血症,防治肺损伤和气胸。同时还应注意胸腔镜手术过程中新生儿的循环管理和容量管理。

105. 新生儿膈疝术后有哪些远期并发症？

患儿容易发生的远期并发症包括反复呼吸道感染、胃食管反流、生长发育迟缓、胸廓畸形以及认知功能损害。

106. 新生儿膈疝合并肺动脉高压的麻醉处理原则？

如果患儿氧合指数（OI）或导管前后 SPO_2 差异＞10％,可考虑吸入氧化亚氮（iNO）10～20 ppm。如对 iNO 无反应,考虑使用前列环素或前列腺素 E1（PGE1）。如果是难治性或持续性肺高压,可考虑使用西地那非或米力农。如果出现周围灌注不良或低血压,应当补充胶体液。如果心血管系统持续不稳定,应使用强心药使MAP 高于正常水平,以减少 PDA 右向左分流。

107. 新生儿先天性无肛有哪些类型？

肛门直肠畸形国际分类中临床常见疾病包括：会阴（皮肤）瘘、直肠尿道瘘（前列腺,球茎）、直肠瘘、前庭瘘、排泄腔瘘、无瘘管、肛门狭窄；罕见或者局部病变包括袋装结肠、直肠闭锁/狭窄。男性中合并直肠尿道瘘的肛门闭锁是最常见的畸形,其次是合并直肠会阴瘘。女性中最常见的畸形是合并直肠前庭瘘的肛门闭锁。

108. 新生儿先天性无肛的手术方式有哪些？

常见的肛门重建手术包括后矢状肛门直肠成形术（PSARP）、前矢状入路的骶会阴手术、腹骶牵引、腹会阴牵引和腹腔镜辅助牵引技术。其中后矢状肛门直肠成形术（PSARP）是最常见的手术方式。

109. 先天性肛门闭锁的流行病学？

先天性肛门闭锁在新生儿中的发病率约为 1∶4 000～1∶5 000,并且男性略多于女性。合并其他相关系统异常的比例为 $30\% \sim 60\%$。

110. 新生儿肛门闭锁患儿的术前评估有哪些要点？

新生儿肛门闭锁患儿的术前评估需要了解是否有并存疾病，尤其是心脏和脊柱是否有异常。若需行骶管麻醉应检查骶骨有无异常。术前需要评估患儿消化系统情况，判断是否需要放置胃管行胃肠减压。

111. 新生儿肛门闭锁的术中麻醉管理有哪些要点？

术中使用暖风机和输液加温装置防止患儿术中发生低体温；在上肢建立足够的静脉通路，适当补液；此类手术常规行气管插管全身麻醉，而且麻醉药物的用量及麻醉方案的选择需要考虑到术后能及时地苏醒与拔除气管导管的需求。

112. 新生儿肛门闭锁的术后处理原则有哪些？

术后密切关注患儿血糖、酸碱平衡和血清胆红素水平，以免发生低血糖、酸中毒和核黄疸；术后持续给予全肠外静脉营养并监测鼻胃管排出量。

113. 先天性腹壁缺损包括哪两种类型？

先天性腹壁缺损包括新生儿腹裂和新生儿脐膨出两种类型。

114. 什么是新生儿腹裂？

新生儿腹裂腹壁缺损小于脐膨出，直径在 4 cm 以下。多数病例的腹裂紧邻脐部，在脐带和缺损间偶尔存在有皮桥，但腹壁和肌层正常。没有囊膜和囊膜残余，中肠（偶尔生殖腺）会从缺损中疝出。腹裂新生儿多为早产儿，其呼吸系统常存在问题。

115. 新生儿腹裂的外科处理原则是什么？

外科手术的主要目的是还纳肠管以及避免肠管的损伤。第二个目的是逐渐将肠管还纳至腹腔内，但不引起腹腔间隙综合征。目前针对是否一次性闭合腹腔存在争议，如果患儿的腹裂缺损较小，在手术室内全身麻醉下就可能实现很好的闭合，也可以同时处理一些并发症；如果不能实现一次性闭合或者情况不适合，则需要分期闭合。

116. 新生儿腹裂手术的麻醉管理要点,如何控制低体温、低容量的发生?

全身麻醉联合硬膜外麻醉能提供良好的术后镇痛,并且可以减少术后机械通气的时间。术中需要对患儿进行充分的保温处理,并给予 20 mL/kg 的林格溶液或者清蛋白进行充分的容量补充。在关闭缺损时,应保持腹内压小于 20 mmHg。

117. 什么是新生儿脐膨出?

新生儿脐膨出是脐带环的中心缺损,直径常>4 cm,表面被半透明膜所覆盖,内有中肠和肝、脾、生殖腺等器官,脐带由膜表面伸出。发生脐膨出的器官主要被脐带延续形成的膜所包裹。新生儿脐膨出的发生率为 1:4 000,且男性的发生率是女性的 1.5 倍。

118. 新生儿脐膨出的外科处理原则是什么?

如果缺损口较小,可以直接将疝囊切除后还纳内容物;如果缺损口较大,应该逐步稳妥地慢慢还纳内容物。在切除疝囊前,应该轻轻地按压疝囊来评估是否能够成功将缺损口闭合,切除疝囊时,还必须小心以避免损伤肝静脉。

119. 新生儿巨大脐膨出术中需回纳肝脏,如何指导补液?

新生儿巨大脐膨出术中需回纳肝脏时可能会压迫下腔静脉,使静脉回心血量急剧减少从而降低心输出量。同时还可能导致腹内压增高,影响通气,静脉回流受阻引起少尿。所以监测尿量是评估补液量的可靠指标。

120. 先天性脐膨出的流行病学是什么?

先天性脐膨出的发病率是(1~2.5)/5 000,男性多见。45%脐膨出患儿伴有心脏畸形,如房间隔缺损、室间隔缺损、主动脉缩窄和三尖瓣闭锁等;40%存在染色体异常;43%伴有胃食管反流;33%伴有隐睾。

121. 先天性脐膨出患儿的术前麻醉访视要点有哪些?

通过超声心动图以及其他一些相关的检查和检验报告进行充分的术前评估,来确定有无并存疾病以及并存疾病的严重程度。患儿脏器外露可使热量和水分丧失,肠腔内液体外漏会导致严重脱水、电解质紊乱,甚至低血容量休克。疝囊内容物如为肝、脾等实质脏器时,应在术前备好充足的血液制品,防备剥离时大出血。

122. 先天性脐膨出患儿的术中麻醉管理要点有哪些?

手术室室温调至 24~26℃,并行暖风机保温;术中持续胃肠减压;快速麻醉诱导,防止反流误吸;应行动脉穿刺置管术,术中严密监测患儿血气分析,包括二氧化碳分压、血糖和电解质等;严密监测患儿尿量,指导术中补液;防止患儿腹腔内压过高。疝囊内容物发生粘连分离式可能出现失血性休克。

123. 先天性脐膨出患儿的术后注意事项有哪些?

一期修补术后多数患儿在初期仍需要机械通气辅助呼吸;持续胃肠吸引减压;术后需要较长时间静脉补液和输注营养液。

124. 什么是新生儿坏死性小肠结肠炎(NEC)?

NEC 为新生儿最常见的外科急症,新生儿发病率 0.5%,VLBW 新生儿可达 10%。涉及黏膜受损、病原菌和喂养的多因素协同作用,导致易感宿主肠管损伤和炎症反应,发生弥漫性或局部的肠黏膜甚至肠深层坏死的一种疾病。可累及单个或多段肠管,最常累及回肠末端,其次是结肠。症状可包括肠扩张、便血、腹泻、肠梗阻、腹水、腹膜炎、肠穿孔。腹部 X 线以肠环扩张、肠内气肿及伴或不伴穿孔的门静脉气体为特点。

125. 新生儿坏死性小肠结肠炎手术的麻醉风险有哪些?

早产儿呼吸中枢发育不成熟,围术期可出现呼吸暂停。患儿可出现血容量不足,电解质紊乱,脓毒血症,电解质紊乱,代谢性酸中毒甚至休克,常需要血管活性药物支持。脓毒症及血小板被内毒素结合使血小板减少,严重者可出现 DIC。围术期液体复苏过度或手术操作,可致新生儿肝脏充血,甚至肝被膜破裂和致命性出血。

126. 新生儿坏死性小肠结肠炎手术术中低血压的原因是什么?

患儿喂食不耐受、胆汁性呕吐,腹膜炎、直肠出血均可导致大量液体从消化道丢失,血容量不足。脓毒血症、代谢性酸中毒可使新生儿循环状态恶化,血流动力学不稳定。凝血因子缺乏、过度液体复苏和手术操作导致的肿胀肝脏被膜破裂也可引发快速出血。

127. 新生儿坏死性小肠结肠炎手术的补液原则?

需根据患儿的临床状况和失血量,由动脉血气分析的结果指导给予 10~

20 mL/kg 的温液体。由于这些新生儿通常出生体重极低,白蛋白水平低。在术前或手术期间可能需要输注 5% 白蛋白和血制品。平衡盐溶液可以用于替代少量的液体转移,但需限制其容量,防止加剧低蛋白血症和稀释性凝血功能障碍。注意避免过量补液,防止引起开放动脉导管或肝脏肿胀发生灾难性出血。

128. 新生儿坏死性小肠结肠炎术中麻醉管理要点?

需动脉置管测压及血气分析,可靠的外周或中心静脉置管输注胶体或血制品。调整吸入氧浓度维持动脉氧饱和度 90%~95%。避免使用一氧化氮,特别是胃肠道和门静脉积气的患儿。患儿常不能耐受强效吸入麻醉剂,即便是低浓度,可予大剂量芬太尼或其他阿片类药及肌肉松弛剂维持。常需血管活性药物或液体复苏维持循环稳定。术中严密监测血糖,特别是手术时间超 45 分钟的大量输血或术前血糖不稳的患儿,并维持术中患儿体温正常。

129. 新生儿骶尾部畸胎瘤的流行病学特点是什么?

在新生儿的发病率为 1~2∶40 000,35%~60% 的患儿有突出于体表的瘤体。女性的发病率为男性的 3~4 倍。骶尾部畸胎瘤有囊性的和实体性的。囊性畸胎瘤约占 15%,包含更多的分化性细胞,通常为良性的。其余多数畸胎瘤为实体性的,包含更多未分化细胞,多数偏向恶性。预后不良的高危因素是:孕期小于 32 周,瘤体/胎儿体重>11%;肿瘤囊性部分<60%。

130. 新生儿骶尾部畸胎瘤为何需要早期手术治疗?

围生期的死亡率为 25%~37%,死亡原因为快速增长的畸胎瘤血管形成动静脉畸形,导致积水、羊水过多、高排量心衰、早产及死亡。出生时 90% 的畸胎瘤都是良性的,少数恶性。如果没有及时切除肿瘤,恶性率会从出生时 10% 增加到 1 岁时 75%。因此,产前干预(羊膜穿刺、囊肿抽吸、射频消融、分流或手术减容)和早期切除对长期生存尤为重要。

131. 新生儿骶尾部畸胎瘤手术麻醉术前访视要点?

需确认患儿是否为早产,是否有其他合并症、是否有重要脏器损害(如肺动脉高压、肾和肝脏的损害),肿瘤是否侵袭骨盆,术中是否有血管性肿瘤大出血的可能,以及是否有高输出性心力衰竭相关的凝血异常。

132. 新生儿骶尾部畸胎瘤术中麻醉管理要点?

安全建立人工气道,监测和建立血管通路(包括中心静脉和动脉置管),留置导尿。俯卧位的手术会影响对新生儿的观察。需准备好相匹配的新鲜血液及血制品应对大量失血。手术操作引起肿瘤坏死可引起高血钾,通过中心静脉快速大量输血也可引起高血钾和低血钙,可出现心脏骤停。非新鲜的库血优先使用外周静脉而非中心静脉缓慢输入。

133. 新生儿眼科常见的手术和操作类型及其主要的特点?

早产儿视网膜病变(ROP)筛查操作:需进行散瞳,筛查者经验不足或患儿长时间机械通气有显著眼周水肿、新生儿睑裂小及强烈反复吮吸动作均可致操作困难。ROP 激光手术:需保持新生儿无体动,操作时发生低氧饱和度、呼吸暂停和紧急插管的风险大。泪小管阻塞手术,如需加鼻内镜检查,时程较长,血液及注射的荧光素可流入口咽腔。先天性白内障手术:可合并其他许多先天性病症。先天性青光眼手术:需在生后最初几周内手术治疗。

134. 新生儿眼科手术麻醉术前访视的要点?

需注意新生儿合并的其他医疗状况,包括早产、先天性疾病、慢性肺部疾病、早产儿呼吸暂停、脑部疾病。在早产儿需考虑肺动脉高压和发绀性先天性心脏病。白内障、青光眼、鼻泪管阻塞在 21-三体的新生儿中发生率较高,这类新生儿可能需选择更小直径的气管导管。

135. 新生儿眼科手术围术期麻醉管理要点?

气道和静脉通路必须安全可靠。防止低体温或高体温,并在手术期间给予葡萄糖和液体。一些简单的操作和检查,可在镇静下进行,通过面罩或喉罩通气在保留自主呼吸下完成。对于需制动的眼内手术,推荐气管插管和肌肉松弛药。在深麻醉期间拔出气管导管可避免呛咳增加眼内压,但只有在气道未受损的新生儿,具备全程监护并可随时进行有效的气道支持的情况下才能进行,并需严密观察直至完全清醒。注意早产儿术后呼吸暂停的监测。

136. 新生儿眼科疾病常用的滴眼液可能在围术期产生的影响?

阿托品可引起患儿心动过速、面色潮红、发热、急性错乱性精神病和将肠鸣音降到最小的胃肠道反应。去氧肾上腺素可增加患儿血压。环戊醇胺酯可引起癫痫大发作、精神反应和胃肠道毒性（包括 NEC）。托品卡胺可引起胃肠道反应。后马托品与阿托品相似，但较弱。

137. 新生儿眼科手术中常见的麻醉相关因素对眼内压的影响有哪些？

氯胺酮可升高眼内压。琥珀酰胆碱可引起眼内压瞬时增加，但在新生儿，该反应没有明确证据。麻醉性镇痛药、镇静药和吸入麻醉药一般均可降低新生儿眼内压。置入喉镜和气管内插管刺激可引起眼内压增高。咳嗽、挣扎、呕吐、屏气、通气不足、缺氧和高碳酸血症均会增加眼内压。

138. 如何处理新生儿眼科手术中的眼心反射？

眼内操作对眼外肌快速牵引或在眼球上直接施压后，通过动眼神经和迷走神经介导可反射性引起心动过缓。在新生儿中，眼心反射增强。浅麻醉、缺氧和二氧化碳蓄积及迷走张力增加时，眼心反射加重。停止牵拉眼外肌可立即缓解心动过缓。阿托品（10～20 μg/kg）静注可治疗心动过缓，或预处理减弱眼心反射的严重性和发生率。氯胺酮可减轻心动过缓，异丙酚和瑞芬太尼可加重心动过缓。

139. 早产儿视网膜病变（ROP）手术围术期氧浓度应维持在什么范围？

早产儿给予高浓度的吸入氧，使发育中视网膜的异常新生血管生成，是早产儿失明的原因。虽然高浓度氧增加了 ROP 的风险，但是低氧会增加新生儿死亡风险，脑瘫发生率显著增加。对于早产儿吸入氧浓度的研究，认为应维持脉搏氧饱和度 90%～95%。氧饱和度＞95% 可增加 ROP 的风险，而氧饱和度＜90%，则增加早期死亡率。

（孙瑗　杜溢　李思源　王艳）

参考文献

［1］ Wilder RT，Flick RP，Sprung J，et al. Early exposure to anesthesia and learning disabilities in a population-based birth cohort[J]. Anesthesiology. 2009；110(4)：796 - 804.

［2］ Bartels M，Althoff RR，Boomsma DI. Anesthesia and cognitive performance in children：no evidence for a causal relationship[J]. Twin Res Hum Genet. 2009；12(3)：246 - 253.

［3］ Liu X，Ji J，Zhao GQ. General anesthesia affecting on developing brain：evidence from animal to clinical research［J］. J Anesth. 2020；34(5)：765－772.

［4］ Rovnaghi CR，Garg S，Hall RW，et al. Ketamine analgesia for inflammatory pain in neonatal rats：a factorial randomized trial examining long-term effects［J］. Behav Brain Funct. 2008；4：35.

［5］ Committee on Fetus and Newborn and Section on Anesthesiology and Pain Medicine. Prevention and Management of Procedural Pain in the Neonate：An Update［J］. Pediatrics. 2016；137(2)：e20154271.

［6］ Lawrence EJ. A matter of size：Part 2. Evaluating the large-for-gestational-age neonate ［J］. Adv Neonatal Care. 2007；7：187－197，quiz 198－199.

［7］ Van Howe RS，Storms MR. Blood glucose determinations in large for gestational age infants［J］. Am J Perinatol. 2008；25：283－289.

［8］ Peter J. Davis and Franklyn P. Cladis. Charpter 24：Neonatology for Anesthesiologists. Smith's Anesthesia for Infants and Children，9th ed［M］. Philadelphia：Elsevier，2018：513－570.

［9］ Hamilton BE，Hoyert DL，Martin JA，et al. Annual summary of vital statistics：2010－2011［J］. Pediatrics. 2013a；131：548－558.

［10］ Fanaroff AA，Stoll BJ，Wright LL，et al. Trends in neonatal morbidity and mortality for very low birthweight infants［J］. Am J Obstet Gynecol. 2007；196：147. e1－147. e8.

［11］ Escobar GJ，Mc Cormicl MC，Zupancic JA，et al. Under studied infants：outcomes of moderately premature infants in the neonatal intensive care unit［J］. Arch Dis Child Fetal Neonatal Ed. 2006a；91：F238－F244.

［12］ Escobar GJ，Clark RH，Green JD. Short-term outcomes of infants born at 35 and 36 weeks gestation：we need to ask more questions［J］. Sem Perinaol. 2006b；30：28－33.

［13］ Engle WA，Tomashek KM，Wallman C. Committee on Fetus and Newborn：American Academy of Pediatrics［J］. Pediatrics. 2007；120：1390－1401.

［14］ McIntire DD，Leveno KJ. Neonatal morbidity and mortality rates in late preterm births compared with births at term［J］. Obstet Gynecol. 2008；111：35－41.

［15］ Celik IH，Demirel G，Canpolat FE，et al. A common problem for neonatal intensive care units：late preterm infants，a prospective study with term controls in a large perinatal center［J］. J Matern Fetal Neonatal Med. 2013；26：459－462.

［16］ Machado LC Jr，Passini R Jr，Rosa IR，et al. Neonatal outcomes of late preterm and early term infants［J］. Eur J Gynecol Reprod Biol. 2014；179：204－208.

［17］ Tomashek KM，Shapiro-Mendoza CK，Davidoff MJ. Differences in mortality between late-preterm and term singleton infants in the United States，1995－2007［J］. J Pediatr. 2007；151：460－466.

［18］ Haroon A，Ali SR，Ahmed S，et al. Short-term neonatal outcome in late preterm vs. term infants［J］. J Coll Physicians Surg Pak. 2014；24：34－38.

［19］ Deorari AK，Kabra SK，Paul VK，et al. Perinatal outcome of infants born to diabetic mothers［J］. Indian Pediatr. 1991；28：1271－1275.

[20] Moreno Villares JM. Parenteral nutrition-associated liver disease[J]. Nutr Hosp. 2008；23(suppl 2)：25－33.

[21] Hamrick SEG, Hansmann G. Patent ductus arteriosus of the preterm infant［J］. Pediatrics. 2010；125：1020－1030.

[22] Stoll BJ, Hansen NI, Bell EF, et al. Neonatal outcomes of extremely preterm infants from the NICHD neonatal research network. Pediatrics[J]. 2010；126：443－456.

[23] Sinner B, Becke K, Engelhard K. General anesthetics and the developing brain：an overview[J]. Anaesthesia. 2014；69：1009－1022.

[24] Wei JL, Bond J. Management and prevention of endotracheal intubation injury in neonates ［J］. Curr Opin Otolaryngol Head Neck Surg. 2011；19：474－477.

[25] Zubrow AB, Hulman S, Kushner H, et al. Determinants of blood pressure in infants admitted to neonatal intensive care units：A prospective multicenter study. Philadelphia Neonatal Blood Pressure Study Group[J]. J Perinatol. 1995；15：470.

[26] Batton B, Li L, Newman NS, et al. Evolving blood pressure dynamics for extremely preterm infants[J]. J Perinatol. 2014；34：301－305.

[27] Paulson OB, Strandgaard S, Edvinsson L. Cerebral autoregulation[J]. Cerebrovasc Brain Metab Rev. 1990；2：161－192.

[28] Lou HC. Autoregulation of cerebral blood flow and brain lesions in newborn infants[J]. Lancet. 1998 Oct 31；352(9138)：1406.

[29] Ibrahim SH, Hamid IS, Mueed ZA. Perinatal arterial ischaemic stroke：an update with literature review[J]. J Pak Med Assoc. 2008；58：395－399.

[30] Coté CJ, Ryan J, Todres ID. Practice of anesthesia for infants and children. ed 2[M]. Philadelphia：WB Saunders；1993.

[31] Litman RS, Weissend EE, Shibata D, et al. Developmental changes of laryngeal dimensions in unparalyzed, sedated children[J]. Anesthesiology. 2003；98：41－45.

[32] Dalal PG, Murray D, Messner AH, et al. Pediatric laryngeal dimensions：an age-based analysis[J]. Anesth Analg. 2009；108：1475－1479.

[33] Motoyama EK. The shape of the pediatric larynx：cylindrical or funnel shaped［J］? Anesth Analg. 2009；108：1379－1381.

[34] Steward DJ. Preterm infants are more prone to complications following minor surgery than are term infants[J]. Anesthesiology. 1982；56：304－306.

[35] Aziz K, Lee CHC, Escobedo MB, et al. Neonatal Resuscitation 2020 American Heart Association Guidelines for Cardiopulmonary Resuscitation and Emergency Cardiovascular Care[J]. Pediatrics (2021) 147 (Supplement 1)：e2020038505E.

[36] Fisher DM, O'Keeffe C, Stanski DR, et al. Pharmacokinetics and pharmacodynamics of d-tubocurarine in infants, children, and adults[J]. Anesthesiology. 1982 Sep；57(3)：203－208.

[37] Fisher DM, Canfell PC, Spellman MJ, et al. Pharmacokinetics and pharmacodynamics of atracurium in infants and children[J]. Anesthesiology. 1990 Jul；73(1)：33－37.

[38] Cook DR. Muscle relaxants in infants and children[J]. Anesth Analg. 1981 May；60(5)：

335 – 343.

[39] Ziesenitz VC, Vaughns JD, Koch G, et al. Pharmacokinetics of Fentanyl and Its Derivatives in Children：A Comprehensive Review[J]. Clin Pharmacokinet. 2018 Feb；57 (2)：125 – 149.

[40] Hakkola J, Pasanen M, Purkunen R, et al. Expression of xenobiotic-metabolizing cytochrome P450 forms in human adult and fetal liver[J]. Biochem Pharmacol. 1994 Jul 5；48(1)：59 – 64.

[41] Allegaert K, Peeters MY, Verbesselt R, et al. Inter-individual variability in propofol pharmacokinetics in preterm and term neonates[J]. Br J Anaesth. 2007 Dec；99(6)：864 – 870.

[42] Sümpelmann R, Becke K, Zander R, et al. Perioperative fluid management in children：can we sum it all up now[J]? Curr Opin Anaesthesiol. 2019 Jun；32(3)：384 – 391.

[43] Liet JM, Bellouin AS, Boscher C, et al. Plasma volume expansion by medium molecular weight hydroxyethyl starch in neonates：a pilot study[J]. Pediatr Crit Care Med. 2003 Jul；4(3)：305 – 307.

[44] Haas T, Preinreich A, Oswald E, et al. Effects of albumin 5％ and artificial colloids on clot formation in small infants[J]. Anaesthesia. 2007 Oct；62(10)：1000 – 1007.

[45] Marx G, Cobas Meyer M, Schuerholz T, et al. Hydroxyethyl starch and modified fluid gelatin maintain plasma volume in a porcine model of septic shock with capillary leakage [J]. Intensive Care Med. 2002 May；28(5)：629 – 635.

[46] Thomas-Rueddel DO, Vlasakov V, Reinhart K, et al. Safety of gelatin for volume resuscitation—a systematic review and meta-analysis. Intensive Care Med[J]. 2012 Jul；38(7)：1134 – 1142.

[47] Anand KJ. Clin Perinatol. Anaesthesia for urgent and emergency surgery[J]. 1990 Mar；17(1)：207 – 214.

[48] Schäffer L, Müller-Vizentini D, Burkhardt T, et al. Blunted stress response in small for gestational age neonates[J]. Pediatr Res. 2009 Feb；65(2)：231 – 235.

[49] McHoney M, Eaton S, Pierro A. Metabolic response to surgery in infants and children [J]. Eur J Pediatr Surg. 2009 Oct；19(5)：275 – 285.

[50] Weiss M, Dullenkopf A, Fischer JE, et al. Group EPEIS：Prospective randomized controlled multi-centre trial of cuffed or uncuffed endotracheal tubes in small children[J]. Br J Anaesth. 2009；103：867 – 873.

[51] Deakers TW, Reynolds G, Stretton M, et al. Cuffed endotracheal tubes in pediatric intensive care[J]. J Pediatr. 1994；125：57 – 62.

[52] Sathyamoorthy M, Lerman J, Lakshminrusimha S. Inspiratory stridor after tracheal intubation with a Microcuff tracheal tube in three young infants[J]. Anesthesiology. 2013；118：748 – 750.

[53] Griscom NT, Wohl ME. Dimensions of the growing trachea related to age and gender[J]. AJR. 1986；146：233 – 237.

[54] Hansen DD, Haberkern CM, Jonas RA, et al. Case conference. Case 1 – 1991[J]. J

Cardiothorac Vasc Anesth. 1991；5：81－85.

[55] Chaudhary R, Chonat S, Gowda H, et al. Use of premedications for intubation in tertiary neonatal units in the United Kingdom[J]. Pediatr Anesth. 2009；19：653－658.

[56] Kelleher J, Mallya P, Wyllie J. Premedication before intubation in UK neonatal units：a decade of change[J]? Arch Dis Child Fetal Neonatal Ed. 2009；94：F332－335.

[57] Kumar P, Denson SE, Mancuso TJ, Committee on Fetus and Newborn, Section on Anesthesiology and Pain Medicine. Clinical report-premedication for nonemergency endotracheal intubation in the neonate[J]. Pediatrics. 2010；125：608－615.

[58] Durrmeyer X, Vutskits L, Anand KJS, et al. Use of analgesic and sedative drugs in the NICU：integrating clinical trials and laboratory data. Pediatr Res. 2010；67：117－127.

[59] Shiota M, Oda Y, Taniguchi M, et al. Dexmedetomidine infusion for sedation in the intensive care setting in an infant with airway compromise due to congenital mediastinal neuroblastoma[J]. Pedialr Anesth. 2010；22：581－610.

[60] DraskovicB, Uram-Benka A, Kljiajic V. Laryngeal mask airway as the only choice for primary airway control in newborn with tracheal stenosis[J]. Med Pregl. 2010；63：275－279.

[61] Cole FS, Todres ID, Shannon DC. Technique for percutaneous cannulation of the radial artery in the newborn[J]. J Pediatr. 1978；92：105－107.

[62] Alderson PJ, Burrows FA, Stemp LI, et al. Use of ultrasound to evaluate internal jugular vein anatomy and to facilitate central venous cannulation in paediatric patients[J]. Br J Anaesth. 1993；70：145－148.

[63] Haas NA, Haas SA. Central venous catheter techniques in infants and children[J]. Curr Opin Anaesthesiol. 2003；16：291－303.

[64] Mizushima A, Wardall GJ, Simpson DL. The laryngeal mask air-way in infants. Anaesthesia[J]. 1992；47：849－851.

[65] Brimacombe J. The advantages of the LMA over the tracheal tube or facemask：a meta-analysis[J]. Can J Anaesth. 1995；42：1017－1023.

[66] Micaglio M, Bonato R, De Nardin M, et al. Prospective, randomized compari-son of ProSeal and Classic laryngeal mask airways in anaesthe-tized neonates and infants[J]. Br J Anaesth. 2009；103：263－267.

[67] Taha S, Siddik-Sayyid S, Alameddine M, et al. Propofol is superior to thiopental for intubation without muscle relaxants[J]. Can J Anaesth. 2005；52：249－253.

[68] Kumar P, Denson SE, Mancuso TJ, Committee on Fetus and Newborn, Section on Anesthesiology and Pain Medicine. Clinical report-premedication for nonemergency endotracheal intubation in the neonate[J]. Pediatrics. 2010；125：608－615.

[69] Jr Morrison JE, et al. Preoxygenation before laryngoscopy in children：how long is enough[J]? Paediatr Anaesth. 1998；8(4)：293－298.

[70] Brandom BW, Fine GF. Neuromuscular blocking drugs in pediatric anesthesia[J]. Anesthesiol Clin North America. 2002；20 (1)：45－58.

[71] Lerman J, Johr M. Inhalational anesthesia vs total intravenous anesthesia (TIVA) for

第
六
章

pediatric anesthesia[J]. Paediatr Anaesth. Anaesth. 2009; 19(5): 521 - 534.

[72] Fouzas S, Priftis KN, Anthracopoulos MB. Pulse oximetry in pediatric practice[J]. Pediatrics. 2011; 128: 740 - 752.

[73] Triltsch AE, Nestmann G, Orawa H, et al. Bispectral index versus COMFORT score to determine the level of sedation in paediatric intensive care unit patients: a prospective study[J]. Crit Care, 2005, 9: R9 - R17.

[74] Brown MK, DiBlasi RM. Mechanical ventilation of the premature neonate[J]. Respir Care. 2011; 56: 1298 - 1313.

[75] Larson Jr PC. Laryngospasm-the best treatment[J]. Anesthesiology. 1998; 89: 1293 - 1294.

[76] Oh T. Formulas for calculating fluid maintenance requirements[J]. Anesthesiology. 1980; 53: 351.

[77] Jimenez N, Posner KL, Cheney FW, et al. An update on pediatric anesthesia liability: a closed claims analysis[J]. Anesth Analg. 2007; 104: 147 - 153.

[78] Kakavouli A, Li G, Carson MP, et al. Intraoperative reported adverse events in children [J]. Paediatr Anaesth. 2009; 19: 732 - 739.

[79] Murat I, Constant I, Maud'huy H. Perioperative anaesthetic morbidity in children: a database of 24,165 anaesthetics over a 30-month period[J]. Paediatr Anaesth. 2004; 14: 158 - 166.

[80] Deprest J, Brady P, Nicolaides K, et al. Prenatal management of the fetus with isolated congenital diaphragmatic hernia in the era of the TOTAL trial[J]. Semin Fetal Neonatal Med. 2014; 19: 338 - 348.

[81] McGivern MR, Best KE, Rankin J, et al. Epidemiology of congenital diaphragmatic hernia in Europe: a register-based study[J]. Arch Dis Child Fetal Neonatal Ed. 2015; 100: F137 - F144.

[82] Benachi A, Cordier AG, Cannie M, et al. Advances in prenatal diagnosis of congenital diaphragmatic hernia[J]. Semin Fetal Neonatal Med. 2014; 19: 331 - 337.

[83] Veenma DC, de Klein A, Tibboel D. Developmental and genetic aspects of congenital diaphragmatic hernia[J]. Pediatr Pulmonol. 2012; 47: 534 - 545.

[84] Kinsella JP, Steinhorn RH, Mullen MP, et al. Pediatric Pulmonary Hypertension Network (PPHNet). The left ventricle in congenital diaphragmatic hernia: implications for the management of pulmonary hypertension[J]. J Pediatr. 2018; 197: 17 - 22.

[85] George DK, Cooney TP, Chiu BK, et al. Hypoplasia and immaturity of the terminal lung unit (acinus) in congenital diaphragmatic hernia[J]. Am Rev Respir Dis. 1987; 136: 947 - 950.

[86] Pierro M, Thébaud B. Understanding and treating pulmonary hypertension in congenital diaphragmatic hernia[J]. Semin Fetal Neonatal Med. 2014; 19: 357 - 363.

[87] O'Toole SJ, Irish MS, Holm BA, et al. Pulmonary vascular abnormalities in congenital diaphragmatic hernia[J]. Clin Perinatol. 1996; 23: 781 - 794.

[88] Lath NR, Galambos C, Rocha AB, et al. Defective pulmonary innervation and autonomic

imbalance in congenital diaphragmatic hernia[J]. Am J Physiol Lung Cell Mol Physiol. 2012; 302: L390 - L398.

［89］ Schmidt AF, Rojas-Moscoso JA, Gonçalves FL, et al. Increased contractility and impaired relaxation of the left pulmonary artery in a rabbit model of congenital diaphragmatic hernia[J]. Pediatr Surg Int. 2013; 29: 489 - 494.

［90］ Shinkai T, Shima H, Solari V, et al. Expression of vasoactive mediators during mechanical ventilation in nitrofeninduced diaphragmatic hernia in rats[J]. Pediatr Surg Int. 2005; 21: 143 - 147.

［91］ Garne E, Haeusler M, Barisic I, et al. Euroscan Study Group. Congenital diaphragmatic hernia: evaluation of prenatal diagnosis in 20 European regions[J]. Ultrasound Obstet Gynecol. 2002; 19: 329 - 333.

［92］ Graham G, Devine PC. Antenatal diagnosis of congenital diaphragmatic hernia[J]. Semin Perinatol. 2005; 29: 69 - 76.

［93］ Hoagland MA, Chatterjee D. Anesthesia for fetal surgery[J]. Paediatr Anaesth. 2017; 27: 873.

［94］ Van der Veeken L, Russo FM, De Catte L, et al. Fetoscopic endoluminal tracheal occlusion and reestablishment of fetal airways for congenital diaphragmatic hernia[J]. Gynecol Surg. 2018; 15: 9.

［95］ Lefebvre C, Rakza T, Weslinck N, et al. French CDH Study Group. Feasibility and safety of intact cord resuscitation in newborn infants with congenital diaphragmatic hernia (CDH)[J]. Resuscitation. 2017; 120: 20 - 25.

［96］ Snoek KG, Reiss IK, Greenough A, et al. CDH EURO Consortium. Standardized postnatal management of infants with congenital diaphragmatic hernia in Europe: the CDH EURO consortium consensus — 2015 update[J]. Neonatology. 2016; 110: 66 - 74.

［97］ Logan JW, Cotten CM, Goldberg RN, et al. Mechanical ventilation strategies in the management of congenital diaphragmatic hernia[J]. Semin Pediatr Surg. 2007; 16: 115 - 125.

［98］ Logan JW, Rice HE, Goldberg RN, et al. Congenital diaphragmatic hernia: a systematic review and summary of best-evidence practice strategies[J]. J Perinatol. 2007; 27: 535 - 549.

［99］ Altokhais T, Soomro MA, Gado A, et al. Bedside neonatal intensive care unit correction of congenital diaphragmatic hernia: is repair without compromise[J]? Am J Perinatol. 2016; 33: 861 - 865.

［100］ Barnhart DC, Jacques E, Scaife ER, et al. Split abdominal wall muscle flap repair vs patch repair of large congenital diaphragmatic hernias[J]. J Pediatr Surg. 2012; 47: 81 - 86.

［101］ Liem NT, Nhat LQ, Tuan TM, et al. Thoracoscopic repair for congenital diaphragmatic hernia: experience with 139 cases[J]. J Laparoendosc Adv Surg Tech A. 2011; 21: 267 - 270.

［102］ McHoney M, Giacomello L, Nah SA, et al. Thoracoscopic repair of congenital diaphragmatic hernia: intraoperative ventilation and recurrence[J]. J Pediatr Surg. 2010；45：355－359.

[103] Quinney M，Wellesley H. Anaesthetic management of patients with a congenital diaphragmatic hernia[J]. BJA Education. 2018；18：95－101.

[104] Debnath Chatterjee，Richard J. Update on Congenital Diaphragmatic Hernia[J]. Anesth Analg 2020；131：808－821.

[105] Koziarkiewicz M，Taczalska A，Piaseczna-Piotrowska A. Long-term follow-up of children with congenital diaphragmatic hernia-observations from a single institution[J]. Eur J Pediatr Surg. 2014；24：500－507.

[106] Chen C，Friedman S，Butler S，et al. Approaches to neurodevelopmental assessment in congenital diaphragmatic hernia survivors[J]. J Pediatr Surg. 2007；42：1052－1056.

[107] Levitt MA，Pena A. Anorectal malformations[J]. Orphanet J Rare Dis. 2007；2：33.

[108] Choi WW，McBride CA，Bourle C，et al. Long-term review of sutureless ward reduction in neonates with gastroschisis in the neonatal unit[J]. J Pediatr Surg. 2012；47：1516－1520.

[109] Vegunta RK，Wallace LJ，Leonardi MR，et al. Perinatal management of gastroschisis: analysis of a newly established clinical pathway[J]. J Pediatr Surg. 2005；40：528－534.

[110] Peter J. Davis and Franklyn P. Cladis. Smith's Anesthesia for Infants and Children[M]. 9th ed. Philadelphia：Elsevier，2018：609－610.

[111] Davenport KP，Blanco FC，Sandler AD. Pediatric malignancies：neuroblastoma，Wilm's tumor，hepatoblastoma，rhabdomyosarcoma，and sacroccygeal teratoma[J]. Surg Clin North Am. 2012 Jun；92(3)：745－767

[112] Shue E，Bolouri M，Jelin EB，et al. Tumor metrics and morphology predict poor prognosis in prenatally diagnosed sacrococcygeal teratoma：a 25-year experience at a single institution[J]. J Pediatr Surg. 2013 Jun；48(6)：1225－1231.

[113] Lasjaunias PL，Chng SM，Sachet M，et al. The management of vein of Galen aneurysmal malformations[J]. Neurosurgery. 2006 Nov；59(5 Suppl 3)：S184－S194.

[114] Choi SR，Park SW，Lee JH，et al. Effect of different anesthetic agents on oculocardiac reflex in pediatric strabismus surgery[J]. J Anesth. 2009；23(4)：489－493.

[115] Patz A，Hoeck L. Studies on the effect of high oxygen administration in retrolental fibroplasia[J]. Nursery observations. Am J Ophthalmol. 1952；35：1248－1253.

[116] Support Study Group of the Eunice Kennedy Shriver NICHD Neonatal Research Network，et al. Target ranges of oxygen saturation in extremely preterm infants[J]. N Engl J Med. 2010 May 27；362(21)：1959－1969.

[117] Manja V，Saugstad OD，Lakshminrusimha S. Oxygen Saturation Targets in Preterm Infants and Outcomes at 18－24 Months：A Systematic Review[J]. Pediatrics. 2017 Jan；139(1)：e20161609.

[118] 杰罗尔德雷曼(著)，赵平，左云霞(译). 新生儿麻醉[M]. 天津：天津科技翻译出版有限公司，2018.

[119] 连庆泉，张马忠. 小儿麻醉手册(第二版)[M].上海：世界图书出版公司，2017.

［120］ John F. Butterworth，David C. Mackey，John D. Wasnick(编)，王天龙，刘进，熊利泽 (译).摩根临床麻醉学(第 5 版)［M］.北京：北京大学医学出版社，2015.

［121］ Peter J. Davis and Franklyn P. Cladis. Smith's Anesthesia for Infants and Children［M］. 9th ed. Philadelphia：Elsevier，2018.

第七章

小儿胸科麻醉问题

第一节　病理生理学

1. 如何对新生儿呼吸窘迫进行鉴别诊断?

新生儿呼吸窘迫多见于<34周的早产儿,主要表现为进行性加重的呼吸困难,伴发绀。胸片有典型的毛玻璃样改变;重症者可出现"白肺"表现。新生儿湿肺多见于足月儿或近足月的选择性剖宫产儿,多为自限性疾病。吸入性肺炎常见于有宫内胎儿窘迫和(或)新生儿窒息的新生儿,肺部听诊可有湿啰音,胸片可出现局限性肺气肿、肺不张及斑片状影。感染性肺炎一般有母亲感染史、胎膜早破等病史。食管闭锁-食管气管瘘患儿有羊水过多史。喂养后即出现呕吐、呛咳和青紫,伴呼吸困难。其他肺外全身性疾病可根据患儿的病史及适当的检查鉴别。

2. 什么叫纵隔移位和纵隔摆动?

纵隔移位是指纵隔内脏器由于肿瘤压迫、感染粘连、气胸等原因偏离了原来的位置。纵隔摆动一侧胸膜腔与外界相通,破坏了胸膜腔与外界大气之间的压力阶差,纵隔随呼吸发生左、右移动。呼吸运动时患侧胸腔为大气压或高于大气压,吸气相健侧胸腔负压增加,肺内压转为负压,纵隔向健侧推移。呼气相健侧肺内压从负压转为正压,胸膜腔负压值减小,促使纵隔移向开胸侧。

3. 什么叫反常呼吸?

胸腔开放患者侧卧位自主呼吸时,健侧肺与开胸侧肺之间产生的往返气流,即"反常呼吸"。吸气相时,开胸侧胸膜腔内压升高,气体从上肺进入下肺;呼气相时,气流反向,从下肺进入上肺。

4. 开胸对患儿呼吸循环有什么影响?

呼吸系统:开胸侧肺萎陷,肺泡通气血流比率失调,肺内分流增加,SpO_2下降、二氧化碳蓄积。纵隔向健侧移位并随呼吸摆动,纵隔摆动亦产生肺内气体摆动,此种情况称为"反常呼吸",来往于侧肺之间的气体称为"摆动气"。摆动气为无效腔气体,气体量增加时可导致缺氧和二氧化碳蓄积。循环系统:纵隔受压偏移可造成大血管扭曲、心排量下降。心排量下降及手术操作可能诱发的心律失常,以室上性心动过速常见,严重者有室性心律失常,甚至心搏骤停。

5. 人工气胸对呼吸循环有什么影响?

人工胸内正压持续存在,肺泡萎陷得更加迅速且充分,气道压升高、纵隔向对侧偏移。静脉回流减少,右室前负荷降低;萎陷肺血管床阻力增加,左心回心血量减少,左室前负荷降低,心排血量减少。胸内正压过大可能造成血流动力学不稳和血压下降,即使纯氧也可使血氧饱和度下降,出现类似于张力性气胸的现象。充气时直接损伤或外界气体通过破损的肺间质血管进入血液循环,可能导致气体栓塞或纵隔及皮下气肿。

6. 体位对肺通气有什么影响?

气体在肺内呈重力依赖的分布,当人体由仰卧位转为侧卧位时,上肺顺应性增加,下侧肺的顺应性和功能残气量因纵隔外压而降低,同时腹内压增加,胸壁顺应性降低,通气量减少。俯卧位时,原先重力依赖区萎陷肺段的肺泡重新打开,通气功能改善。与仰卧位比,俯卧位更有利于完善肺部后段近膈肌段的通气/血流灌注比例。

7. 体位对肺血流有什么影响?

当人体由仰卧位转为侧卧位时,由于重力作用,下侧肺灌注增加,接受约60%的肺血流,而上肺接受约40%的肺血流。当人体由仰卧位转为俯卧位通气时,原先重力依赖区萎陷肺段的肺泡重新打开,其通气功能改善,肺血管阻力降低,肺血管循环血容量增加,右心前负荷增高,后负荷降低,右心功能改善,左心输出量增加。

8. 麻醉对肺通气血流有什么影响？

应用 SPECT 技术观察麻醉后仰卧位患儿,发现吸入气体从肺的底部向肺顶部再分布。肺通气主要集中于肺上部,肺的下半部分通气逐渐减少,而肺底部则完全没有通气。与通气分布相反,在麻醉期间,从肺尖到肺底,肺灌注逐渐增加,而在肺底完全不张的区域,肺灌注仅轻微减小。

9. 小儿胸腔镜时通常使用的压力是多大？

在小儿胸腔镜手术中,使用 4～6 mmHg 压力注入二氧化碳(流速<1 L/min)形成人工气胸。在一定时间内,能较好地暴露术野,且对患儿的生理功能影响较小,目前研究暂无明显心律失常和循环衰竭等情况发生。当压力过大时,由于肺血管受压,肺无效通气量增大,二氧化碳排出减少,可造成急性高碳酸血症,同时也增加二氧化碳气栓风险。在儿科患者中,还可发生脑氧饱和度下降。

(赵文君　何裔)

第二节　小儿单肺通气

10. 单肺通气的适应证有哪些？

单肺通气是支气管导管进行单侧肺通气的方法。绝对适应证:需要保证通气的同时,避免双肺交叉感染而选择 OLV 的情况,如大量出血、肺脓肿、支气管胸膜瘘、湿肺、脓胸、单侧肺灌洗等;相对适应证:多为方便手术视野暴露的情况:胸腔镜手术、开胸手术、开胸非肺部手术等。

11. 单肺通气的病理生理是什么？

单肺通气时,萎陷侧肺通气量下降但血流未匹配减少,肺通气/血流比率失衡,肺内分流增加,血氧分压降低。侧卧位时,重力作用促使血液向下侧肺重新分布,而纵隔和腹内容物对下侧肺的压迫使得麻醉状态下,上侧肺顺应性增加,下侧肺的通气量减少,加重通气血流比失调。缺氧性肺血管收缩及手术对上侧肺的挤压可在一定程度上减少非通气侧肺血流,改善通气血流比失调。但小儿肺泡发育不完善,肺组织顺应性差,功能残气量小且氧耗较大,肺不张发生率高等原因,单肺通气时较成人更易发生低氧血症。

12. 单肺通气时肺通气/血流比率会发生怎样的变化？

单肺通气时,仅非操作侧肺通气;而操作侧肺塌陷未通气,肺受压萎陷。当体位改变(侧卧位),由于重力原因致非操作侧通气肺血流增加,手术操作侧肺的50%的血液分流可减少到只有20%~30%。此外,缺氧性肺血管收缩(HPV)的调节可使血液从通气不良/未通气区域向通气良好侧流动,进一步调节通气/血流比,改善患者氧合。

13. 什么是缺氧性肺血管收缩(HPV)？

缺氧性肺血管收缩(hypoxic pulmonary vasoconstriction,HPV)是阻止肺通气/血流比例失调的一种自我调节方式,:血流从低氧的肺区域向氧合更好区域转移,从而增加动脉氧合。当动脉氧分压下降时,肺动脉平滑肌细胞内的氧感受器受到触发,使血流向通气良好区域分布,减少血液分流。HPV可能的机制包括激活氧化还原型氧感受器,增加肺动脉平滑肌的活性氧自由基,以及通过激活多种途径增加细胞内钙浓度等。

14. 缺氧性肺血管收缩在单肺通气中有什么生理意义？

单肺通气时,HPV能够减少约50%的血液流向非通气侧肺,改善通气血流比例,从而降低单肺通气时低氧血症的发生率。单肺通气时上肺萎陷,HPV选择性增加该区域肺血管阻力并降低其血流量,若没有其他并发症存在,上肺血流量将由40%降至20%。因此,单肺通气时,上/下肺血流比为20%:80%。HPV与局部低氧血症的程度成比例,且主要由肺泡氧分压<100 mmHg所触发。但由于婴幼儿肋软骨硬度无法支撑健侧肺,小儿功能残气量接近闭合气量,小儿高代谢状态等因素,HPV在小儿单肺通气中的起到的代偿作用较成人有所减弱。

15. 哪些是增强缺氧性肺血管收缩作用的因素？

轻度呼吸性酸中毒、代谢性酸中毒及高碳酸血症时,细胞外H^+浓度增加,HPV作用增强。一项动物研究表明,高体温亦可增强HPV。当体温在31~40℃时,HPV强度与温度的关系近乎线性。药物如去甲肾上腺素、去氧肾上腺素、阿米三嗪等亦可增强HPV。与成人相比,缺氧性肺血管收缩在胎儿和新生儿中更强烈。

16. 哪些因素会减弱缺氧性肺血管收缩的作用？

麻醉因素:吸入麻醉药可表现剂量相关的抑制HPV的作用(>1 MAC)。血管扩张药如硝酸甘油、硝普钠可抑制HPV的作用;氧化亚氮也对HPV有抑制作

第七章

用。单肺通气时,降低通气侧肺血流的因素也可间接抵消 HPV 作用,如 PEEP 过高、FiO_2 过低,呼气时间不足等。机体自身因素:如铁缺乏、低体温、呼吸性或代谢性碱中毒可导致 HPV 减弱。此外,肺动脉压过高或过低、肺部感染可削弱 HPV 反应。外科操作:可能会导致血管活性物质的释放,如血栓素和前列环素,使得局部血管舒张并抑制 HPV 反应,随后增加分流。

17. 麻醉药物对缺氧性肺血管收缩会有什么样的影响?

所有能够导致血管收缩或舒张的药物都有可能影响 HPV。多项临床研究表明大部分静脉麻醉药(如芬太尼、氯胺酮、硫喷妥钠、吗啡)和神经肌肉阻滞剂对 HPV 无直接影响,丙泊酚可能会增加 HPV 反应。吸入麻醉药可呈现剂量相关的 HPV 抑制作用,其对 HPV 抑制作用强度依次呈:氟烷＞安氟烷＞异氟烷;而新型吸入麻醉药如七氟烷、地氟烷对 HPV 影响很小,其抑制剂量通常比临床常用剂量高出很多,对 HPV 的直接抑制作用亦可被其继发效应(如心输出量减少、耗氧量下降、PvO_2 下降等)代偿。

18. 双肺续贯手术时可能会发生什么问题?

缺氧性肺血管收缩(HPV)的启动分为 2 个阶段:起始快速发作阶段(数分钟)和延迟阶段(数小时)。当通气和氧合恢复后,HPV 的消退也分为 2 个阶段但顺序相反,可能持续数小时都不能完全恢复正常。双肺续贯手术时,由于先手术侧 HPV 需要数小时才能逆转;第二侧肺手术时,先手术侧肺单肺通气期间,低氧血症程度往往较前更重,术中常需要 ECMO 辅助。

19. 什么情况下会启动缺氧性肺血管收缩?

一切导致肺泡内氧分压(PaO_2)下降($PaO_2 < 100$ mmHg)的因素,如吸氧浓度下降、低流量通气、肺不张、通气血流比例失调等均可启动 HPV。混合静脉血氧分压下降也可触发 HPV,但其影响作用较 PaO_2 下降对启动 HPV 更弱。

20. 缺氧性肺血管收缩的启动和消退有什么规律?

肺泡内氧分压(PaO_2)下降刺激前毛细血管阻力血管收缩,通过 NO 途径抑制环氧合酶合成,致缺氧的肺局部血流分配减少,启动 HPV。HPV 对肺泡内低氧的反应呈双相性。快速起效期立即出现并在 20～30 分钟达到平台。延迟起效期在 40 分钟后出现并在 120 分钟后达到平台。HPV 的消退也是双向过程。长时间单肺通气后肺血管阻力可能在数小时之内无法恢复到基础水平。

21. 小儿实施单肺通气的方法有哪些？如何选择？

小儿实施单肺通气（OLV）方式总结见表 4。

表 4　小儿实施单肺通气方式总结

手　段	适用年龄	优　势	缺　点
支气管封堵器	所有年龄段	1. 适用于所有年龄段 2. 可在气管内导管的基础上加用 3. 可腔内或腔外使用 4. 可快速转换为双肺通气 5. 可与声门上气道结合使用 6. 适用于气管切开术儿童 7. 困难气道小儿首选	1. 放置时间较长，需支气管镜 2. 易因手术牵拉等原因移位 3. 难以进行抽吸隔离肺 4. 由于右上肺解剖因素，右肺隔离不理想 5. 不易交替进行双侧肺的单肺通气
支气管内插管 1. ETT 2. 支气管导管（比常规 ETT 更长，气囊更短）	<5 岁	1. 容易实施 2. 不需要特殊导管或封堵管 3. 可在光纤辅助下或直接执行	1. 单双肺通气转换较困难 2. 气管导管可能被血液或分泌物阻塞 3. 定位具有挑战性 4. 右支气管插管易封堵右上叶支气管开口 5. 无法抽吸未通气侧肺 6. 未通气侧无法应用 CPAP
Univent 导管	8 岁以上	1. 位置可能较支气管封堵管更稳定 2. 单双肺通气转换容易	1. 相对于患儿本身气道内径而言，较小的通气腔可能导致阻力增加 2. 气管内导管段内径大于常规 ETT
双腔气管导管	8 岁以上	1. 通常可直接放置到位 2. 不易移位 3. 单双肺通气可快速转换 4. 易在左右侧肺间进行单肺通气切换 5. 非隔离肺可进行抽吸 6. 易加用 CPAP	1. 喉部及气管潜在损伤风险 2. 不适合大多数困难气道儿童 3. 型号选择比较困难
CPAP：持续气道正压通气；ETT：气管插管；OLV：单肺通气			

22. 新生儿可否行单肺通气?

新生儿可行单肺通气,但由于新生儿肺泡较婴幼儿数量少,且腔隙较小,肺内分流量多,膈肌位置较高、功能残气量小导致其氧储备低,其低氧血症的发生率高于婴幼儿。新生儿常用的单肺通气方法主要包括单腔支气管内插管、支气管封堵器。

23. 新生儿需要单肺通气时如何选择通气方法?

① 应用单腔气管导管主气道插管,施行小潮气量通气,术中外科医师使用器械辅助使肺萎陷,但这无法形成良好的气道隔离。② 通过在右或左主支气管内放置单腔气管导管实现肺隔离,常使用比传统小一号的气管导管插入健侧主支气管。但术中无法吸引隔离肺,肺泡气不易排出可能造成患侧肺萎陷不佳。通过预先纯氧通气促进肺萎陷。此外,左侧支气插管不易成功,而右主支气内插管时可能堵塞右肺上叶开口。③ 经气管导管腔外放置封堵器,此方法难度较大,且术中易发生移位。

24. 新生儿单肺通气时术中血氧能耐受的最低值?

目前尚无新生儿所能耐受的血氧最低值。对于无明显先天性心脏病的情况下(如大量右向左分流),有文献建议术中维持 $SPO_2>90\%$,若患儿 SPO_2 低于 90% 时间超过 2 分钟,需积极寻找原因并纠正低氧血症。但也有学者认为婴儿氧饱和度维持在 $87\%\sim94\%$ 是安全的。视导管前、导管后而定,与是否合并特殊先天性心脏病也有关系。

25. 小儿单肺通气时所能耐受的最低血氧是多少? 可维持多长时间?

研究报道认为:健康人对短暂而严重的缺氧($SaPO_2$ $50\%\sim70\%$)$10\sim30$ 分钟的耐受性良好,且不伴有全身酸中毒或循环障碍。从手术室外的数据推断,当患者有足够的心输出量和血红蛋白时,暂时性轻度($85\%\sim90\%$)低氧血症似乎可以很好地被耐受。但目前尚缺乏小儿相关临床研究。

26. 新生儿单肺通气时通气模式如何设定?

目前对小儿单肺通气期间的通气模式尚存争议。有研究建议在单肺通气时使用保护性肺通气:维持潮气量在<4 mL/kg,并应用 PEEP 来减少术中肺不张。允许性高碳酸血症($PaCO_2$ 值在 $50\sim70$ mmHg)可减少肺损伤,在进行单肺通气之

前,应尽可能长时间维持双肺通气。当需要 OLV 时,应使用维持可接受的血氧饱和度($SpO_2 \geqslant 90\%$)所需的最低 FiO_2。假设缺氧性肺血管收缩作用正常,OLV 期间的 PaO_2 在 FiO_2 为 1.0 时应在 $150 \sim 210$ mmHg。

27. 小儿单肺通气时如何设置呼吸参数?

儿童单肺通气呼吸参数设置主要包括:呼吸模式、潮气量、压力、频率、PEEP、呼吸比、吸氧浓度。目前常用通气模式为压力控制模式。潮气量一般设置为 $4 \sim 6$ mL/kg。压力设置以适宜的潮气量为目标,当气道顺应性差时,可降低潮气量目标,允许性高碳酸血症(临床常用安全范围为 $50 \sim 70$ mmHg)。频率依据儿童年龄、分钟通气量、潮气量综合分析设置,维持 $PetCO_2$ 于 $35 \sim 45$ mmHg、$SpO_2 > 95\%$,PEEP 一般推荐设置为 $0.49 \sim 0.98$ kPa。吸呼比一般设置为 $1:1 \sim 1:1.5$。吸氧浓度可选择 100% 纯氧或维持氧饱和度 > 95% 的最低氧浓度。

28. 小儿单肺通气时是否予以 PEEP?

PEEP 为呼气相末将气道压力维持在高于大气压的水平,主要生理作用包括扩张气道、降低气道阻力,防止肺泡萎陷,减轻肺水肿。单肺通气是否予以 PEEP 取决于患者个体呼吸力学。在肺弹性回缩力增加的患者中,单肺通气使用 PEEP 将增加 PaO_2。根据近期的研究显示,双肺通气期间潮气量 6 mL/kg + 单肺通气期间 4 mL/kg + 全程 0.58 kPa PEEP 的患儿,其术后肺部并发症发生率低于双肺通气期间 10 mL/kg + 单肺通气期间 8 mL/kg 的通气模式。对术前存在高内源性 PEEP 患者,使用 PEEP 通气后,肺顺应性曲线呼气平衡点将偏离 FRC,会严重影响气体交换。

29. 小儿单肺通气时气道压力的极限值是多少?

单肺通气时,气道压力包括平台压、峰压及跨肺压。平台压为吸气末吸气和呼气阀均关闭、气流为零时的气道压力,与肺泡峰压较为接近。峰压为整个呼吸周期中气道的最高压力,于吸气末测得。跨肺压为肺泡内压与胸腔内压之差,跨肺压过大是导致气压伤的直接原因。单肺通气时,气道平台压力的不应超过 2.94 kPa,峰压不应超过 3.43 kPa,以避免肺泡气压伤。如患儿合并肺大疱、肺囊肿等病变,应尽量降低气道压力。肺保护性通气策略建议吸气平台压 < 1.96 kPa。

30. 小儿单肺通气是采用容量模式还是压力模式?

容量模式:当需要通过增加潮气量改善单肺通气低氧血症时,过大的潮气量造成气道压过高,可损伤肺泡组织,引起术后肺呼吸功能不全。压力模式:呼吸末气道压平台压较容量模式通气明显下降,气道峰压降低,减轻肺损伤;肺泡内峰压降低;肺泡张力低,单肺通气侧血管内血流增加,利于通气-血流比改善,可预防和减轻单肺通气时的低氧血症。但单肺通气时气道压力较高,如采用减少潮气量和增加通气频率可能导致通气侧肺膨胀不全,加重低氧血症。目前最常用的通气模式为压力模式,虽然气道峰压稍低,但目前尚无证据表明能改善氧合。

31. 小儿单肺通气时氧浓度的选择?

文献推荐单肺通气时吸入 100% 纯氧,其优点在于:① 提供更多的氧储备及更高的安全边界;② 可促进通气侧肺血管扩张,减轻通气血流比值失衡;③ 促进非通气侧肺的萎陷,优化术后视野。其缺点在于长时间吸入高浓度氧可能导致通气侧的肺不张,增加早产儿视网膜病变风险。因此,建议进行单肺通气时,使用维持可接受的血氧饱和度(通常为 90%～95%)所需的最低 FiO_2。最佳吸入氧浓度根据动脉血气进行调整。

32. 小儿单肺通气时低氧血症如何鉴别诊断?

(1) 手术/麻醉原因:① 单肺通气、吸入麻醉药浓度过高引起 HPV 抑制;肺不张等因素可导致肺内分流增加或无效腔样通气,通气/血流比失衡,常伴有血压和 $PetCO_2$ 降低而 $PaCO_2$ 升高。② 封堵器或支气管插管移位、气道分泌物堵塞、通气侧气液胸等引起的通气障碍:可见通气压力升高,潮气量不足。听诊肺叶呼吸音减弱、消失或闻及干湿啰音。③ 镇静镇痛不足。④ 通气参数设置问题。

(2) 肺组织疾病:患儿术前存在感染,间质性疾病等。

(3) 胸膜胸廓疾病:胸廓畸形、胸腔积液、胸膜粘连等造成限制性通气不足。

(4) 循环功能障碍:左/右心功能不全,心输出量不足;如心源性肺水肿或肺栓塞、肺动脉高压等。

33. 单肺通气过程中出现低氧血症的常见原因?

单肺通气时发生低氧血症的常见原因:① 单肺通气装置位置不当,封堵器或支气管插管移位。② 吸氧浓度低。③ 吸入麻醉药浓度过高 HPV 抑制。④ 气道分泌物堵塞或肺不张。⑤ 心输出量不足或过快过量输注液体。⑥ 术前肺功能低下。⑦ 若存在先天性心脏疾病,可能因为右向左分流增加导致低氧血症。

34. 单肺通气过程中出现低氧血症的处理流程？

① 吸入 100%纯氧。② 通过听诊呼吸音或通过纤维支气管镜检查（如果有）评估导管或阻塞导管的位置。导管或阻塞导管的位置应在患者每次体位改变后再次进行确认。③ 确保心排量正常，适当降低挥发性麻醉药物或停止扩血管药物的使用。④ 通气侧肺手法肺复张，应用低水平的 PEEP。⑤ 通过软的吸痰管沿导管向下吸引，以确保没有分泌物引起导管阻塞。⑥ 条件允许情况下，隔离肺肺应用 5～10 mmHg CPAP，有助于减少分流。⑦ 如果采取了上述步骤后低氧血症仍存在，应行非通气侧肺通气。

35. 双腔气管插管的适用年龄范围？

目前最小型号的双腔支气管导管型号为 26Fr，其外径在 8.7～9.3 mm，其相当于 6～6.5 号的单腔气管导管，一般适用于 8 岁以上的儿童，体重 30～35 kg 的儿童。一般根据患者具体身高、影像学测量主气道直径大小选择双腔支气管插管的型号。

36. 双腔气管插管麻醉术后是否需要更换单腔气管导管？

双腔管改为单腔管的益处有：增加通气量、便于吸引、减少由于管径较大带来的气道水肿或创伤以及避免双腔管术后打折、移位的风险等。但对于术前存在气管插管困难的儿童，术后换管需谨慎。此外，由于声门上水肿、气道内分泌物和（或）血液的存在，以及最初插管造成的喉部创伤，术前未归类为困难气道患儿也可能变成困难气道，需谨慎考虑术后是否进行换管。

37. 不同型号的双腔气管导管所能通过的纤支镜型号？

按双腔管主气管管腔大小而言，常用的 3.6 mm 的纤支镜可以通过 35Fr 及以上的双腔支气管导管，而其余更小型号的双腔支气管导管需 3.0 mm 或 2.2 mm 的纤支镜。双腔管管径见表 5。

表 5　双腔管的管径

型号(Fr)	OD(mm)	主气道极限直径(mm)	支气管极限直径(mm)
26	8.7	N/A	N/A
28	9.4	3.1	3.2

续　表

型号(Fr)	OD(mm)	主气道极限直径(mm)	支气管极限直径(mm)
32	10.6	3.5	3.4
35	11.7	4.5	4.3
37	12.4	4.7	4.5
39	13.1	4.9	4.9
41	13.7	5.4	5.4

38. 封堵器的适用年龄?

支气管封堵器可安全用于3月龄以上、体重5.8 kg以上的患儿。目前临床上最小的封堵器型号为5Fr的导管,其最大外径为2.5 mm(包括套囊),对于婴幼儿使用封堵器,需考虑封堵器外径和气管导管外径之和不能大于气管最狭窄处的内径。目前也有在3 kg的新生儿中成功使用5Fr封堵器的个案报道。

39. 封堵器对于小儿单肺通气的优势?

封堵器与双腔管相比,可应用于更低龄患儿,双腔管最小型号为26Fr,适用于8岁以上、体重30~35 kg的儿童。与使用单腔气管导管支气管插管行单肺通气相比,封堵器可在实现高质量肺隔离的同时迅速转换为双肺通气。此外,封堵器可与声门上装置联合使用,适用于气管切开的患儿;封堵器可于气管导管管腔内或腔外使用。

40. 婴幼儿如何实施纤维支气管镜引导放置封堵管?

对于低龄婴幼儿(<2岁),封堵器一般置于气管内导管(ETT)外。可先将封堵器套囊近端弯曲35°~45°并放入喉部后,再置入气管导管;使用纤维支气管镜通过ETT将封堵器引导正确位置。一般采用比标准尺寸小0.5 mm的ETT内径(ID),有利于封堵器的位置调整。亦可在纤维支气管镜引导下行支气管插管后,沿ETT置入封堵器固定位置后退出气管导管。纤支镜无法通过气管导管时,可使用透视或超声进行定位。

41. 封堵器可使用的纤维支气管镜型号?

选择纤维支气管镜型号需考虑能否在顺利通过气管导管(ETT)腔内同时满足

通气。对于需要腔内放置封堵器的,封堵器和纤维支气管镜可以通过的最小 ETT 必须大于二者外径之和,5Fr 的封堵器联合 2.2 mm 的纤维支气管镜一般选择管径 4.5~5 mm 以上的 ETT。对于管腔外放置封堵器,可根据导管内径选择,内径 3.5 nm 及以上的气管导管可使用 3.1 mm 的纤维支气管镜;内径 3.0 mm 的导管可使用 2.2 mm 或 2.4 mm 的纤维支气管镜。

42. 采用支气管气管插管进行单肺通气的优缺点?

支气管内气管插管是小儿实现 OLV 最简单的方法,特别是对 2 岁以下的儿童;不需要特殊的封堵器或气管导管;可以在盲探或纤维支气管镜引导可视下进行;可实现高质量的肺隔离。但转换为双肺通气较困难;不能进行隔离肺的吸引;气管导管也可能被分泌物或血液阻塞造成通气不足;右支气管插管易堵塞右上叶支气管造成通气侧通气不足;而左支气管插管操作较难;此外,隔离侧肺的肺泡气不易排出,肺萎陷不佳,可能造成外科操作视野不佳。

43. 目前最细的纤维支气管镜型号以及可通过的气管导管最小型号?

目前国内应用的最小号纤维支气管镜为 2.2 号纤支镜,其远端外径为 1.8 mm,插入管外径为 2.2 mm,可通过 3.0 号气管导管(内径为 3.0 mm)。

44. 小儿气管导管内和气管导管外放置封堵器,哪种方式更具优势?

对于 2 岁以下的儿童,由于气管导管内径大小限制,用封堵器行肺隔离仅能选择气管导管外放置;对于大龄儿童使用封堵器行肺隔离,经气管导管内放置,可减少无通气时间。

45. 小儿气管导管外放置封堵器是先插管还是先放置封堵器?

两种方法各有优缺点:① 先插管,可在通气条件下放置封堵器,患儿发生低氧血症的风险低,且有助于听诊判断封堵器位置。然而,插管后行封堵器放置可能发生封堵器放置困难,且对于 3.0 号以下气管导管,无法纤维支气管镜引导定位。② 先放置封堵器的优点是便于经气管行纤维支气管镜引导,其缺点在于不利于通气,增加低氧血症发生的风险。

46. 封堵器术中移位时如何判断?

① 当向远处移位时,非通气侧肺无法完全萎陷,术野可见部分肺叶膨胀,听诊

隔离肺上肺可有呼吸音;② 当向近端移位时,充气套囊堵塞主气道导致无法通气,此时可能出现气道压突然升高,且几乎无法达到设定潮气量,听诊双肺无呼吸音。③ 通过纤维支气管镜、透视、超声等手段进行判断。

鉴别诊断:气管导管弯曲打折或气道分泌物堵塞致通气压力升高。

47. 封堵器术中移位后如何处理?

① 在听诊或纤维支气管镜引导下重新放置封堵器并定位;② 如无法将封堵器调整至合适位置,且手术必须进行肺隔离,婴幼儿考虑取出封堵器,行支气管插管实现肺隔离;较大儿童可考虑更换双腔气管导管。

48. 如何降低封堵器移位的风险?

① 选择适当大小的封堵器,偏小的封堵器更易移位;② 深度恰当,使封堵器套囊与气管壁保持充足的接触面积,推荐纤维支气管镜下定位;③ 充气量适当,一方面与气管壁保持充足的接触面积起到固定作用,另一方面避免损伤气道;④ 封堵器妥善固定,变动体位时操作轻柔,变动后再次判断封堵器位置。

49. 大龄儿童实施单肺通气时,选择双腔气管插管还是封堵器?

对于大龄儿童,可以选择双腔气管插管或封堵器实施肺隔离,需结合患儿情况、手术方式及两种肺隔离手段的优缺点综合考量。有研究认为封堵器行肺隔离可减少气道损伤、缩短插管时间,但会延长肺萎陷时间,不利于二氧化碳的排出。封堵器与 DLT 的优缺点对比见表 6。

表 6　封堵器与 DLT 的优缺点对比

肺隔离手段	适用年龄	优　　点	缺　　点
双腔气管插管	>8	1. 通常可直接放置到目标位置 2. 不易移位 3. 可快速转变为双肺通气 4. 能对隔离肺进行抽吸并应用 CPAP	1. 困难气道患儿首选技术 2. 可快速转变为双肺通气 3. 适用于所有年龄段 4. 可以腔内或腔外使用 5. 适合做气管切开术的儿童 6. 可与声门上气道结合使用
封堵器	所有年龄段	1. 喉部或气管损伤率潜在增加 2. 不适合大多数困难气道的儿童	1. 无法抽吸未通气的肺或应用 CPAP 2. 容易因手术牵拉等移位

50. 人工二氧化碳气胸单肺通气方式对患儿的影响？

人为向胸腔内注入二氧化碳,使胸腔内二氧化碳压力增高,导致胸腔脏器受压,肺无效通气量增加,二氧化碳排出减少,造成急性高碳酸血症。二氧化碳吸收增多,可能导致二氧化碳气栓。胸腔内操作结束后,二氧化碳迅速排出,可能出现二氧化碳排出综合征,严重者可出现心律失常、呼吸心搏骤停等。

胸内压增高,上下腔静脉受压,回心血量减少。胸内压进行性过高,气管、纵隔移位,甚至纵隔气肿,可能导致血流动力学严重变化。

51. 人工二氧化碳气胸一般设置的气胸压力是多少？

有研究报道,在儿童胸腔镜手术中,通过缓慢添加二氧化碳(流速为 $0.2\sim1$ L/min),将气胸压力限制在 $4\sim6$ mmHg,通过优化心血管功能(如操作前纯氧预氧、提前准备血管活性药物、增加心肌收缩力和容量管理),可将人工气胸对患儿生理的影响降至最低。

52. 人工二氧化碳气胸单肺通气方式是否合理？

研究报道人工二氧化碳气胸单肺通气因其简单安全可靠,麻醉管理简单,可在小儿胸腔镜手术当中应用。但此种方法,术侧肺仍存在少量通气,肺内分流增加,通气/血流比失衡;且可能存在术野暴露不良等问题,不建议手术时间长的手术应用。

53. 人工二氧化碳气胸术后血气中二氧化碳的变化？

在二氧化碳人工气胸下一侧肺萎陷,术侧肺仍存在少量通气,肺内分流增加,肺内 V/Q 比例失调程度增加,肺泡无效腔及肺内 Qs/Qt 增加,肺顺应性降低降低,血中的二氧化碳经肺排除受影响。$PaCO_2$ 增加幅度 $>PetCO_2$ 增加幅度,$PaCO_2$ 与 $PetCO_2$ 两者之间的差值增大。

54. 小儿单肺通气所能耐受的 $PaCO_2$ 的数值？

在胸腔镜手术中,$PaCO_2$ 的适度增加对儿童可能是有益的。相关病例系列报道指出 $PaCO_2$ 值在 $50\sim70$ mmHg 可增加心输出量、中心静脉和动脉血氧分压。也有研究发现术中 $PaCO_2$ 不高于 80 mmHg 对术中 PaO_2、术后机械通气时间、术后住院时间无明显影响。

55. 允许性高碳酸血症的上限是多少?

允许性高碳酸血症的目的在于降低通气压力,减少肺损伤及对循环动力学的影响。目前尚无明确上限值,但须维持 pH>7.25,既往研究报道多数患儿可耐受的 55～85 mmHg 的 PetCO$_2$。对于怀疑并存颅内压增高以及镰状细胞性贫血的患儿应避免高碳酸血症。

56. 单肺通气时,气管导管怎样才容易进入健侧肺?

婴幼儿因右主支气管与主气道夹角小于左主支气管(分别为 25°和 45°),使得右侧支气管插管更容易成功,而新生儿双侧支气管夹角基本相当。支气管插管时,气管导管过声门后向目标侧方向旋转 90°～180°,患儿头偏向对侧,插入至阻力增加,听诊呼吸音,判断气管导管尖端位置,使用纤支镜引导可提升成功率。

57. 小儿肺复张的方法?

肺复张通过增加跨肺压使不张的肺泡重新开放,单肺通气后每 30 分钟进行 1 次。方法:① 阶梯式 PEEP 递增法:保持控制压力为 0.98～1.47 kPa,在原有 PEEP 水平上每 30～60 秒增加 0.49 kPa,直到峰压达 3.92 kPa,持续 10 个呼吸周期后调整 PEEP 至初始水平,目前推荐采用。② 手法肺复张:手控通气,维持气道压力 2.45～2.94 kPa,持续 15～30 秒,连续 3 次。③ 超声引导下手法肺复张:手动通气至肺部超声检查未见明显肺不张区域。超声引导下手法肺复张改善肺通气的效果优于常规肺复张。

58. 小儿单肺通气围术期肺保护性通气策略?

小儿单肺通气肺保护策略主要内容包括小潮气量、适度的 PEEP、肺复张、低吸入氧浓度。

常用方案为双肺通气期间潮气量 6～8 mL/kg(理想体重),单肺通气期间 4～6 mL/kg(理想体重),气道峰压<3.43 kPa,平台压<2.45 kPa,PEEP 0.49～0.98 kPa,根据 PetCO$_2$ 水平调节呼吸频率(维持 PetCO$_2$ 于 35～40 mmHg),吸呼比设置为 1∶1～1∶1.5,间断吸引气道分泌物并行阶梯式 PEEP 递增法肺复张或手法肺复张。在维持充分氧合的前提下,避免纯氧通气及不必要的高 FiO$_2$。可调整 FiO$_2$<0.4,并尽可能降至最低水平。

59. 3D 打印技术在儿童气道中的应用有何新进展？

① 用于气道评估：通过影像检查结果模拟重建呼吸道 3D 模型，直观地了解患儿气道解剖异常及通气功能受限的病因；② 3D 打印气道支架；③ 气道修复：融合组织工程学的 3D 打印技术制造出贴合患者气道、降低排斥反应又不阻碍其气道内组织生长的修复材料；④ 临床教学和辅助研究，让学生更直观、更真实地了解不同个体的气道解剖情况。因不涉及人体器官和组织的使用在医学伦理方面具有明显优势。

（郝学超　何裔）

第三节　小儿胸科手术的镇痛

60. 小儿胸科手术镇痛的方法？

① 口服 NASIDs：如布洛芬 5～10 mg/kg 或对乙酰氨基酚 20～40 mg/kg；② 静脉镇痛，可用药物包括阿片类药物（芬太尼 0.5～1 μg/kg，吗啡 50～100 μg/kg）、对乙酰氨基酚（15 mg/kg）等；③ 区域麻醉：周围神经阻滞（0.2％～0.25％罗哌卡因，总量不超过 2～3 mg/kg）：如肋间神经阻滞、筋膜间隙组织（如前锯肌平面阻滞）或椎旁阻滞；椎管内麻醉；切口组织局部浸润（0.2％罗哌卡因，总量不超过 3 mg/kg）。

61. 胸部神经支配是怎样的？

① 感觉神经支配主要来自：胸神经前支（肋间神经，支配大部分胸廓感觉）、颈浅丛神经（支配胸廓上口周围皮肤感觉）、胸长神经（支配侧胸壁感觉）；② 运动神经包括：肋间神经（支配肋间肌）、膈神经（支配膈肌）、胸长神经（支配前锯肌）。

62. 胸段硬膜外常用药物浓度和剂量？

小儿硬膜外麻醉常用剂量与给药方案见表 7。使用混合液时，局麻药剂量相应减少，加入肾上腺素（5 μg/mL）可延长局部麻醉药作用时间，剂量为 1/4 总量。

表 7　小儿硬膜外麻醉常用剂量和给药方案

药　物	初　始　剂　量	持续给药(最大剂量)	多　次　注　射
布比卡因/左旋布比卡因	溶液：0.25% + 5 μg/mL(1/20 万肾上腺素) <20 kg：0.75 mL/kg 20～40 kg：8～10 mL(或 0.1 mL/岁/神经节段) >40 kg：与成人相同	常用浓度 0.125% 或 0.0625% <4 个月：0.2 mg/(k•h) 4～18 个月：0.25 mg/(kg•h) >18 个月：0.3～0.375 mg/(kg.h)	每 6～12 小时 0.25% 或 0.125%，0.1～0.3 mL/kg(根据疼痛评分)
罗哌卡因	溶液：0.2%；剂量同布比卡因	与布比卡因相同年龄相关输注速率 常用浓度：0.1%、0.15% 或 0.2% <3 个月婴儿输注时间不超过 36 h	每 6～12 小时 0.15% 或 0.2%，0.1～0.3 mL/kg(根据疼痛评分)

63. 什么是椎旁阻滞?

椎旁阻滞是将局麻药注入胸椎旁间隙以阻滞单侧或双侧胸部和交感神经,包括脊神经后支感觉神经分布的皮区。阻滞范围由阻滞的平面和局麻药的剂量决定。其作用机制包括：局麻药对脊神经的直接作用,向外扩散对肋间神经的作用及向内扩散经椎间孔进入硬膜外腔起效。椎旁阻滞可获得单侧条带状的节段性阻滞,镇痛效果类似于硬膜外阻滞。可应用于开胸手术、剖腹手术和漏斗胸修补术,也越来越多地用于微创手术,如腹腔镜手术和胸腔镜手术。

64. 椎旁阻滞的常见并发症有哪些?

除外神经阻滞共同存在的并发症,如感染、出血、局麻药中毒、损伤神经等,由于椎旁间隙邻近脊髓、硬膜外间隙以及蛛网膜下腔,有一定误入的风险。也有误入椎旁邻近血管,包括腰部血管、腔静脉、主动脉的可能。此外,还可能损伤胸膜和发生气胸,也可能发生椎旁肌肉疼痛。

65. 什么是肋间神经阻滞?

胸神经根自椎间孔发出后分为腹侧支、背侧支。背侧支支配椎旁区域的皮肤和肌肉；腹侧支继续向外侧走行为肋间神经。肋间神经阻滞一般在超声引导下进行，将局麻药物注入肋间神经周围，使其沿壁层胸膜下的肋间沟向外侧扩散，从而产生镇痛效果。

66. 什么是前锯肌平面阻滞？

前锯肌平面阻滞是将局麻药物注入前锯肌与肋间肌筋膜间（前锯肌深面阻滞）或前锯肌与背阔肌筋膜间（前锯肌浅层阻滞），用于管理前外侧胸壁的疼痛。其阻滞的神经包括胸长神经（long thoracic nerve）、胸背神经（thoracodorsal nerve）和肋间神经（intercostal nerve）。前锯肌深面阻滞仅阻滞肋间神经，前锯肌浅面阻滞还可阻滞颈段脊髓来源的胸长神经和胸背神经，且穿刺引起的气胸和动脉穿刺风险相对降低。目前两者镇痛效果优劣尚无明确定论。

67. 什么是竖脊肌平面阻滞？

竖脊肌平面阻滞是一种躯干神经阻滞技术。竖脊肌位于斜方肌和菱形肌的深面、棘突与肋角之间的沟内。竖脊肌平面阻滞通过局麻药直接扩散进入胸椎旁间隙产生作用，从而阻滞脊神经背侧支、腹侧支、交通支。单点阻滞的范围可自同侧胸骨旁至后背中线区域，常应用于胸腹部、骨科等手术的疼痛管理。

68. 肋间神经阻滞和椎旁神经阻滞有什么区别？

肋间神经阻滞与椎旁神经阻滞的区别见表8。

表 8　肋间神经阻滞与椎旁神经阻滞的区别

	肋间神经阻滞	椎 旁 阻 滞
适应证	胸部或上腹部手术、乳房手术、肋骨骨折	开胸手术、剖腹手术、漏斗胸修补术、乳房手术、肋骨骨折
标志	棘突外侧，肋骨角	明显，所需阻滞侧胸段皮肤水平的棘突
进针点	肋骨下缘	后正中线旁
阻滞范围	穿刺点至同侧胸骨旁区域	同侧胸骨旁至后背中线区域
局麻药扩散方向	同一节段向外侧扩散	相邻节段向头-尾扩散常见

第七章

69. 漏斗胸矫正术围术期镇痛的方式？

漏斗胸矫正术的术后镇痛原则强调多模式、个体化：① 口服药物，主要是以对乙酰氨基酚为代表的非甾体类抗炎药；② 静脉镇痛，阿片类药物为主的患儿自控静脉镇痛或家长控制镇痛；③ 区域神经阻滞，患儿自控或家长控制连续硬膜外神经阻滞、椎旁神经阻滞、肋间神经阻滞等；④ 催眠疗法及治疗术后焦虑，对漏斗胸矫正术术后疼痛也有一定缓解作用。

70. 小儿胸段神经阻滞常用药物有哪些？如何选择浓度与剂量？

小儿胸部神经阻滞最常用的局麻药有布比卡因（包括左旋布比卡因）和罗哌卡因。布比卡因和左旋布比卡因，周围神经阻滞最常用的浓度为 0.25%，连续硬膜外阻滞的浓度为 0.0625%～0.1%，单次注射最大剂量为 2.5 mg/kg。罗哌卡因，神经阻滞及硬膜外阻滞常用浓度均为 0.1%～0.2%，单次注射最大剂量为 3 mg/kg。

71. 儿童常用的术后镇痛药物有哪些？

儿童常用的术后镇痛药主要可分为：① 非甾体抗炎药（NSAIDS）：如对乙酰氨基酚、布洛芬等；② 阿片类药物：吗啡、氢吗啡酮、芬太尼、舒芬太尼；③ 局麻药：布比卡因、左旋布比卡因、罗哌卡因等。

（侯芹　李沁鸿）

第四节　各类小儿胸外科手术麻醉

72. 如何诊断先天性食管闭锁？

先天性食管闭锁（esophageal atresia，EA）的诊断包括产前诊断和出生后诊断。① 产前诊断：产前超声可发现盲袋征、胃泡不显示、羊水过多等征象。胎儿MRI 也有助于筛查。② 出生后诊断：患儿出生后唾液过多，饮奶后呛咳、发绀，胃管不能插入或折返，高度提示 EA；胸腹平片及食管造影即能确诊；CT 食管三维重建可明确近侧食管盲端位置；合并气管食管瘘时，食管镜和气管支气管镜可明确瘘管及位置，便于指导手术。

73. 最常见的先天性食管闭锁的类型？

食管闭锁分型：① 单纯食管闭锁：Gross A；② 食管闭锁伴近端气管食管瘘：Gross B；③ 食管闭锁伴远端气管食管瘘：Gross C；④ 食管上下端均与气管相通形成瘘管：Gross D；⑤ H 型气管食管瘘无食管闭锁：Gross E. 最常见的类型为 Gross C 食管闭锁伴远端气管食管瘘，约占所有食管闭锁的 85%。

74. 什么是 VACTERL 综合征？

VACTERL 综合征是食管闭锁常见的合并症。

（1）V——vertebral 脊柱：蝴蝶椎，半椎体，多肋（十三肋），分叉肋骨等异常。

（2）A——anus 肛门：肛门闭锁，肛门前移伴狭窄，直肠舟状窝瘘等异常。

（3）C——cardiac 心脏：房间隔缺损，室间隔缺损，主动脉弓发育异常等。

（4）T——tracheal 气管：气管狭窄，支气管发育异常等。

（5）E——esophageal 食管：食管闭锁，食管狭窄，食管气管瘘。

（6）R——renal 肾脏：马蹄肾，肾缺如等肾发育异常。

（7）L——limbs 肢体：多指、多趾等异常。

75. 哪些先天性食管闭锁属于高风险患儿？

心脏畸形的严重程度，以及围术期合并肺炎、肺发育不良的严重程度，是影响食管闭锁患儿预后的重要因素。此外，低出生体重、胃肠严重胀气及合并其他多发畸形也是危险因素。Waterston、Montreal 分级和 Spitz 分级有利于术前评估，也能更好地预测患儿的预后。

76. 先天性食管闭锁术中能否采用正压通气？

先天性食管闭锁患者是否能采用正压通气，取决于气管食管瘘口的位置及大小。传统经验是，在瘘口结扎前避免正压通气（包括面罩通气），防止胃扩张，引起限制性通气并增加胃穿孔风险。现有研究提示，瘘口直径≤3 mm 的食管闭锁患儿，适当的压力支持通气是相对安全的（≤0.98 kPa）。此外，拔除气管导管前，持续气道正压通气（CPAP）并不会增加吻合口瘘的风险。

77. 先天性食管闭锁术中发生急性胃扩张导致通气困难如何处理？

① 提高吸氧浓度，手动通气；② 听诊呼吸音及胃部有无气过水声；③ 纤支镜确认气管导管位置，调整 Cuff 封堵瘘口；④ 放置胃管抽吸胃部气体，必要时在食管

下部使用 Foley 导管;⑤ 与外科医生沟通,紧急结扎、离断气管食管瘘口,或行胃造口术抽吸排空胃部气体。但需注意,胃造口术可能引起出血、肠穿孔、腹膜炎等并发症。

78. 先天性食管闭锁手术的预后?

先天性食管闭锁患儿存活率与出生体重和是否合并心脏疾病相关。Spitz Ⅰ级:出生体重>1 500 g,且无心脏疾病者,存活率可达 97%;Ⅱ级:出生体重<1 500 g 或合并严重心脏疾病者,存活率约 60%;Ⅲ级:出生体重<1 500 g,且合并有严重心脏疾病,存活率仅为 20%左右。Okamoto 等研究结果根据出生体重是否>2 kg 和是否合并严重心脏病,其存活率分别为 100%、82%、72%和 27%。

79. 先天性食管闭锁的病理生理?

呼吸系统改变:① 易引发咳嗽和间歇性的误吸。酸性胃内容物经瘘口反流至气管和肺内,可引起吸入性肺炎,严重时发生明显呼吸窘迫,造成患儿缺氧、发绀。② 空气经瘘口进入胃肠道造成腹内压增高,严重时上抬的膈肌压迫胸腔及肺,引起患者呼吸困难。消化系统改变:无法经口喂养,患儿可能存在内环境及电解质紊乱。胃肠胀气使胃扩张,严重时可能发生胃穿孔及破裂。其他:合并先天性心脏病,可有循环系统的改变。

80. 先天性食管闭锁的术前准备?

除一般的新生儿手术术前管理,包括保温、补液、全身状况维持等外,关键是防止吸入性和反流性肺炎:① 半卧位以减少胃内容物反流至气管;② 禁食禁饮,放置胃管,减少分泌物误吸;③ 术前持续抗感染治疗;④ 避免面罩加压给氧,以免气体经过气管食管瘘进入胃及消化道;⑤ 明显呼吸窘迫者,行气管插管压力支持通气($\leqslant$10 cmH$_2$O);⑥ 此外,还需完善实验室及影像学检查。

81. 先天性食管闭锁患儿的术前检查?

由于先天性食管闭锁患儿常合并吸入性肺炎、不同程度胃肠胀气以及心脏畸形等多种先天性畸形,术前必须完善必要的检查。① 常规体格检查;② 常规实验室检查:血常规、肝肾功能、凝血功能、血气、电解质、血型等;③ 影像学检查:超声心动图、胸/腹/全脊柱 X 线片,必要时食管镜和气管支气管镜检查。

82. 先天性食管闭锁患儿术前的体位管理？

先天性食管闭锁患儿由于食管与气管常存在瘘口，术前胃肠道可能积气严重，导致胃扩张，腹部膨隆，腹内压身高，膈肌上抬，功能残气量减少，肺顺应性降低；胃内容物反流至食管可能引起吸入性肺炎。因此，此类患儿术前应采取头高脚低半卧位，增加功能残气量，改善肺顺应性；同时通过重力作用减少胃液通过瘘口进入呼吸道的概率。此外，术前需要经常吸引口咽部的分泌物，或放置胃管后间断抽吸或持续低负压吸引，减少分泌物误吸。

83. 先天性食管闭锁的患儿术中如何确定气管导管的插管深度？

理想的插管深度应使导管尖端或套囊位于瘘口远端，术前可通过支气管镜检查及上消化道造影、CT 检查确定瘘口位置。传统插管方法是先将气管导管过深插入支气管内，随后边缓慢退导管边听诊双肺呼吸音至刚刚对称，正压通气时胃部无气过水声。此方法仅适用于位置靠食管上端，且较小的瘘口。对于小部分患儿瘘口距离隆突不足 1 cm，甚至位于隆突以下的患儿，传统的听诊法并不可靠，需利用纤维支气管镜确定导管位置。

84. 胸腔镜食管闭锁矫正术是否需要单肺通气？

胸腔镜食管闭锁矫正术中一般采用小潮气量双肺通气，使用低流量低压力二氧化碳人工气胸来压缩右肺以满足手术要求。患儿术中容易出现低氧血症、高碳酸血症等并发症，应及时监测血气，调整内环境及呼吸参数。将气管导管置入单侧支气管行单肺通气直至瘘管结扎在小儿食管闭锁矫正术中同样适用。但较小的儿童可能出现单肺通气不足以维持氧和，或气管插管型号过大，引起支气管水肿等风险。

85. 先天性食管闭锁术中可能发生哪些并发症？

① 呼吸系统：反流误吸、通气困难、低氧血症等。可能由于气管导管位置不佳，或调整体位过程中气管导管移位，导致胃肠道严重胀气，腹内压增高，造成反流误吸、通气困难、低氧血症等严重呼吸系统并发症。可通过纤支镜调整导管位置。② 心血管系统：心动过缓、低血压等。可能由于手术对纵隔牵拉、压迫、出血过多等引起。③ 消化系统：胃肠道严重胀气甚至破裂。患儿应术前安置胃管，持续胃肠减压，必要时可行胃造瘘以减小腹内压。

86. 先天性食管闭锁术后的拔管时机?

先天性食管闭锁患儿由于多为新生儿,常合并其他畸形,病情复杂,因此多在术后入重症监护室继续呼吸支持 24～48 小时后再尝试拔管。对于早产儿、低体重、术前呼吸困难或合并心脏疾病或其他严重畸形的患儿呼吸支持时间可能更长。食管吻合口张力高的患儿通常需要继续机械通气支持 5 天左右。当患儿潮气量及通气频率足够,咽喉反射、吞咽反射、咳嗽反射恢复,吻合口张力降低,镇静镇痛药物代谢充分时可考虑拔管。

87. 先天性食管闭锁患儿术后转运需要注意什么?

先天性食管闭锁患儿转运过程中要保证足够的麻醉深度,防止患儿转运途中体动;固定气管导管及胃管深度,避免移位或脱落;保持头位为中立位,避免过度拉伸造成吻合口张力过高;准备紧急插管用具、必要麻醉药品及抢救药品。

88. 先天性肺气道畸形的发病率?

先天性肺气道畸形是最常见的先天性肺发育畸形,是以终末细支气管过度增生与扩张为特征的先天性肺部错构瘤样病变。其活胎发病率为 1/8 300～35 000,男女发病率无明显差别。除了 4 型先天性肺气道畸形与家族性胸膜肺母细胞瘤相关,未发现与确切基因遗传或母亲因素相关。近年来随着产前筛查的普及,先天性肺气道畸形的发病率呈逐年上升趋势。

89. 先天性肺气道畸形多发于哪一肺叶?

先天性肺气道畸形通常发生于单个肺叶。大部分畸形仅累及单肺,双肺受累较少。左右肺发生概率无明显差别,各肺叶先天性肺气道畸形的发生率没有明显差别。成年后发现的先天性肺气道畸形多发生于下叶。

90. 先天性肺气道畸形有哪些分型? 最常见的是哪一型?

根据囊腔＞(5 mm)分为大囊型与微囊型。根据大体及组织学表现分为:① 0 型最为罕见,为气管或支气管发育不良,换气功能严重受损,常在出生时死亡;② 1 型最为常见(占 60%～70%),为远端支气管或近端细支气管发育不良,常单叶受累(95%);③ 2 型为细支气管发育不良,由多个小囊组成(直径在 0.5～2.0 cm);④ 3 型为细支气管或肺泡发育不良,可累及整个肺叶或多个肺叶;⑤ 4 型为肺周边远侧肺泡发育不良,由单个或分隔大囊组成,与恶性肿瘤相关。

91. 先天性肺气道畸形的鉴别诊断？

　　① 支气管肺隔离症：无功能的肺组织团块没有与气管/支气管相通，由异常的体循环动脉血液供应。产前超声表现为边界清楚、均一的强回声团块。② 支气管囊肿：通常临近左主支气管或隆突，位于纵隔内单一的囊肿，腔内充满气、液或黏液，不与肺支气管树相通。③ 先天性肺叶肺气肿：肺叶异常肺气肿，与支气管树相通。最常见于左肺上叶。胸片上表现为肺叶区域呈透明样。

92. 先天性肺气道畸形胎儿的临床表现？

　　胎儿时期先天性肺气道畸形通常表现为彩超发现的肺囊状、实性或囊实性畸形，血流来源于肺循环。研究表明先天性肺气道畸形的体积通常在妊娠 26～28 周达到最大，随后逐渐减小。由于畸形体积较大压迫腔静脉或心脏，5%～40% 胎儿会表现为胎儿水肿。CVR（CPAM 容积比）公式为：病灶（长×宽×高×0.523）/头围，CVR 越大病灶体积越大，胸腔占位效应越明显。CVR>1.6 是胎儿水肿、出生后呼吸困难的预测指标，可能需要较早手术治疗；CVR<0.91 是预后较好的预测指标。

93. 先天性肺气道畸形患儿的临床表现？

　　约 3/4 患儿在出生时无临床症状。部分患儿在出生后会出现肺部感染、气胸等并发症。约 1/4 患儿在出生时出现呼吸困难、循环障碍等症状，严重程度与病变大小相关。约 1/3 的病变较小的患儿在新生儿期后得以诊断，常常表现为反复的肺炎或气胸。

94. 先天性肺气道畸形的麻醉关注点？

　　大多数先天性肺气道畸形切除手术无需肺隔离，但双肺通气可能会给外科操作带来困难。若手术需要肺隔离可以通过气管导管外支气管封堵或单侧支气管插管实现，对于呼吸功能受损的新生儿还可以考虑高频振荡通气。术中应采用保护性肺通气策略，尽量减小正压通气压力以防止气道气压伤或气胸。此外，氧化亚氮可能引起囊肿过度扩张导致气胸，应避免使用。

95. 先天性肺气道畸形的病理生理改变？

　　先天性肺气道畸形若体积较大可能会挤压临近正常肺组织，影响肺组织正常发育，造成肺动脉高压；囊肿体积较大者可能导致气胸；病变部位易反复发生感染；畸形若挤压到心脏、纵隔或大血管，可能导致纵隔移位、循环障碍。

第七章

96. 先天性肺气道畸形的手术指征？

对于出生时出现呼吸、循环障碍的患儿应尽快实施手术。目前对于无症状先天性肺气道畸形患儿手术时机尚存争议。无症状患儿一般无需产后立即手术，在随访行影像学检查时需综合考虑患儿辐射剂量、家庭对风险衡量等问题，根据病情变化，可选择在 3 月龄至 1 岁期间进行手术。

97. 先天性肺气道畸形的术前访视？

详细询问病史及体格检查：① 出生胎龄，分娩时特殊情况：APGAR 评分，是否进行抢救，需要呼吸、循环支持。② 生长发育情况，营养状态，喂养情况，是否有近期上呼吸道感染或肺部感染病史，是否有呼吸困难、干/湿啰音、异常呼吸运动等，血压、心率等循环指标是否有异常。是否合并其他畸形。③ 影像学资料：关注畸形位置、大小、与血管关系、对临近组织压迫情况；检验结果：酸碱平衡、电解质情况是否有异常，血常规及凝血功能是否有异常等。

98. 先天性肺气道畸形的术前准备？

① 术前完善血常规、凝血常规、生化、血型等检验，备血液制品；完善胸片、胸部 CT、心脏彩超等检查，明确病变部位、范围、与临近组织关系，是否合并严重心脏畸形；② 营养支持，维持内环境稳定，术前常规禁食禁饮；③ 注意避免上呼吸道及肺部感染发生，充分抗感染、解痉平喘治疗；④ 术前可给予小剂量咪达唑仑镇静；⑤ 准备可视化插管工具，如可视喉镜、Glidescope 等，备多种型号的气管导管、封堵管及纤支镜；⑥ 准备保温毯、鼓风机、输液加温器等。

99. 先天性肺气道畸形麻醉诱导方式的选择？

诱导前充分预氧，若患儿病情平稳建议选择静脉麻醉药或七氟烷吸入常规诱导，使用小压力正压通气或保留自主呼吸以避免肺囊肿扩张导致气胸。由于肺部畸形存在，吸入麻醉诱导可能起效较慢。避免使用氧化亚氮诱导。对于囊肿压迫心脏、纵隔或大血管已造成循环不稳定患者应减少麻醉药用量，少量多次滴定给药，避免麻醉药导致严重循环抑制。

100. 先天性肺气道畸形术中监护的选择？

先天性肺气道畸形术中需常规监测脉搏氧饱和度、无创血压、心电图、体温、呼气末二氧化碳，若患儿一般情况差，术前呼吸循环不稳定，合并其他严重畸形，预计手术失血较多、手术时间较长或酸碱电解质紊乱则需监测有创血压及动脉血气。若合并严重心脏大血管畸形,可能血流动力学不稳定需要大量输血输液或泵注血管活性药还需中心静脉置管、监测中心静脉压力。

101. 先天性肺气道畸形术后拔管时机?

若术前患儿一般情况较好,呼吸循环稳定,在充分镇痛后可以术后于手术室内待患儿自主呼吸恢复、潮气量及呼吸频率正常,意识清醒后尝试拔管。若患儿一般情况差,合并其他严重畸形,呼吸功能不全或循环不稳定则需入重症监护室进一步呼吸循环支持,待呼吸恢复、循环平稳、内环境稳定,患儿自主呼吸恢复、意识清醒后尽早拔管。

102. 先天性气道畸形手术中可能发生的并发症?

正压通气有可能扩大先天性肺气道畸形,使患者面临气胸、呼吸衰竭和循环衰竭的风险。手术操作可能造成静脉回流受阻,主动脉受压,心律失常,出血,双肺交叉污染等。气管导管打折、移位引起通气困难,体位改变(侧卧位)造成通气血流比失调、功能残气量的减少,引起低氧血症,血流动力学波动等。

103. 漏斗胸是缺钙造成的吗?

漏斗胸(pectus excavatum,PE)是最常见的前胸壁畸形,是由于肋软骨的过度生长导致的前胸壁向内凹陷,是先天性结构发育异常,发病原因并不是缺钙,而是内在因素调控导致结构异常。如果患者本身有漏斗胸,且合并有缺钙,会加重漏斗胸的症状。

104. 漏斗胸的手术指征是什么?

① CT 检查显示 Haller 指数>3.25;② 存在呼吸道症状,如肺不张,肺功能提示限制性或阻塞性气道病变,易反复发生呼吸道感染,通气储备功能降低;③ 心脏杂音、心电图示不完全右束支阻滞、超声心动图示二尖瓣脱垂;④ 畸形进展且合并症状加重;⑤ 外观畸形影响患者生活及并发自卑等心理问题;⑥ 行各种手术后复发或失效的漏斗胸患者;⑦ 若患者无不适感,且无过多外观要求,则无需手术,若患者凹陷程度较重且严重影响正常生活和工作,应立即手术治疗。

105. 漏斗胸患儿手术的最佳时机?

手术治疗的最佳年龄为 3～12 岁,对严重影响心肺功能的患者,可以适当提前但一般不早于 3 岁,Park 认为对于发病早的患者,在 3～5 岁手术较好,因为这个年龄段儿童的胸壁顺应性更好,手术操作容易,能尽早解除发育限制,手术并发症少,Nuss 研究显示手术最佳年龄为 12 岁左右,复发率最低,手术效果好,并发症少。

106. 漏斗胸如何进行分级?

漏斗胸分级见表 9。

表 9   漏斗胸分级

级　别	肋骨凹陷	心肺受压	胸脊间距	漏斗胸指数	Haller 指数
轻度	稍为明显	无	>7 cm	<0.2	<3.2
中度	显著	稍受压	5～7 cm	0.2～0.3	3.2～3.5
重度	严重	更显著受压	<5 cm	>0.3	>3.5

注:漏斗胸指数=a×b×c/A×B×C。a 是凹陷处的纵轴长度,b 是凹陷处横轴长度,c 是凹陷处的深度。A 是胸廓的纵长,B 是胸廓的横长,C 是胸骨柄的最低端到脊柱的距离;Haller 指数:胸廓横径/凹陷最低点到锥体前的距离。

107. 漏斗胸患儿的手术方式?

开放手术(Ravitch):是切断膈肌与胸骨、剑突的附着部分,将下陷肋软骨与肋骨、胸骨的连接处切断;在胸骨柄处横断胸骨,从而将下陷的胸骨体上抬,矫正整个胸廓畸形,优点是治疗彻底,复发率较低;缺点是创伤较大,术后恢复时间长;适用于骨质僵硬,畸形严重的成年患者。

微创手术(Nuss):将弧形钢板置放于胸壁凹陷底部,支撑胸骨,将凹陷抬高,其操作简单,创伤较小,但复发率相对较高,适用于胸壁顺应性好的青春期前患者。

108. 漏斗胸患儿常见合并症有哪些?

① 轻微的漏斗胸没有症状,畸形较重的压迫心脏和肺,影响呼吸和循环功能,肺活量减少,功能残气量增多,活动耐量降低;② 患儿易发生反复呼吸道感染,体格发育也会受到影响;③ 幼儿循环系统症状较少,年龄较大的可以出现活动后呼吸困难、脉快、心悸,甚至心前区疼痛,主要是因为心脏受压、心排血量在运动时不

能满足需要,心肌缺氧,因而引起疼痛。有些患者还可以出现心律失常,以及收缩期杂音;部分患者可能合并二尖瓣脱垂,可能由于二尖瓣环受压导致瓣环形态变化所致;④ 心理危害:轻者胆怯、内向,重者自卑、自闭、甚至抑郁、自杀。

109. 漏斗胸患儿术前需要完善哪些检查?

① 血常规、凝血、生化;② 胸部 X 线片:是否存在任何慢性感染、病情的严重程度、心脏和大血管受压或移位;③ 心电图检查:有心悸症状应考虑动态心电图检查;④ 超声心动图:评估心室功能和瓣膜功能不足、右心室是否受压;⑤ 运动耐量评估:评估心肺功能;⑥ 肺功能测试:有呼吸道症状患者行肺功能检测;⑦ 心肺运动测试(CPET):评估患者的心肺功能。

110. 漏斗胸麻醉方式的选择?

漏斗胸麻醉方式选择见表10。

表 10 漏斗胸麻醉方式选择

麻 醉 方 式	优 点	缺 点
全身麻醉	麻醉效果确切	呼吸抑制、氧饱和度下降、恶心、呕吐和术后负面行为改变
全身麻醉复合硬膜外麻醉	镇痛效果好,减少交感神经反应	胸硬膜置管失败率高、刺破胸膜或肺脏、神经根损伤、全脊麻等
全身麻醉复合椎旁神经阻滞	尿潴留和低血压等发生率低,减少阿片类药物用量	局麻药中毒、刺破胸膜或肺脏、血管、神经损伤、全脊麻等
全身麻醉复合双侧筋膜平面阻滞或肋间神经阻滞	恶心呕吐发生率少,减少阿片类药物用量	局麻药中毒、神经血管损伤、刺破胸膜等

111. 漏斗胸患儿矫正术中可能出现的并发症?

急性并发症:心包损伤、心包撕裂、心脏损伤;肋间肌撕脱、肋间血管损伤;膈肌穿通、肝脏损伤;血气胸或肺创伤等。慢性并发症:支撑架排异或移位;胸腔或心包积液;引流管断入胸腔;伤口感染;慢性疼痛等。

第七章

112. 小儿食管裂孔疝的如何进行分类?

① Ⅰ型(滑动疝):胃食管交界处转移到了膈肌的上部,胃部仍然保持有其正常的形态,胃底仍在胃食管交界处之下;② Ⅱ型(食管旁疝):胃底的一部分通过与食管相邻的膈肌裂孔突出,而胃食管交界处仍保持其正常解剖位置;③ Ⅲ型(混合型):Ⅰ型和Ⅱ型的组合,其中胃底和胃食管交界处均通过裂孔突出,胃底位于胃食管交界处上方;④ Ⅳ型(胸腔内胃型):胃食管膜缺损较大,疝气除了胃以外,还有腹腔内的其他脏器进入胸腔。

113. 小儿食管裂孔疝的病理生理改变?

① Ⅰ型滑动疝:胃食管连接部的功能减弱(食管括约肌),胃液反流,食管排空功能受损;② 食管旁疝:食管旁疝与胃脾韧带和胃结肠韧带的异常松弛有关。除了反流以及胃排空受损以外,随着疝入的脏器越多,有可能发生肠梗阻、扭转、缺血及坏死。

114. 小儿食管裂孔疝的临床表现?

① 胸骨后烧灼感和反胃、烧心、胸痛;长期的胃食管反流可有反复呼吸道感染;② 吞咽困难、呕吐;③ 出血与贫血:弥漫性胃黏膜溃疡出血可引起出血;④ 心脏症状:可有心前区痛、胸闷及心前区紧束感等症状;⑤ 其他症状:贲门部疝入食管裂孔可反射性地引起咽部异物感,巨大的裂孔疝可压迫心、肺和纵隔而产生气急、心悸、咳嗽、发绀等症状,严重者可急性引起胃梗阻、扭转、坏死。

115. 小儿食管裂孔疝的手术指征?

① 有并发症的Ⅰ型患儿经内科正规治疗无好转,如出现严重的食管炎、溃疡、出血、狭窄,体重不增或持续下降,贫血严重;② Ⅱ型、Ⅲ型、Ⅳ型患儿存在膈食管先天性解剖结构异常,大多可见各类临床症状,并有发生疝入的胃肠组织扭转、嵌顿、梗阻的可能;③ 食管裂孔疝术后复发并有明显临床症状的患儿;④ 有症状的食管旁疝患者,尤其是那些有梗阻症状和胃扭转的患者,需要紧急手术。

116. 小儿食管裂孔疝的手术方式?

① 传统开放手术:经胸手术:可以最大范围地游离食管,全方位观察食管裂孔疝,适合巨大食管裂孔疝患者,但创伤较大。经腹手术:食管被全胃底包绕、折叠缝合≤2 cm、His角的人为形成为此术式的主要优势,该术式对心肺功能影响

小,经腹手术操作空间有限不能充分游离食管且术野暴露困难等。② 腹腔镜手术治疗:与开胸、开腹手术相比,腹腔镜术野宽阔、视野清晰、创伤小、愈合快、住院时间短、术后并发症少等。

117. 小儿食管裂孔疝的术前检查?

① 胃镜;② 食管酸碱度,食管测压,食管镜;③ 上消化道造影:评估疝大小,确定疝缺损解剖结构;④ 胸部 CT:评估术前是否存在误吸;⑤ 彩色多普勒超声:明确食管是否有疝嵌顿;⑥ 血常规、肝肾功能、凝血、生化、电解质、血气分析;⑦ 心电图,超声心动图,胸部 X 线片。

118. 为什么食管裂孔疝患儿属于高反流误吸风险?

① 食管下括约肌位于膈肌裂孔膜内,下段常位于腹腔内。贲门及食管远端被食管下括约肌分隔,防止胃内容物反流进入食管。② 食管裂孔疝患儿膈食管裂孔扩大,环绕食管的膈肌较薄弱,使食管腹段、贲门和胃底随腹压增高经扩大的裂孔进入纵隔,防止胃内容物反流的食管下括约肌功能失调,导致高反流误吸风险。全身麻醉诱导时因患者的意识消失、咽喉部反射消失,胃酸和胃内容物易反流进入气道,特别是在正压通气情况下,极易造成反流误吸。

119. 小儿食管裂孔疝麻醉诱导方式的选择?

麻醉管理目标是避免误吸。入室前行胃肠减压,吸引器备用。快速顺序诱导防止胃内容物反流:

(1) 入室后采用(反 Trendelenburg 位)减少被动反流,进行充分预氧(氧流量>6 L/min,平静呼吸时间超过 3 分钟),避免面罩加压给氧。

(2) 静脉注射琥珀胆碱 1.5 mg/kg、依托咪酯和(或)丙泊酚。

(3) 患者意识消失后由助手按压环状软骨压迫食管(Sellick 法),防止胃内容物的被动反流。

(4) 可视下快速气管插管(准备不同型号气管导管及喉镜)。

120. 小儿食管裂孔疝术中需要哪些监测,为什么?

① 常规监测:心电图、无创血压、SpO_2、呼气末二氧化碳分压、气道压力;② 巨大食管裂孔疝患儿由于疝内容物较大,可对胸腔脏器造成压迫,导致循环或者呼吸功能障碍,因此需要对患儿进行有创动脉血压及 CVP 的监测,动态关注血流动力

学变化,及时进行血气分析;③ 由于手术时间较长,小儿体温调节中枢发育未成熟,应监测体温(肛温);④ 出入量监测,尿量监测,失血量监测,维持循环及内环境稳定。

121. 小儿食管裂孔疝术中可能出现哪些并发症? 如何处理?

① 胃、食管穿孔:多数可用腹腔镜修补;② 低血压:减少腹腔内压力、液体复苏、减少头高脚低程度和小剂量血管活性药;③ 低氧血症:查找病因,纯氧吸入,适当肺复张,吸痰;④ 皮下气肿,排除气胸及压迫性上呼吸道阻塞;⑤ 气胸;⑥ 心包填塞:心包开窗或穿刺确诊并缓解填塞;⑦ 气体栓塞:头低左侧卧位,释放气腹,从中心静脉导管抽出空气;⑧ 肺栓塞:对症支持治疗。抗凝药物和溶栓治疗尚存争议。

122. 小儿食管裂孔疝术后的拔管时机?

食管裂孔疝患儿术前常合并肺发育不良,腹腔发育差,有时脏器复位后萎陷的肺组织不能立即膨胀,呼吸功能指标并未得到相应改善,还纳后腹腔压力高,术后需送 ICU 继续呼吸支持,必要时予呼气末正压通气保证充分氧合,待呼吸情况稳定,肌肉松弛药物代谢完成,符合拔管指征后进行气管导管拔除。

123. 小儿脓胸的病因?

小儿脓胸最常见的病因是继发于临近肺组织感染,大约 $5\% \sim 10\%$ 的社区获得性肺炎患儿可发展为脓胸。脓胸也可来源于膈下脓肿及纵隔、咽后或椎旁感染的扩展,也可继发于胸部手术或创伤后感染(如气管胸膜瘘、食管瘘等)。致病菌以金黄色葡萄球菌及肺炎双球菌多见。

124. 小儿脓胸的分期?

① 1 期(渗出期或急性期):胸膜肿胀;胸腔积液黏度低,胸腔积液白细胞计数和乳酸脱氢酶(LDH)水平较低、糖及 pH 一般正常,持续时间可短至 24 小时;② 2 期(纤维脓性期或过渡期):纤维素在胸腔内沉积并形成纤维膜,同时肺膨胀受限;胸腔积液浑浊,多核白细胞增加,pH 及糖逐渐降低,LDH 升高,一般为病程 $2 \sim 10$ 天;③ 3 期(机化期或慢性期):成纤维细胞腔内生长,胶原沉积,以胸膜纤维层机化为特征,胸腔积液黏稠并有大量沉积物,病程 $2 \sim 4$ 周。

125. 小儿脓胸治疗方法的选择？

根据当地微生物学知识及胸腔积液培养等,选用有效抗生素控制感染。胸腔积脓过多时行胸腔导管引流,脓腔穿刺排尽脓液,必要时可向胸膜腔注入抗生素及胸腔闭式引流;可使用激素治疗促进胸腔积液吸收。慢性脓胸时,可根据影像学结果及引流情况选择是否胸膜内使用纤溶药物。必要时行手术治疗,清除脓腔或行纤维膜剥脱术。全身支持治疗包括吸氧,维持水电解质平衡,营养支持等。

126. 小儿脓胸的手术指征？

小儿脓胸首选非手术治疗及纤溶治疗,非手术治疗后疗效欠佳的患者(例如,持续发热、持续脓毒症或呼吸窘迫症状或重复多次影像资料显示持续或增加胸膜内渗出或机化形成的组织期,胸腔引流不畅,脓液黏稠的全脓胸)应考虑手术治疗,通过冲洗胸腔、分离粘连、剥离纤维板达到消除分隔,清除纤维蛋白和脓苔,促使肺实质复张。

127. 小儿脓胸的手术方式？

小儿脓胸手术方式主要有胸腔镜清创及开胸剥脱术。首选胸腔镜手术清除纤维蛋白物质,分解腔隙,并在直视下从胸膜腔排出脓液;开胸手术包括小切口开胸手术,可去除增厚胸膜,彻底清洗胸膜腔,但已很少用于小儿脓胸。根据文献报道,与开胸剥脱术相比,胸腔镜手术术后复发率更低,相关并发症如肺不张、败血症、术后疼痛、术后 30 天死亡率更低。与单纯胸管引流术相比,其治愈率更高(91% vs. 44%)。

128. 小儿脓胸手术的术前治疗？

小儿脓胸多继发于肺炎,有效抗生素控制感染,雾化排痰等治疗可改善气体交换功能。术前可进行胸腔穿刺引流或胸腔闭式引流脓液,改善患儿呼吸状况,必要时可胸膜腔注入抗生素。改善全身情况,营养支持,维持水电解质平衡,纠正可能存在的低蛋白血症及贫血。继发性脓胸多见于胸部创伤导致的感染性胸腔积液,常需要外科手术进行治疗,术前应积极抗感染,穿刺引流放出脓液。

129. 小儿脓胸的术前准备？

脓胸患儿多数合并肺炎,应针对肺炎进行治疗,抗感染、雾化排痰等改善患儿气体交换功能,以保证术中单肺通气顺利实施;改善患儿术前全身状况,营养支持,纠正可能存在的低蛋白血症及贫血。关注血压、血氧、pH、电解质、四肢循环、每小时尿量、凝血功能等,可补充维生素 K 以纠正凝血功能,纠酸、纠正电解质以维持水电解质平衡;交叉配血以防术中出血等;保证足够的静脉通路以进行术中血流动力学管理,保证灌注。

130. 小儿脓胸手术麻醉的关注要点?

脓胸患儿严格的肺隔离是必须的(支气管插管、封堵器或双腔管等方法)。术中任何体位改变都可能使得分泌物排出或导管移位从而导致通气问题。患儿可能存在脓毒血症,麻醉中应关注体温,并根据血流动力学参数指导目标导向液体管理,保证组织灌注。此外,术中应注意维持内环境稳态。同时应关注术中外科操作是否出血,是否损伤肺组织造成胸腔漏气。

131. 小儿脓胸手术麻醉需要做哪些监测? 为什么?

监测心率、无创血压等血流动力学参数,监测尿量等指标,以指导目标导向液体管理,保证组织灌注;检测血氧饱和度、呼吸末二氧化碳,以动态监测患儿气体交换情况;部分患儿可能存在持续高热,术中应监测体温;有创动脉置管及中心静脉置管通常不常规使用。

132. 小儿脓胸手术中可能发生哪些并发症?

外科手术操作可能引起胸腔内出血,肺组织损伤造成胸腔漏气或支气管胸膜瘘。术中体位改变或外科操作牵拉时可能致气管导管/封堵器移位造成低氧血症;此外,单肺通气、分泌物堵塞气管导管时亦可能出现低氧血症。通气不足造成二氧化碳潴留、高碳酸血症。患儿若术前存在肺不张,术中可能出现复张性肺水肿等情况。

133. 小儿脓胸术后是拔管回病房还是带管去 PICU?

术前感染控制较好,肺部病变较轻,脓腔局限;术中手术创面小,通气情况良好;术后患侧肺复张情况良好,血气无明显异常,肺部换气功能良好,可考虑在患儿恢复意识,潮气量及呼吸频率达到正常值后拔管回病房(需入住可提供呼吸护理的病房)。术前感染重,病程长,肺部病变严重,脓腔范围较大,肺不张严重,术中手术创面较大,术前已行气管插管或合并其他脏器病变的患儿应带管入 PICU 继续呼吸功能支持。

134. 小儿纵隔的解剖结构?

纵隔是胸腔的一部分,位于两个胸膜囊之间。其上界于胸腔入口,下界于膈肌,前界于胸骨,后界于椎体和肋椎沟。对于小儿,纵隔通常分为三部分,前纵隔主要指胸骨到心包前之间的区域,包括纵隔头端位置;中纵隔为心包前后之间的区域;后纵隔为心包后到椎体及其肋椎沟的区域,包括纵隔的头端部分。这些定义为临床医生提供了更符合儿科患者的外科解剖学的描述性术语。

135. 小儿纵隔肿瘤引起的病理生理改变?

① 前纵隔肿瘤可压迫气道可发生咳嗽、喘鸣、呼吸困难;压迫上腔静脉引起颈部静脉怒张、面颈部上胸部水肿;压迫肺动脉会减少肺灌注,导致低氧血症和换气不足,也可导致右心室衰竭;压迫交感神经可有霍纳综合征,压迫或侵袭迷走神经可发生声嘶。② 后纵隔肿瘤科引起脊髓压迫,出现下肢麻木或瘫痪;食管受压可出现吞咽困难。具有神经内分泌功能肿瘤及淋巴瘤等可引起相应全身症状,如发热、夜间盗汗、体重减轻等。

136. 小儿纵隔肿瘤类型和成人有什么区别?

小儿前纵隔肿瘤最常见为淋巴瘤,其次为畸胎瘤、胸腺瘤、甲状腺、甲状旁腺和间叶来源肿瘤。后纵隔肿瘤主要为神经源性肿瘤。成人常见纵隔肿瘤主要为神经源性肿瘤、畸胎瘤、胸腺瘤、纵隔囊肿、胸内异位组织肿瘤及淋巴源性肿瘤。

137. 小儿纵隔肿瘤术前需要完善哪些检查? 为什么?

正侧位胸部 X 线片可初步判断纵隔肿瘤的位置;胸部 CT 以高度准确地评估纵隔肿块的性质、大小、位置和对其他器官的影响,是否压迫重要脏器及压迫程度,若 CT 无法明确时可使用超声检测。心脏超声评估肿瘤对心脏及大血管的影响(肿块直接影响、心脏压力或心包渗漏等)。肺功能及呼吸流速-容量曲线明确有无气道梗阻。后纵隔肿瘤需进一步行 MRI 明确与椎管的关系。若为胸腺瘤需检测乙酰胆碱受体抗体排除重症肌无力。

138. 小儿纵隔肿瘤的术前准备?

完善术前检查,明确肿瘤与临近组织关系。前纵隔肿瘤需评估肿瘤是否压迫气道及血管。找到最可靠且持续有利于气体交换的体位,通常为睡眠时体位,若突发平卧位无法通气时,可立即改为此"最佳体位"。交叉配血。保证足够有效的静脉通路以进行术中血流动力学管理,保证灌注。准备硬性支气管镜,可在发生气道塌陷时支撑气道以保证氧供。评估肿瘤存在严重梗阻的风险,备体外循环待命。

139. 高风险小儿前纵隔肿瘤的临床表现?

CT 显示肿瘤压迫气管及支气管(气道压迫>70%、气道横截面积小于预计面积的 70% 并伴随支气管受压)、大血管(上腔静脉或肺动脉流出道)受压;心脏彩超显示血流梗阻;患儿出现气道受压的临床表现(如咳嗽、胸闷、喘鸣、端坐呼吸、声嘶等症状)和心血管受压的表现(如晕厥、心动过速、颈静脉怒张、面颈部及上胸部的水肿、紫绀等)。

140. 哪些指标提示患儿可能存在麻醉后气道塌陷的风险?

CT 显示肿瘤压迫气道,患儿术前有明显气道梗阻症状(呼吸困难、端坐呼吸、喘鸣、发绀、晕厥、颈静脉怒张等症状);术前呼吸流量-容量曲线显示随体位改变的呼气流量的限制提示麻醉时气道塌陷的风险。

141. 小儿前纵隔肿瘤的麻醉诱导方法的选择?

若患儿存在肿块压迫呼吸系统及心血管系统,需准备硬性支气管镜,在外科医生在场后开始麻醉诱导,若患儿可耐受局部麻醉及镇静,可局麻清醒下行气管插管;无法耐受时,可尝试保留自主呼吸诱导行气管插管。在外科医师可迅速控制肿瘤前,应尽量避免使用肌肉松弛剂(气道塌陷后可能无法通气)。若存在严重梗阻的潜在危险,则需要准备股动脉插管体外循环(CPB)或体外膜肺氧合(ECMO)。即使无证据提示肿块压迫呼吸系统或心血管系统亦应尽量缓慢滴定诱导。

142. 什么叫上腔静脉综合征? 有哪些临床表现?

上腔静脉综合征(superior vena cava syndrome, SVCS)是由于上腔静脉回流至右心房的血流受阻引起的临床综合征。临床症状主要有:头颈部上肢的非凹陷性水肿,胸壁静脉曲张,部分患者伴口唇及皮肤发绀。严重时还可能出现颅内压增高。症状常在平卧时加重,直立时减轻。SVCS 可分为两大类:若梗阻部位在奇静脉入口以上者,颈胸部可见静脉怒张,若梗阻部位在奇静脉入口以下者,胸腹壁均可发生曲张。当上腔静脉受压时间较长,侧支循环形成,可表现为特征性胸壁浅静脉怒张。

143. 上腔静脉综合征患儿静脉通道的选择？

上腔静脉综合征的患儿上肢回流的静脉可能会严重受损，如果在上肢建立静脉通道可能会加重症状和导致静脉炎，故应在下肢建立适合年龄的大口径静脉通路，可在颈内静脉置管用于监测及必要时可作为引流以减轻脑水肿。梗阻严重的患儿麻醉前可能需要建立临时的旁路转流通路，以减轻上腔静脉压力，一般在上腔静脉梗阻远端与右心房间建立转流通道，也可从颈外静脉向下腔静脉（股静脉）转流。

144. 上腔静脉综合征的患儿术中可能出现哪些问题？

术中可能因气道和心脏受压，发生严重的气道梗阻和心血管抑制。阻断和开放上腔静脉可导致循环剧烈波动，血压骤升或骤降。阻断上腔静脉时，静脉压升高，脑灌注减少可能引起神经系统缺血缺氧性损害，必要时可建立心肺体外循环（CPB）或体外膜肺氧合（ECMO）。术中若行单肺通气，可能因血流/通气失调出现低氧血症。术中大出血风险高。肿瘤切除后缓慢膨肺，防止复张性肺水肿。

145. 上腔静脉综合征患儿的术前治疗？

① 一般处理：卧床休息，抬高头部及吸氧，减轻心脏输出和降低静脉压。适当利尿和限制盐的摄入能使水肿减轻，但不鼓励采取脱水以避免引起血栓形成。② 糖皮质激素能抑制正常组织内的炎性反应从而减轻压迫，术前可采取经验性激素治疗。③ 下肢静脉输液。④ 有上腔静脉综合征的患者建议术前进行放疗和化疗，减轻肿瘤压迫症状。⑤ 由于中心静脉压过高，加之术野组织的解剖变形，术中可能发生大出血，术前应积极纠正贫血。

146. 有上腔静脉梗阻综合征的患儿的拔管时机？有哪些风险？

有上腔静脉综合征的患儿手术结束后，应确定梗阻解除后方能拔管。确保患儿呼吸循环稳定，无肺水肿、肺不张，且排除气管软化或存在气管塌陷危险因素后，方能在患儿清醒且满足拔管条件后（满意的自主呼吸参数、血气正常、内环境稳定、无残余药物潴留等）拔除气管导管。拔管可能存在以下风险：呼吸道梗阻，气管塌陷，呼吸抑制，急性呼吸衰竭，急性喉痉挛、支气管痉挛等。

147. 高风险前纵隔肿瘤患儿麻醉诱导前准备？

诊断性活检手术首选局部麻醉；可适当进行镇静。术前应确定可能的"抢救体位"(呼吸症状最轻体位,通常为睡眠时体位)。必须全身麻醉的高危患儿应做好可能出现的心肺并发症的准备,常规准备血管活性药以及抢救药物,困难气道插管工具,同时应该有能熟练使用硬支气管镜的医生在场(紧急放置硬支气管镜)。术前确定是否需要建立转流通道。诱导前应确定外科医生到场且可在病情恶化严重且难以治愈时进行快速紧急开胸解除肿瘤压迫。

148. 前纵隔肿瘤患儿诱导时可以使用肌肉松弛剂吗?

前纵膈肿瘤压迫症状严重的患儿若使用肌肉松弛剂,气道肌肉张力的丧失可导致气道完全阻塞甚至气道塌陷,造成通气困难。若术前无呼吸和循环系统受压的症状和体征,术前一般检查、胸部 CT、肺功能以及超声心动图没有提示气管和心血管受压征象,温和的正压通气和短效肌肉松弛剂的使用在某些情况下可能是安全的。反之,应避免使用肌肉松弛剂,尽量保持自主呼吸,保持胸腔负压,避免加重呼吸和循环压迫,保证患儿安全。

149. 小儿纵隔肿瘤术中可能出现哪些问题及其处理?

① 诱导时应尽可能保留自主呼吸,如果出现严重的气管支气管塌陷,应立即改变患儿体位为"抢救体位",或安置硬支气管镜,保持气道通畅。② 肿瘤若压迫上腔静脉、肺动脉和心脏,造成循环衰竭、低氧血症和心脏骤停,应立即改变体位减轻压迫,或提起肿瘤解除压迫,同时使用血管活性药物维持循环,必要时行ECMO。③ 巨大肿瘤切除解除压迫后注意防止急性心衰和复张性肺水肿的发生。应注意控制输液速度,适当利尿,缓慢膨肺。

150. 小儿纵隔肿瘤的术中监测?

除常规监测(心电图、无创血压、SpO_2、呼气末二氧化碳分压、气道压)外,需行有创血压监测,动态反应血流动力学的变化,及时进行血气分析,维持循环及内环境稳定。必要时行 PICCO 监测(评估心功能和对扩容的反应)和中心静脉压监测(反应心功能的情况以及指导术中补液)。如存在上腔静脉综合征,应采取下肢股静脉穿刺。由于手术时间较长,儿童体温调节中枢发育未成熟,应监测体温。此外,需监测出入量、尿量、失血量等。

151. 小儿纵隔肿瘤气管插管拔管的评估?

麻醉恢复期应确定梗阻解除,排除气管软化后才能拔管,可在拔管时置入支气管镜明视观察受压部分有无气管软化。并在拔管前先放气囊后观察是否漏气,拔管时尽量避免紧张、呛咳等增加胸腔内压的情况;可在气管导管内置入较细的交换导管,一旦拔除后有问题可顺着交换导管再次插管。

152. 小儿胸科手术中如何补液?

胸科手术通常采用限制性补液策略,补液量需考虑生理需要量、手术野蒸发量、出血量、尿量。一般情况下,补液量为 $4\sim6$ mL/(kg·h),应避免过度严格的限制性补液或开放型补液。如无休克等表现,一般首选平衡盐溶液。以 SVV、PPV 等指标的目标导向的液体治疗策略在胸科手术中的适用性不佳,有可能导致肺氧合功能下降。

（王思莹　邹倩　张玉涵　熊兴会　何裔）

第五节　超声在小儿胸科手术中的应用

153. 重症肺超在术后低氧血症中的应用?

前胸壁上下 BLUE 点扫查,存在肺滑动和 A 线可排除气胸,在此基础上探查深静脉血栓有助于明确肺栓塞的诊断。当 A 线伴有肺滑动消失(A′征象),应在 M 超声下寻找"平流层"征与肺点,即可诊断气胸。在两胸侧壁、前壁扫查到弥漫的 B 线,并且有肺滑动(B′征象),提示可能为心源性肺水肿。A/B 征象、B 征象、C 征象均支持肺炎的诊断。具体内容见表 11。

表 11　低氧血症的病因与超声征象

低氧血症的病因	超声征象
心源性肺水肿	■ 双肺弥漫性 B 线伴肺滑动征(B 征象)
COPD 或哮喘	■ 双侧 A 线伴肺滑动,无 PLAPS 征(A 征象) ■ 重度 COPD 无肺点,可见微弱肺滑动
肺栓塞	■ 双侧显著 A 线 ■ DVT

续　表

低氧血症的病因	超 声 征 象
肺炎	■　A 征象＋PLAPS 征 ■　前胸壁肺实变(C 征象) ■　单侧 B 线,对侧 A 线(A/B 征象) ■　双侧 B 线,伴肺滑动小时(B′征象)
气胸	■　前胸壁见肺滑动消失 ■　前胸壁 B 线消失 ■　肺点

154. 呼吸困难病因筛查的床旁肺部超声检查(BLUE)流程如何实施?

检查点为上下 BLUE 点、膈肌点、PLAPS 点。从上下 BLUE 点开始扫查,寻找肺滑动征。若出现并找到 A 线则为 A 声像。再进行深静脉扫查,发现深静脉血栓(DVT)则提示有肺栓塞。若无,则扫查 PLAPS 点。若合并肺泡和(或)胸膜综合征阳性,提示肺炎可能。若无 PLAPS,则提示呼吸困难可能病因为 COPD 或哮喘。当出现 A′声像并找到肺点则提示气胸。B′型、A/B 型、C 型(实变前期)高度提示肺炎。当出现胸膜滑动征伴有 B 线时,提示肺水肿可能。流程见图 2。

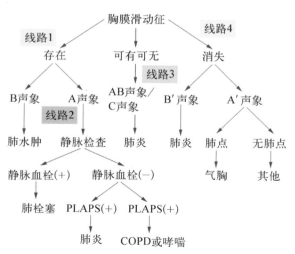

图 2　呼吸困难病因筛查的床旁肺部超声检查流程

155. 呼吸困难病因筛查改良 BLUE 的流程如何实施?

改良 BLUE 方案在 BLUE 方案基础上增加了后 BLUE 点检查区域,也就是重力依赖区域,可发现绝大部分肺实变、肺不张,其诊断敏感性、准确率均较 BLUE 方案高。显示声像结果同 BLUE 方案。

156. 重症超声在机械通气患儿脱机中的指导作用?

重症超声通过量化自主呼吸试验期间肺通气的变化来预测是否能脱机,床旁肺超声(LUS)指数:自主呼吸试验后 LUS 评分<13 分提示可能脱机成功,LUS 评分>17 分提示可能有拔管后呼吸窘迫。膈肌运动幅度及收缩幅度也是预测是否能成功脱机的方法,计算呼气末和吸气末测量膈肌厚度的变化百分比,≥30％提示成功脱机的可能性大。

157. 如何使用超声预测困难气道?

通过超声下测量皮舌厚度、颏舌骨肌长度以及计算皮舌厚度/甲颏距离比值等可预测患儿是否存在困难气道见表 12。

表 12　超声预测困难气道的方法与阈值

超声预测困难气道的方法	阈　　值
皮舌厚度	5～8 岁:皮舌厚度>4.5 厘米提示可能存在喉镜暴露困难
皮舌厚度/舌颏距离	5～8 岁:>0.86 提示可能存在困难气道 9～12 岁:>0.94 提示可能存在困难气道
颏舌骨肌长度	5～8 岁:颏舌骨肌<3.85 厘米提示可能存在困难插管 9～12 岁:颏舌骨肌<4.19 厘米提示可能存在困难插管

(杜彬　何裔)

参考文献

[1] Hermansen Christian L, Lorah Kevin N, Respiratory distress in the newborn[J]. American Family Physician, 2007, 76: 987 - 994.

［2］　Liu Jing，Chen Xin-Xin，Li Xiang-Wen et al. Lung Ultrasonography to Diagnose Transient Tachypnea of the Newborn［J］. Chest，2016，149：1269－1275.

［3］　Liszewski Mark C，Lee Edward Y，Neonatal Lung Disorders：Pattern Recognition Approach to Diagnosis［J］. American Journal of Roentgenology，2018，210：964－975.

［4］　巴特沃思,麦基,沃斯尼克,等.摩根临床麻醉学［M］.北京：北京大学医学出版社,2015.

［5］　Haverkamp W，Hachenberg T. Post-thoracotomy dysrhythmia［J］. Current opinion in Anesthesiology，2016，29(1)：26－33.

［6］　Baraka A. Hazards of carbon dioxide insufflation during thoracoscopy［J］. British Journal of Anaesthesia，1998，81(1)：100.

［7］　Templeton TW，Piccioni F，Chatterjee D. An Update on One-Lung Ventilation in Children［J］. Anesthesia and Analgesia，2021，132(5)：1389－1399.

［8］　Guerin Claude，Albert Richard K，Beitler Jeremy，et al. Prone position in ARDS patients：why，when，how and for whom［J］. Intensive care medicine，2020，46(12).

［9］　Ronald D. Miller 原著主编；邓小明,曾因明,黄宇光主译. 米勒麻醉学(第8版)［M］.北京：北京大学医学出版社,2017.

［10］　Tobias JD. Thoracoscopy in the pediatric patient［J］. Anesthesiology Clinics of North America，2001，19(1)：173－186.

［11］　何春红.胸腔镜手术人工气胸对患者呼吸和循环影响的研究进展［J］.华夏医学,2019,32(04)：200－202.

［12］　Choudhry DK. Single-lung ventilation in pediatric anesthesia［J］. Anesthesiology Clinics of North America，2005，23(4)：693－708.

［13］　Sylvester JT，Shimoda Larissa A，Aronson Philip I et al. Hypoxic pulmonary vasoconstriction［J］. Physiological Reviews，2012，92：367－520.

［14］　Campos JH，Feider A. Hypoxia during one-lung ventilation-a review and update ［J］. Journal of cardiothoracic and vascular anesthesia，2018，32(5)：2330－2338.

［15］　Karzai W，Schwarzkopf K. Hypoxemia during one-lung ventilation：prediction，prevention，and treatment. Anesthesiology 2009；110：1402.

［16］　Lohser J. Evidence-based management of one-lung ventilation. Anesthesiology Clinics，2008；26：241.

［17］　Marongiu I，Spinelli E，Mauri T. Cardio-respiratory physiology during one-lung ventilation：complex interactions in need of advanced monitoring ［J］. Annals of Translational Medicine，2020，8(8)：524.

［18］　Lumb AB，Slinger P. Hypoxic pulmonary vasoconstriction：physiology and anesthetic implications［J］. Anesthesiology，2015，122(4)：932－946.

［19］　姚,王天龙. Yao & Artusio 麻醉学：问题为中心的病例讨论［M］.北京：北京大学医学出版社,2014.

［20］　Benumof JL，Wahrenbrock EA：Dependency of hypoxic pulmonary vasoconstriction on temperature［J］. J Appl Physiol Respir Environ Exerc Physiol 1977；42：56－58.

［21］　Nagendran J，Stewart K，Hoskinson M，et al. An anesthesiologist's guide to hypoxic pulmonary vasoconstriction：implications for managing single-lung anesthesia and atelectasis[J]. Current opinion in Anesthesiology, 2006，19(1)：34 - 43.

[22] Licker M，Hagerman A，Jeleff A，et al. The hypoxic pulmonary vasoconstriction：From physiology to clinical application in thoracic surgery[J]. Saudi Journal of Anaesthesia, 2021，15(3)：250.

[23] Crismani A. Single- and Double-Lung Ventilation in Infants and Children Undergoing Thoracoscopic Lung Resection[J]. European Journal of Pediatric Surgery, 2012，23(1)：48 - 52.

[24] Tobias JD. Anaesthesia for neonatal thoracic surgery[J]. Best Practice and Research Clinical Anaesthesiology，2004，18(2)：303 - 320.

[25] 肖婷. 小儿单肺通气技术新进展[J].临床小儿外科杂志,2016,15(6)：625 - 628.

[26] Charles J. Coté，Jerrold Lerman，Brian J. A Practice of Anesthesia for Infants and Children[M]. 6th ed. Philadelphia，Elsevier，2019.

[27] Dean B，George A. Gregory's Pediatric anesthesia[M]. 6th ed. John Wiley and Sons Ltd, 2020.

[28] 胡华琨.单肺通气在新生儿胸腔镜手术中的应用[J].江西医药,2017,52(1)：7 - 10.

[29] Durkin C，Romano K，Egan S，et al. Hypoxemia During One-Lung Ventilation：Does It Really Matter？[J]. Current Anesthesiology Report，2021：1 - 7.

[30] Lee JH，Bae JI，Jang YE，et al. Lung protective ventilation during pulmonary resection in children：a prospective，single-centre，randomised controlled trial[J]. British Journal of Anaesthesia，2019. 122 (5)：692 - 701.

[31] Unzueta C，Tusman G，Suarez-Sipmann F，et al. Alveolar recruitment improves ventilation during thoracic surgery：a randomized controlled trial[J]. British Journal of Anaesthesia，2012，108(3)：517 - 524.

[32] 张维智,史素丽,吕改华.允许性高碳酸血症在胸腔镜治疗新生儿先天性食管闭锁手术中的应用[J].临床麻醉学杂志,2017(2)：117 - 120.

[33] 李永乐,彭玲莉,袁超,等. 允许性高碳酸血症通气策略在婴儿肺囊腺瘤术单肺通气中的应用效果[J],山东医药,2018,58(13)：24 - 27.

[34] M Tuǧrul，Camci E，Kar Ad Eniz H，et al. Comparison of volume controlled with pressure controlled ventilation during one-lung anaesthesia [J]. British Journal of Anaesthesia，1997，79，306 - 310.

[35] 刘伟,耿万明.小儿单肺通气的麻醉[J].中国临床医师杂志(电子版),2011(5)：2324 - 2327.

[36] 加达.菲茨杰拉德,法耶.埃文斯. 婴幼儿和儿童的单肺通气技术[J/OL]. ATOTW322, 2015.10.23. https://resources. wfsahq. org/wp-Content/uploads/322_chinese. pdf.

[37] Stephenson LL，Seefelder C. Routine extraluminal use of the 5F Arndt Endobronchial Blocker for one-lung ventilation in children up to 24 months of age[J]. Journal of cardiothoracic and vascular anesthesia，2011，25(4)：683 - 686.

[38] Schmidt C，Rellensmann G，Van Aken H，et al. Single-lung ventilation for pulmonary lobe resection in a newborn[J]. Anesthesia and Analgesia，2005，101(2)：362 - 364.

[39] 周肖肖.支气管封堵器术中移位的临床观察[D].河北医科大学,2019.

第
七
章

［40］牛伟,孔双,孟宏伟.不同二氧化碳压力下人工气胸在胸腔镜早期食管癌根治术中的应用比较［J］.现代肿瘤医学,2019,27(01)：60－64.

［41］Bai Y，Zhou Y，Lu X H. Single-lumen tracheal ventilation for minimally invasive esophagectomy in patients with esophageal cancer［J］. Journal of Cancer Research and Therapeutics，2016，12(8)：277.

［42］齐正.二氧化碳人工气胸与支气管封堵器用于胸腹腔镜食管癌根治术的比较［J］.临床麻醉学杂志.2019.35(10)：956－960.

［43］王洁.单腔气管插管全身麻醉下胸腔镜食管癌根治术 CO_2 人工气胸对患者 $PaCO_2$ 和 $PET\ CO_2$ 的影响及相关性研究［J］.吉林医学,2019；40(5),1006－1008.

［44］胡华琨,李强,彭夕华,等.允许性高碳酸血症在新生儿胸腔镜先天性膈疝修补术中的应用［J］.临床麻醉学杂志,2014,30(08)：766－769.

［45］Ohmur A，Sha M，Katagiri J. How far can we go with permissive hypercapnia? A case presentation and some biased comments with emphasis on maintaining normal haemoglobin level［J］. Acta Anaesthesiologica Scandinavica，1995；107：209－213.

［46］Hering R，Kreyer S，Putensen C. Effects of lung protective mechanical ventilation associated with permissive respiratory acidosis on regional extra-pulmonary blood flow in experimental ARDS［J］. Bmc Anesthesiology，2017，17(1)：149.

［47］Dauger S，Durand P，Javouey E，et al. Acute Respiratory Distress Syndrome in Children［M］. Elsevier Inc. 2011.

［48］John KP，Duane JF，Peter S，et al. Positive end-expiratory pressure and recruitment maneuvers during one-lung ventilation：A systematic review and meta-analysis［J］. The Journal of Thoracic and Cardiovascular Surgery，2020，160(4)：1112－1122.

［49］王天佑,胸外科围术期肺保护中国专家共识(2019 版)专家组,中国医学基金会胸外科专业委员会.胸外科围手术期肺保护中国专家共识(2019 版)［J］.中国胸心血管外科临床杂志,2019,26(09)：835－842.

［50］Bernasconi F，Piccioni F. One-lung ventilation for thoracic surgery：current perspectives［J］. Tumori，2017，103(6)：495－503.

［51］Park SK，Yang H，Yoo S，et al. Ultrasound-guided versus conventional lung recruitment manoeuvres in laparoscopic gynaecological surgery：A randomised controlled trial［J］. European Journal of Anaesthesiology，2021.38(3)：275－284.

［52］刘凯茜,王军.3D 打印技术在气道管理中的应用进展简［J］.中国微创外科杂志,2018(4)：364－368.

［53］Elsonbaty M，Abdullah S，Elsonbaty A. Lung untrasound assisted comparison of volume effects of fluid replacement regimens in pediatric patients undergoing penile hypospadias repair：a randomized controlled trial［J］. Anesthesiology and Pain Medicine，2021；11(3)：e115152.

［54］Ripollés-Melchor，Á Espinosa，E Martínez-Hurtado，et al. Perioperative goal-directed hemodynamic therapy in noncardiac surgery：a systematic review and meta analysis［J］. Journal of Clinical Anesthesia，2016；28：105－115.

［55］Haas S，Eichhorn V，Hasbach T，et al. Goal-Directed Fluid Therapy Using Stroke

Volume Variation Does Not Result in Pulmonary Fluid Overload in Thoracic Surgery Requiring One-Lung Ventilation［J］. Critical Care Research and Practice，2012，2012：687018.

［56］ Jeong DM，Ahn HJ，Park HW，et al. Stroke Volume Variation and Pulse Pressure Variation Are Not Useful for Predicting Fluid Responsiveness in Thoracic Surgery［J］. Anesthesia and Analgesia，2017：1.

［57］ Bathchelor TJB，Rasburn NJ，Berchtold EA，et al，Guidelines for enhanced recovery after lung surgery：recommendations of the enhanced recovery after surgery(ERAS®) society and the European Society of Thoracic Surgeons(ESTS)［J］. European journal of cardio-thoracic surgery，2019；55(1)：91－115.

［58］ Ziesenitz VC，Zutter A，Erb TO，et al. Efficacy and Safety of Ibuprofen in Infants Aged Between 3 and 6 Months［J］. Pediatric Drugs，2017；19(4)：277－290.

［59］ Brajesh，Kaushal，Sandeep，et al. Comparison of the Efficacy of Ultrasound-Guided Serratus Anterior Plane Block，Pectoral Nerves II Block，and Intercostal Nerve Block for the Management of Postoperative Thoracotomy Pain After Pediatric Cardiac Surgery［J］. Journal of Cardiothoracic and Vascular Anesthesia，2018.

［60］ Qi J，Du B，Gurnaney H，et al. A prospective randomized observer-blinded study to assess postoperative analgesia provided by an ultrasound-guided bilateral thoracic paravertebral block for children undergoing the Nuss procedure［J］. Regional Anesthesia and Pain Medicine，2014，39(3)：208－213.

［61］ 黄文华，萧洪文主编. 系统解剖学［M］.北京：高等教育出版社，2014.

［62］ Ivani G，Suresh S，Ecoffey C，et al. The European Society of Regional Anaesthesia and Pain Therapy and the American Society of Regional Anesthesia and Pain Medicine Joint Committee Practice Advisory on Controversial Topics in Pediatric Regional Anesthesia ［J］. Regional Anesthesia and Pain Medicine，2015，40(5)：526.

［63］ Admir Hadizic 原著主编；李泉主译. 外周神经阻滞与超声介入解剖［M］.第2版.北京.北京大学出版社，2014.

［64］ Greaney D，Everett T. Paediatric regional anaesthesia：updates in central neuraxial techniques and thoracic and abdominal blocks［J］. BJA Education. 2019，19(4)：126－134.

［65］ Yeung JH，Gates S，Naidu BV，et al. Paravertebral block versus thoracic epidural for patients undergoing thoracotomy［J］. Cochrane Database System Review. 2016，2(2)：CD009121.

［66］ 杜冬萍，许华主编. 超声引导下疼痛注射治疗［M］.上海：上海科学技术出版社，2018.

［67］ Chen N，Qiao Q，Chen R，et al. The effect of ultrasound-guided intercostal nerve block，single-injection erector spinae plane block and multiple-injection paravertebral block on postoperative analgesia in thoracoscopic surgery：A randomized，double-blinded，clinical trial［J］. Journal of Clinical Anesthesia，2020，59：106－111.

［68］ Durant E，Dixon B，Luftig J，et al. Ultrasound-guided serratus plane block for ED rib fracture pain control［J］. American Journal of Emergency Medicine，2017，35(1)：197.

第七章

e3 - 197. e6.

[69]　Blanco R，Parras T，Mcdonnell JG，et al. Serratus plane block：a novel ultrasound-guided thoracic wall nerve block[J]. Anaesthesia，2013，68(11)：1107 - 1113.

[70]　Perez Herrero MA，Lopez Ivarez S，Fadrique Fuentes A，et al. Quality of postoperative recovery after breast surgery. General anaesthesia combined with paravertebral versus serratus-intercostal block[J]. Revista Espanola De Anestesiologia Y Reanimacion，2016，63(10)：564 - 571.

[71]　Khemka R，Chakraborty A，Ahmed R，et al. Ultrasound-guided serratus anterior plane block in breast reconstruction surgery[J]. A and A case reports，2016，6(9)：280 - 282.

[72]　Chin KJ，El-Boghdadly K. Mechanisms of action of the erector spinae plane (ESP) block：a narrative review[J]. Canadian Journal of Anesthesia. 2021，3；68(3)：387 - 408.

[73]　左云霞(共同执笔人/负责人)，连庆泉，张建敏等. 小儿术后镇痛专家共识(2017 版)[M]. 北京：人民卫生出版社，2017.

[74]　杭燕南，王祥瑞，薛张纲等. 当代麻醉学[M]. 第 2 版. 上海：上海科学技术出版社，2013.

[75]　Krane EJ，Polaner D. The safety and effectiveness of continuous peripheral nerve blockade in children[J]. Anesthesia and Analgesia. 2014；118(3)：499 - 500.

[76]　Sohn VY. Zenger D. Steele SR. Pain management in the pediatric surgical patient[J]. Surgical Clinics of North America. 2012；92(3)：471 - 585.

[77]　PJ Davis，FP Cladis，EK Motoyama. Smith's Anesthesia for Infants and Children[M]. 8th edition. America Mosby，Inc. 2011.

[78]　Lee S. Basic Knowledge of Tracheoesophageal Fistula and Esophageal Atresia[J]. Advances in Neonatal Care Official Journal of the National Association of Neonatal Nurses，2018，18(1)：14 - 21.

[79]　George Holcomb，J. Patrick Murphy，Shawn St Pete. Holcomb and Ashcraft's Pediatric Surgery. 7th Edition. New York. Elsevier Inc. 2020.

[80]　钟微，李乐，郑珊. 先天性食管闭锁诊断及治疗(专家共识)[J]. 中华小儿外科杂志，2014，8.

[81]　Harmon C，Coran GC. Congenital anomalies of the esophagus[M]//Grosfeld J，O'Neill JA，Coran AG，et al. Pediatric Surgery. 6th edi. Philadelphia：Mosby；2006.

[82]　Krishnan U，Mousa H，Dall'Oglio L，et al. ESPGHAN-NASPGHAN Guidelines for the Evaluation and Treatment of Gastrointestinal and Nutritional Complications in Children with Esophageal Atresia-Tracheoesophageal Fistula [J]. Journal of Pediatric Gastroenterology and Nutrition，2016；63(5)：550 - 570.

[83]　Yamoto M，Nomura A，Fukumoto K，et al. New prognostic classification and managements in infants with esophageal atresia[J]. Pediatric Surgery International. 2018，34(10)：1019 - 1026.

[84]　Teich S，Barton DP，Ginn-Peasa ME，et al. Prognostic classification for esophageal atresia and tracheoesophageal fistula：Waterston versus Montreal[J]. Journal of Pediatric Surgery，1997，32(7)：1075 - 1080.

[85]　Shaw-Smith C. Oesophageal atresia，tracheo-oesophageal fistula，and the VACTERL

association: review of genetics and epidemiology[J]. Journal of Medical Genetics, 2006, 43: 545 - 554.

[86] Kolon TF, Gray CL, Sutherland RW, et al. Upper urinary tract manifestations of the VACTERL association[J]. Journal of Urology, 2000, 163: 1949 - 1951.

[87] Kulkarni B, Rao RS, Oak S, et al. 13 pairs of ribs—a predictor of long gap atresia in tracheoesophageal fistula[J]. Journal of Pediatric Surgery, 1997, 32: 1453 - 1454.

[88] Quan L, Smith DW. The VATER association: vertebral defects, anal atresia, T-E fistula with esophageal atresia, radial and renal dysplasia: a spectrum of associated defects[J]. Journal of Pediatrics, 1973, 82: 104 - 107.

[89] Spitz L. Esophageal atresia. Lessons I have learned in a 40-year experience[J]. Journal of Pediatric Surgery, 2006, 41(10): 1635 - 1640.

[90] Gupta DK, Sharma S. Esophageal atresia: the total care in a high-risk population[J]. Seminars in Pediatric Surgery, 2008, 17(4): 236 - 243.

[91] Kiminobu, Sugito, Tsugumichi, et al. Study of 24 cases with congenital esophageal atresia: what are the risk factors? [J]. Pediatrics International, 2006, 48(6): 616 - 621.

[92] 代月娥,左云霞.新生儿食管闭锁修补术麻醉中的呼吸管理[J].国际麻醉学与复苏杂志, 2009(5): 4.

[93] Semmelmann A, Kaltofen H, Loop T. Anesthesia of thoracic surgery in children[J]. Pediatric Anesthesia, 2018, 28(4): 326 - 331.

[94] Andropoulos DB, Rowe RW, Betts JM. Anaesthetic and surgical airway management during tracheo-oesophageal fistula repair[J]. Pediatric Anesthesia, 1998, 8(4): 313 - 319.

[95] Shah PS, Gera P, Gollow IJ, et al. Does continuous positive airway pressure for extubation in congenital tracheoesophageal fistula increase the risk of anastomotic leak? A retrospective cohort study[J]. Journal of Paediatrics and Child Health, 2016, 52(7): 710 - 714.

[96] Ahmad NS, Dobby N, Walker E, et al. A multicenter audit of the use of bronchoscopy during open and thoracoscopic repair of esophageal atresia with tracheoesophageal fistula [J]. Pediatric Anesthesia, 2019, 29(6): 640 - 647.

[97] Bordet F, Combet S, Basset T, et al. Acute gastric distension necessitating gastrostomy after anesthetic induction for surgical correction of type III esophageal atresia[J]. Annales Franaises Danesthèsie Et De Rèanimation, 1998, 17(9): 1136 - 1139.

[98] Rathod KK, Bawa M, Mahajan JK, et al. Management of esophageal atresia with a tracheoesophageal fistula complicated by gastric perforation[J]. Surgery Today, 2011, 41 (10): 1391 - 1394.

[99] Rahnemai-Azar AA, Rahnemaiazar AA, Naghshizadian R, et al. Percutaneous endoscopic gastrostomy: indications, technique, complications and management [J]. World J Gastroenterol, 2014, 20(24): 7739 - 7751.

[100] Malakounides G, Lyon P, Cross K, et al. Esophageal Atresia: Improved Outcome in High-Risk Groups Revisited[J]. European Journal of Pediatric Surgery, 2016, 26(3):

227 - 231.

[101] Ritz LA, Widenmann-Grolig A, Jechalke S, et al. Outcome of Patients with Esophageal Atresia and Very Low Birth Weight (≤1,500 g) [J]. Frontiers in Pediatrics, 2020, 8: 587285.

[102] Okamato T, Takamizawa S, Arai H, et al. Esophageal atresia: prognostic classification revisited[J]. Surgery, 2009, 145: 675 - 681.

[103] Van D, Herwaarden MV, Hulsker C, et al. Esophageal Atresia and Upper Airway Pathology[J]. Clinics in Perinatology, 2017, 44(4): 753 - 762.

[104] Spitz L. Operative Pediatric Surgery[M]. 6th ed. Hodder Arnold, 2012.

[105] 孙宁,郑珊. 小儿外科学[M]. 北京:人民卫生出版社,2015.

[106] Holzki J. Bronchoscopic findings and treatment in congenital tracheo-oesophageal fistula [J]. Pediatric Anesthesia, 1992, 2: 297 - 303.

[107] Taneja B, Saxena KN. Endotracheal Intubation in a Neonate with Esophageal Atresia and Trachea-Esophageal Fistula: Pitfalls and Techniques [J]. Journal of Neonatal Surgery, 2014, 3(2): 18.

[108] Rothenberg S. Thoracoscopic repair of esophageal atresia and tracheo-esophageal fistula in neonates: the current state of the art[J]. Pediatric Surgery International, 2014, 30 (10): 979 - 985.

[109] Priest JR, Williams GM, Hill DA, et al. Pulmonary cysts in early childhood and the risk of malignancy[J]. Pediatric Pulmonology, 2009, 44: 14.

[110] Gornall AS, Budd JLS, Draper ES, et al. Congenital cystic adenomatoid malformation: accuracy of prenatal diagnosis, prevalence and outcome in a general population[J]. Prenatal Diagnosis, 2010, 23(12): 997 - 1002.

[111] Santis MD, Masini L, Noia G, et al. Congenital Cystic Adenomatoid Malformation of the Lung: Antenatal Ultrasound Findings and Fetal-Neonatal Outcome [J]. Fetal Diagnosis and Therapy, 2000, 15(4): 246 - 250.

[112] Zylak CJ, Eyler WR, Spizarny DL, et al. Developmental lung anomalies in the adult: radiologic-pathologic correlation[J]. Radiographics, 2002, 22: S25 - S43.

[113] Stocker JT. Congenital pulmonary airway malformation—a new name for and an expanded classification of congenital cystic adenomatoid malformation of the lung[J]. Histopathology, 2002; 41: 424 - 430.

[114] Adzick NS, Harrison MR, Crombleholme TM, et al. Fetal lung lesions: management and outcome[J]. American Journal of Obstetrics & Gynecology, 1998, 179(4): 884 - 889.

[115] Duncombe GJ, Dickinson JE, Kikiros CS. Prenatal diagnosis and management of congenital cystic adenomatoid malformation of the lung [J]. American Journal of Obstetrics & Gynecology, 2002, 187(4): 950 - 954.

[116] Kunisaki SM, Barnewolt CE, Estroff JA, et al. Large fetal congenital cystic adenomatoid malformations: growth trends and patient survival[J]. Journal of Pediatric Surgery, 2007, 42: 404 - 410.

［117］ Ruchonnet MI，Leroy TE，Stirnemann J，et al. Neonatal outcomes of prenatally diagnosed congenital pulmonary malformations［J］. Pediatrics，2014，133(5)：e1285 - e1291.

［118］ Gupta B，Chaudhary K，Hayaran N，et al. Anesthetic considerations in patients with cystic pulmonary adenomatoid malformations［J］. Journal of Anaesthesiology Clinical Pharmacology，2021，37：146 - 152.

［119］ Wong A，Vieten D，Singh S，et al. Long-term outcome of asymptomatic patients with congenital cystic adenomatoid malformation［J］. Pediatric surgery international，2009，25(6)：479 - 485.

［120］ 中华医学会小儿外科学分会普胸外科学组,中国医疗保健国际交流促进会妇儿医疗保健分会.先天性肺气道畸形诊疗中国专家共识(2021版)［J］.中华小儿外科杂志,2021,42(08)：679 - 687.

［121］ Guruswamy V，Roberts S，Arnold P，et al. Anaesthetic management of a neonate with congenital cyst adenoid malformation［J］. British Journal of Anaesthesia，2005，95(2)：240 - 242.

［122］ Swati K，Seema V. Tracheal extubation［J］. Continuing Education in Anaesthesia Critical Care and Pain，2008(6)：214 - 220.

［123］ Hugh D，Cameron B. Anesthetic management of a neonate with a congenital cystic adenomatoid malformation and respiratory distress associated with gross mediastinal shift［J］. Pediatric Anesthesia，2009，19：272 - 274.

［124］ Beltsios ET，Mitsos SL，Panagiotopoulos NT. Pectus excavatum and scoliosis：a review about the patient's surgical management［J］. General Thoracic and Cardiovascular Surgery，2020，68：1225 - 1233.

［125］ Ghafoor T，Edsell M，Hunt I. Anaesthesia for the surgical correction of chest wall deformities［J］. BJA Education，2020，20：287 - 293.

［126］ 中华医学会小儿外科学分会心胸外科学组,广东省医师协会胸外科分会.漏斗胸外科治疗中国专家共识［J］.中华小儿外科杂志,2020,41(01)：7 - 12.

［127］ Park HJ，Sung SW，Park JK，et al. How early can we repair pectus excavatum：the earlier the better?［J］. European Journal of Cardio-Thoracic Surgery，2012，42(4)：667 - 672.

［128］ Nuss D. Minimally invasive surgical repair of pectus excavatum［J］. Seminars in Pediatric Surgery，2008，17：209 - 217.

［129］ Nuss D，Kelly RE. Indications and technique of Nuss procedure for pectus excavatum［J］. Thoracic Surgery Clinics，2010，20：583 - 597.

［130］ 林树潮.先天性漏斗胸诊治进展综述［J］.世界最新医学信息文摘,2019,19(13),40 - 41.

［131］ Frawley G，Frawley J，Crameri J. A review of anesthetic techniques and outcomes following minimally invasive repair of pectus excavatum (Nuss procedure)［J］. Pediatric Anesthesia，2016，26：1082 - 1090.

［132］ Choudhry DK，Brenn BR，Sacks K，et al. Continuous chest wall ropivacaine infusion for analgesia in children undergoing Nuss procedure：a comparison with thoracic epidural [J]. Pediatric Anesthesia，2016，26：582－589.

[133] 陶麒麟,贾兵,陈张根,等.儿童微创 Nuss 手术相关并发症的处理及预防[J].中国微创外科杂志,2013,13(7)：588－591.

[134] Sfara A，Dan LD. The management of hiatal hernia：an update on diagnosis and treatment[J]. Medicine and Pharmacy Reports，2019，92：321－325.

[135] 陈双,周太成.食管裂孔疝解剖学观点[J].临床外科杂志,2019,27(9)：745－747.

[136] Yu HX，Han CS，Xue JR，et al. Esophageal hiatal hernia：risk，diagnosis and management[J]. Expert Review of Gastroenterology and Hepatology，2018，12：319－329.

[137] 陈双,周太成,马宁.食管裂孔疝的病理生理[J].中华胃食管反流病电子杂志,2019,6(2)：49－54.

[138] Curci JA，Melman LM，Thompson RW，et al. Elastic fiber depletion in the supporting ligaments of the gastroesophageal junction：a structural basis for the development of hiatal hernia[J]. Journal of the American College of Surgeons，2008，207：191－196.

[139] Kazakova T，Hammond B，Talarek C，et al. Anesthetic Management for Paraesophageal Hernia Repair[J]. Thoracic Surgery Clinics，2019，29：447－455.

[140] Karpelowsky JS，Wieselthaler N，Rode H. Primary paraesophageal hernia in children [J]. Journal of Pediatric Surgery，2006，41(9)：1588－1593.

[141] 儿童腹腔镜食管裂孔疝手术操作专家共识[J].中华小儿外科杂志,2021,42(1)：1－6.

[142] Kohn GP，Price RR，Demeester SR，et al. Guidelines for the management of hiatal hernia[J]. Surgical Endoscopy，2013，27：4409－4428.

[143] 余瑶,时阳,王丹.食管裂孔疝的诊治[J].中华胃食管反流病电子杂志,2018,5(4)：183－188.

[144] Menezes MA，Herbella F，Pathophysiology of Gastroesophageal Reflux Disease[J]. World Journal of Surgery，2017，41：1666－1671.

[145] 傅焕珍.胸腔镜下新生儿先天性膈疝修补术的麻醉处理[J].中国药物与临床,2016,16(6)：879－881.

[146] 屈双权,张溪英.先天性食管裂孔疝修补术的麻醉处理[J].中国现代医学杂志,2003(19)：132－133.

[147] Sümpelmann，Robert，Becke K，Brenner S，et al. Perioperative intravenous fluid therapy in children：guidelines from the Association of the Scientific Medical Societies in Germany[J]. Paediatric Anaesthesia，2017，27：10－18.

[148] 宋蕴安,侯慧艳,顾洪斌.小儿术中液体的选择与个体化治疗[J].国际麻醉学与复苏杂志,2019(3)：238－241.

[149] FMD Benedictis，Kerem E，Chang AB，et al. Complicated pneumonia in children[J]. Lancet，2020，396(10253)：786－798.

[150] Moritz M. Operative Pediatric Surgery [M]. 2nd Edition，New York，McGraw-Hill Education，2014.

[151] Shen K R，Bribriesco A，Crabtree T，et al. The American Association for Thoracic

Surgery consensus guidelines for the management of empyema[J]. Journal of Thoracic & Cardiovascular Surgery，2017，153(6)：e129 - e146.

[152]　Pearson JK，Tan GM. Pediatric Anterior Mediastinal Mass：A Review Article[J]. Seminars in Cardiothoracic and Vascular Anesthesia，2015，19(3)：248 - 254.

[153]　Mcleod M，Dobbie M. Anterior mediastinal masses in children[J]. BJA Education，2019，19(1)：21 - 26.

[154]　Liu X，Zhang S，Li J. Progress on the Therapeutic Approaches for Malignant Tumor with Superior Vena Cava Syndrome[J]. Zhong Guo Fei Ai Za Zhi，2016，19(11)：784 - 788.

[155]　刘斌,潘莉,王雄,陈果：肺切除合并上腔静脉切除人造血管置换术治疗上腔静脉综合征的麻醉处理[J]. 中国肺癌杂志 2003：6：492 - 494.

[156]　邓小明,姚尚龙,于布为,等. 现代麻醉学[M]. 北京：人民卫生出版社,2014.

[157]　Stricker PA，Gurnaney HG，Litman RS：Anesthetic management of children with an anterior mediastinal mass[J]. Journal of Clinical Anesthesia 2010：22：159 - 163.

[158]　Nilam JS，Robert A，Pierre K，等. 床旁即时超声[M]. 人民卫生出版社,2015.

[159]　Daniel A，Lichtenstein. BLUE-Protocol and FALLS-Protocol：Two Applications of Lung Ultrasound in the Critically Ill-ScienceDirect[J]. Chest，2015，147(6)：1659 - 1670.

[160]　小亭,刘大为,于凯江,等. 中国重症超声专家共识[J]. 临床荟萃,2017(5).

[161]　王小亭,刘大为,张宏民,等. 改良床旁肺部超声评估方案对重症患者肺实变和肺不张的诊断价值[J]. 中华内科杂志,2013(1)：10.

[162]　Soummer A，Perbet S，Brisson H，et al. Ultrasound assessment of lung aeration loss during a successful weaning trial predicts postextubation distress[J]. Critical care medicine，2012，40：2064 - 2072.

[163]　DiNino E，Gartman E，Sethi J，McCool F：Diaphragm ultrasound as a predictor of successful extubation from mechanical ventilation[J]. Thorax，2014，69：423 - 427.

[164]　Kundra P，Ramesh A，Mishra SK. Ultrasound of the airway[J]. Indian Journal of Anaesthesia，2011，55(5)：456 - 462.

[165]　Lin MJ，Gurley K，Hoffmann B. Bedside Ultrasound for Tracheal Tube Verification in Pediatric Emergency Department and ICU Patients：A Systematic Review[J]. Pediatric Critical Care Medicine. 2016，17(10)：e469 - e476.

第八章

神经外科麻醉问题

第一节　生理学基础

1. 不同年龄段的患儿,脑脊液的量是多少?

新生儿 40 mL 左右,随年龄增长脑脊液量增加至 65～150 mL。

2. 早产儿的颅内压是多少?

足月儿颅内压为 2～6 mmHg,早产儿比足月儿颅内压略低。

3. 足月儿的颅内压是多少?

2～6 mmHg。

4. 一般儿童的颅内压是多少?

0～15 mmHg。

5. 脑血流调节机制中,哪个因素最重要?

脑血流-代谢偶联。

6. 血二氧化碳分压水平对脑血管具有何种作用?

血二氧化碳升高,脑血管舒张,反之收缩。

7. 脑血流自身调节指的是什么？

平均动脉压在 60～160 mmHg 时,脑血管能够适应性地收缩或扩张,以调节血管阻力,维持脑血流不变。

8. 正常脑血流约占心排血量的比例是多少？

15%。

9. 低温对脑血流和脑代谢率的影响是什么？

低温降低脑代谢率,从而通过血流-代谢偶联减少脑血流。温度每下降 1℃,脑血流下降 5%～7%。脑温度下降到 15℃,脑代谢只有正常体温时的 10%。

第二节　麻醉药的神经生理学影响

10. 麻醉药物对脑生理的影响,除了脑血流以外还应考虑什么？

脑代谢和脑脊液动力学。

11. 丙泊酚对脑代谢率、脑血流和颅内压的影响是怎样的？

丙泊酚降低脑代谢率、脑血流和颅内压。

12. 丙泊酚麻醉对脑血流自身调节是否具有明显影响？

丙泊酚麻醉能保持脑血流自身调节。

13. 氯胺酮对脑血流、脑代谢率和颅内压的影响是怎样的？

氯胺酮增加脑血流和颅内压,对脑代谢影响不大。

14. 1.5 MAC 的七氟烷对脑血流自身调节作用的影响是怎样的？

1.5 MAC 的七氟烷能保持脑血流自身调节。

15. 七氟烷麻醉过程中加入氧化亚氮,对脑血流的影响是怎样的？

氧化亚氮加入七氟烷麻醉时,增加脑血流,损害脑血流自身调节作用。

16. 考虑对截瘫患儿使用琥珀胆碱快速插管,应注意什么情况?

应注意出现导致心搏骤停的高钾血症。

17. 抗癫痫药物可能对非去极化肌肉松弛药的作用产生什么影响?

某些抗惊厥药,包括苯妥英、苯巴比妥、三甲双酮和乙琥胺,用药早期可增强非去极化肌肉松弛药作用或延迟其逆转。而长期使用苯妥英、卡马西平治疗的患者,则对非去极化肌肉松弛药产生耐药效应。

18. 降低血压的药物中,硝普钠对脑血流和颅内压的影响是怎样的?

硝普钠具有脑血管扩张作用,增加脑血流和升高颅内压。

19. 降低血压的药物中,拉贝洛尔对脑血流和颅内压的影响如何?

拉贝洛尔不增加脑血流和颅内压。

第三节   神经外科麻醉一般问题

20. 考虑到手术麻醉对神经系统的影响,神经外科手术麻醉前访视应重点评估什么?

患儿症状,意识状态,有无颅内高压,有无神经功能障碍。

21. 麻醉前如何识别患儿存在严重的颅内高压?

出现严重症状(头痛、喷射性呕吐、视乳头水肿),伴有心率减慢和血压升高。

22. 颅内压增高小儿麻醉的治疗原则是什么?

降低颅内压,维持脑灌注。

23. 甘露醇降低颅内压的原理是什么?

① 快速效应:降低血液黏滞度促使机体自身调节,引起血管反射性收缩,从而减少脑血容量和降低颅内压;② 延迟效应:甘露醇产生渗透梯度,驱使脑组织内的水分向血管内转移。

24. 用甘露醇降低颅内压,通常的剂量是多少?

0.25～0.5 g/kg,浓度通常为20%。

25. 用甘露醇降低颅内压,最好通过何种血管通路输注?

中心静脉。

26. 甘露醇有哪些不良反应?

电解质紊乱,血浆渗透压过高,渗透性肾病,颅内压反跳加重脑水肿,颅内再出血加重。

27. 什么是格拉斯哥昏迷评分?

评估患儿昏迷程度的方法,主要为睁眼、言语反应、运动反应三方面,评分越高,意识状态越好(正常15分,轻度意识障碍12～14分,中度意识障碍9～11分,重度意识障碍8分以下)。

28. 俯卧位神经外科手术,对经口插管的气管导管可能产生什么影响?

可能发生移位,也可因牙齿咬合到气管导管,发生导管梗阻;放置柔软的咬合块,防止损伤。

29. 俯卧位手术后如发生气道水肿,一般可如何处理?

延迟拔管,甘露醇和激素减轻水肿。

30. 仰卧、抬头、颈部偏向一侧行颅脑手术,建立颈内静脉血管通路存在何种风险?

可能发生双侧颈内静脉回流均产生梗阻,甚至影响脑灌注。

31. 考虑到出血和血流动力学问题,神经外科手术中对动脉血压的监测一般有什么要求?

持续监测有创动脉血压。

32. 长期服用抗癫痫药物患儿,麻醉维持过程中对阿片类药物产生什么影响?

叠加效应。

33. 颅脑手术患儿,麻醉诱导俯卧位后,出现通气困难时应考虑体位方面的问题是什么?

插管过深进入一侧支气管,头架位置固定后发生气管导管梗阻、折叠。

34. 颅脑手术患儿,麻醉诱导俯卧位后,出现通气困难时应考虑气管导管方面的问题是什么?

气管导管脱出,打折,过深,分泌物堵塞。

35. 颅脑手术患儿,手术快结束时气管导管意外脱出,可考虑何种通气装置救急?

喉罩。

36. 神经外科手术中使用生理盐水作为晶体液,应注意什么问题?

电解质紊乱,主要是高钠、高氯血症。

37. 神经外科手术过程中发生尿崩症的处理原则?

药物治疗,维持水电解质平衡,避免容量不足,维持循环稳定。

38. 为处理高钾血症,输注正规胰岛素的剂量通常是多少?

胰岛素 0.1 unit/kg 加入 5%/kg 葡萄糖溶液,输注时间 30~60 分钟。

39. 发生尿崩症的高危因素有哪些?

涉及或邻近垂体和下丘脑的手术,最常见于颅咽管瘤;颅脑创伤。

40. 如何诊断尿崩症?

血清钠升高(>145 mg/dL)并伴有大量尿>4 mL/(kg·h)。

41. 尿崩症对循环会产生何种影响?

血容量不足。

42. 发生尿崩症时,通常的处理方法有哪些?

去氨加压素和严格限制输液。

43. 什么是库欣反应？

因为颅内压升高接近动脉舒张压，出现心率减慢，血压升高，脉压增大，继而出现潮式呼吸，血压下降，脉搏细弱，最终呼吸心跳停止。

44. 如何做好神经外科术中脑松弛？

可适当采取以下措施：① 头高位；② 甘露醇；③ 高张盐水；④ 脑脊液引流；⑤ 过度通气。

45. 估计神经外科手术出血情况，除了吸引瓶内的出血量，丢失的血液还可能存在于何处？

纱布、头部引流袋，注意头皮伤口渗血情况。

46. 小婴儿接受手术，如发生低血糖，可产生何种危害？

可发生神经系统损害。

47. 2.3%高渗盐水通常应通过外周还是中心静脉输注？

中心静脉，避免静脉炎或组织坏死。

48. 高渗盐水治疗时，血钠浓度的上升速度应如何控制？

每小时 $0.5\,\text{mmol/L}$。

49. 急性脑水肿除了使用甘露醇和高渗盐水，还可辅助何种脱水剂？

呋塞米。

50. 脑疝患儿如何进行麻醉诱导和麻醉管理？

可能有呕吐和误吸风险，应采用快速序贯诱导，应适当过度通气，使用不影响颅内压的麻醉药物，同时注意维持循环稳定。

51. 小儿颅内压增高的临床征象？

头痛，喷射性呕吐，视乳头水肿，生命体征变化，癫痫样发作等。

52. 小儿围术期发生空气栓塞的临床征象？

当空气进入肺循环时，右心室输出受阻，麻醉状态下可突然出现血压下降、呼气末二氧化碳突然下降、低氧血症，甚至循环呼吸衰竭。

53. 围术期诊断空气栓塞的最佳手段是什么？

经食管超声心动图是围术期诊断空气栓塞的金标准，心前区多普勒超声为次金标准。

54. 小儿围术期发生空气栓塞的治疗措施。

立即通知外科医生，用湿棉片或湿纱布填塞组织缺口，骨蜡封闭骨端，大量生理盐水冲洗术野，停用笑气，左侧卧位，降低头部以增加脑静脉压，呼气末正压通气（不影响血流动力学稳定为标准），根据情况使用血管活性药物、液体复苏和胸外按压。

55. 进行皮质脑电图监测时，吸入麻醉药的使用需注意什么？

避免吸入浓度过高。

56. 体感诱发电位监测过程中，如何进行麻醉？

使用阿片类药物和低浓度吸入麻醉剂（<1 MAC）。

57. 吸入麻醉药对运动诱发电位的影响是怎样的？

挥发性麻醉剂，包括笑气，对 MEP 具有剂量依赖性的抑制作用。

58. 神经外科手术，当正在进行何种监测时应避免追加肌肉松弛药？

电生理监测。

59. 小儿手术中发生脑缺血，麻醉方面最主要的因素是什么？

继发于全身动脉低血压的脑灌注不足。

60. 术中监测脑缺血的常用方法有哪些？

脑电图、经颅多普勒超声和脑血氧饱和度。

61. 电生理监测对术中脑缺血的意义如何？

　　区域性和广泛性缺血都会导致 EEG 活动的严重抑制，其特征是相应区域的高频活动衰减和慢波的出现，这使 EEG 成为术中监测局灶性脑缺血最可靠的手段。直接分析原始脑电图仍然是监测脑缺血的金标准。

62. 经颅多普勒脑血流测定，通常测量何处的血流？

　　大脑中动脉的第一段。

63. 神经外科手术中，目前常规使用脑氧饱和度仪吗？

　　尚未常规在术中监测使用。

第四节　各类神经外科手术麻醉

64. 小儿脑积水的外科治疗手段中，最常见的是什么？

　　分流器将脑脊液从侧脑室输送到腹腔，即脑室腹腔分流术。

65. 小儿脑积水手术苏醒后，如发生意识不清，应考虑什么情况？

　　因为分流管的阻塞导致的术后脑疝。

66. 脑脊膜膨出进行气管插管时，应注意什么？

　　注意插管体位，避免将膨出部位垫在床上，使之受到压迫。

67. 颅缝早闭手术，如何节约用血？

　　使用抗纤溶药物，如氨甲环酸，可减少出血；自体血回输技术。

68. 头部外伤小儿的麻醉处理？

　　麻醉诱导后环状软骨按压、经口直接喉镜下气管插管，同时头颈保持轴线稳定，不加牵引力。手术时如判断颅内压高，可考虑从低于 1 MAC 吸入麻醉改成全凭静脉麻醉以尽量降低颅内压。建立有效血管通路，监测有创动脉压，每小时监测血气、电解质、血糖和凝血。循环不稳定者可使用肌肉松弛药而减少麻醉药物剂量，阿片类可在手术结束、准备带管回 ICU 时谨慎使用。维持体温正常，存在顽固性颅高压考虑降温。维持脑灌注压(CPP)高于 40 mmHg 可能与生存改善有关。

69. 颈部外伤的小儿,进行气管插管时应注意什么问题?

手法保持轴线稳定性,不要有牵引力。

70. 脑外伤预后不佳的因素有哪些?

年龄<4 岁,心肺复苏,多发性创伤,缺氧(PaO_2<60 mmHg),过度通气($PaCO_2$<35 mmHg),高血糖(血糖>14 mmol/L),高热(温度>38℃),低血压(SBP<年龄的第 5 个百分位),颅内高压(ICP>20 mmHg)。

71. 怎样做好颅脑创伤患儿术中的血流动力学管理?

指南建议在严重 TBI 后避免 CPP<40 mmHg,以防止脑灌注不足导致脑缺血。MAP 不应低于年龄正常值。常用去氧肾上腺素维持 CPP。

72. 脑外伤患儿,进行高张盐水复苏,通常一次所用的剂量为多少?

1 次 3 mL/kg,颅内压升高者的有效负荷量可能需要 6.5～10 mL。

73. 脑外伤患儿,进行高张盐水复苏,此盐水浓度为多少?

通过中心静脉使用 3％的盐水,降低浓度到 2％则可通过外周静脉使用。

74. 脑外伤患儿,用晶体液复苏还是白蛋白复苏更好?

晶体液。

75. 脑外伤患儿,血红蛋白 80 g/L,需要输注红细胞吗?

急性脑损伤患儿,建议血红蛋白维持在 10 g/L 以上,因此需要输血。

76. 低温对脑外伤的治疗作用是怎样的?

低温减少脑氧代谢率,但证据提示头部降温不一定能降低脑外伤的死亡率,甚至有可能增加死亡率。

77. 急诊室颅脑外伤患儿,建立静脉通路困难,可考虑何种备选血管通路?

骨髓血管通路。

78. 急性脑外伤后,为控制颅内压,机械通气方面通常采取何种策略?

当前的指南建议维持正常($PaCO_2$ 35~40 mmHg),除非存在脑疝。

79. 颅脑外伤手术中大量失血,为等待取血,可以考虑用何种方法暂时维持血压?

可以用生理盐水,或胶体溶液(如果不会破坏血脑屏障),如 5% 白蛋白,以及血管活性药物暂时维持血压。

80. 颅脑外伤大量输血后,心电图 **T** 波高尖,心率减慢,考虑可能存在什么问题?

需考虑高钾血症。

81. 癫痫病史患儿的麻醉注意事项?

长期服用抗癫痫药,通过上调肝脏 P450 酶活性,会加速肌肉松弛剂和阿片类药物的代谢和清除。术中使用神经生理监测仪时,麻醉药可能会影响这些设备的敏感性。

82. 颅咽管瘤患儿中,如何诊断和处理中枢性尿崩症?

评估血清电解质和渗透压,尿比重和尿量是有帮助的,因为高钠血症和高渗透压,以及稀释的尿液,是尿崩症典型的表现。最初可补充晶体液,若尿量过多,可静脉使用加压素 1~10 mU/(kg·h),注意电解质平衡。

83. 术前长期使用癫痫药物控制癫痫的患儿麻醉用药的选择和注意事项?

长期抗惊厥药可能会产生毒性,常表现为血液学或肝功能异常,或两者兼有,也可能需要增加一定量的镇静剂、非去极化肌肉松弛剂和麻醉剂的用量。

84. 如遇癫痫发作应如何处理?

洛瑞西泮 0.1 mg/kg 2 分钟内静脉推注或地西泮 0.5 mg/kg,如果初始剂量无效,洛瑞西泮可在 10 分钟后重复使用。

85. 小儿难治性癫痫的常见外科治疗方法有哪些?

癫痫灶切除、大脑半球离断、植入迷走神经刺激器等。

86. 小儿烟雾病手术术中的循环管理?

麻醉管理的目标是优化脑灌注,循环管理包括充分补液和维持血压。

87. 小儿烟雾病手术的目标血压应维持在什么水平以上?

血压维持在术前水平。

88. 术后完善的镇痛,对于烟雾病手术患儿具有什么特别的好处?

术后疼痛会引起患儿的脑耗氧增加,哭闹会造成过度通气和脑血管痉挛,良好的术后镇痛能够大大降低术后脑血管不良事件的发生率。

89. 进行头皮神经阻滞的患儿,清醒后该侧眼睑下垂,考虑最常见的并发症是什么?

动眼神经阻滞。

90. 烟雾病患儿,苏醒后持续哭吵存在什么潜在风险?

哭闹会造成过度通气和脑血管痉挛,增加术后脑卒中的风险。

91. 烟雾病患儿,全凭静脉麻醉对维持脑灌注有帮助吗?

有少量证据支持,全凭静脉麻醉更有利于维持缺血区的脑灌注。

92. 烟雾病患儿,可以采取吸入麻醉吗?

临床浓度(1~1.5 MAC)吸入麻醉药可用于烟雾病手术麻醉,但应避免过高浓度吸入麻醉药物导致脑血管"窃血",使病变区发生缺血。

93. 烟雾病手术麻醉,有关氧化亚氮(N_2O)应考虑到什么问题?

氧化亚氮用于儿科神经外科麻醉仍存在争议,当其与七氟烷联用麻醉,可引起脑血流增加、自身调节反应受损,因此需谨慎用于烟雾病手术麻醉。

94. 烟雾病手术,围术期每小时的尿量维持在 2 mL/kg,或者 4 mL/kg,哪个更好?

有文献发现,围术期每小时尿量 4 mL/kg 的患儿预后更好一些。

95. 烟雾病手术过程中,血红蛋白浓度为 90 g/L,考虑输注红细胞吗?

烟雾病为脑缺血高风险患儿,通常认为需要维持血红蛋白浓度 100 g/L 以上,因此需考虑输注红细胞。

96. 对于麻醉医师而言,小儿颅内肿瘤根据位置如何分类?

分为幕上肿瘤、后颅窝肿瘤和颅咽管瘤等。

97. 哪类颅内肿瘤需要警惕内分泌系统问题?

中脑肿瘤包括颅咽管瘤、视神经胶质瘤、垂体腺瘤和下丘脑肿瘤。

98. 小脑肿瘤手术中,突然出现心率和血压急剧变化,应考虑何种手术因素?

手术操作刺激到脑干。

99. 邻近脑干肿瘤手术后,血压持续升高,排除麻醉因素后应考虑什么?

脑干水肿引起循环不稳定。

100. Chiari(小脑扁桃体下疝)畸形手术后,患儿出现呼吸缓慢,伴随脉搏血氧饱和度下降,应考虑什么因素?

排除麻醉药物因素后,应考虑脑干受压导致呼吸受损可能。

101. 脑室镜手术的冲洗液可能会带来何种影响?

冲洗液的温度、电解质浓度可影响呼吸中枢,使术后出现呼吸问题。

102. 使用肌肉松弛药会对运动诱发电位(MEP)监测产生什么影响?

肌肉松弛药减弱肌电信号,正在进行运动诱发电位(MEP)监测时避免使用。

103. 阿片类可否用于需做诱发电位的手术麻醉?

阿片类对诱发电位的影响较弱,可用于体感诱发电位(SSEP)和 MEP 监测过程中。

104. 认知发育落后或存在严重焦虑的患儿,是否适合于术中唤醒?

此类患儿不适合做术中唤醒。

第八章

105. 术中唤醒手术,为提高患儿舒适性并有利于管理气道,如何摆放最佳体位?
    半侧卧位。

106. 除了气管插管外,术中唤醒的气道管理方法可考虑哪些?
    镇静结合局部麻醉并保留自主呼吸,或者喉罩通气全身麻醉。

107. 难治性癫痫行迷走神经刺激器植入术,为什么植入部位是左侧而不是右侧?
    右侧迷走神经对心脏节律具有调节作用,因此应避免。

108. 大型颅内动静脉畸形,术中突然出现高血压,应该如何处理?
    应使用血管扩张药物,如拉贝洛尔或硝普钠来控制血压。

(周志坚 郭建 张帆 沈辰)

参考文献

[1] Peter J. Davis, Franklyn P. Cladis. Smith's anesthesia for infants and children[M]. 9th ed. St. Louis, Missouri: Elsevier Inc, 2017.

第九章

小儿耳鼻咽喉及
支气管镜手术麻醉

1. 小儿扁桃体和腺样体手术的麻醉关注要点有哪些？

术前重点评估有无打鼾、憋气、呼吸暂停等症状，关注扁桃体肿大程度分级，有无通气和插管困难。了解近期有无上呼吸道感染、扁桃体炎等，对心血管系统（心功能、肺动脉压力等）、呼吸储备功能进行全面评估，凝血功能有无异常，有无过敏及遗传病史。

2. 小儿腺样体扁桃体手术的指征是什么？特殊的术前检查有哪些？

手术的指征：急性扁桃体炎反复发作，或虽未反复发作但引起咽旁系感染或扁桃体周围脓肿者；扁桃体过度肥大，妨碍吞咽、呼吸及发声者；腺样体肥大引起张口呼吸、打鼾或有鼻塞性鼻音者；腺样体肥大引起分泌性中耳炎出现听力下降者或导致化脓性中耳炎反复发作，久治不愈者；已形成"腺样体面容"，并有消瘦、发育障碍者；腺样体肥大伴有鼻腔、鼻窦炎症反复发作，或上呼吸道感染频发者。

特殊术前检查：鼻咽镜、X线片（鼻咽部和胸部），必要时需完成夜间多导睡眠监测（polysomnography，PSG）。

3. 小儿扁桃体术后因出血需二次手术的麻醉诱导？

首先访视和评估术后出血开始时间、有无咽下出血及咽下出血量，有条件可以行床旁超声评估胃内容物。一般视为饱胃患儿处理，事先准备好吸引装置、困难插管处理，准备各种困难插管装置，甚至气管切开包，尽量采用清醒或慢诱导气管插管麻醉。

4. 小儿扁桃体和腺样体手术的术后镇痛方式有哪些?

可采用多模式镇痛模式,局麻:手术结束之后撤出开口器前可给予利多卡因喷雾喷洒手术创面;静脉:可选择无呼吸抑制低镇静作用的镇痛药物静脉推注,如酮咯酸氨丁三醇、盐酸纳布啡等;严密监测患儿镇静水平、呼吸频率、氧饱和度情况下可采用静脉自控镇痛,谨慎选择背景剂量。

5. 小儿口腔短小手术选择何种麻醉方式既可以满足手术需要又能快速安全苏醒?

此类手术如舌系带延长术、拔乳牙、唇部囊肿切除术等,具有创伤小、时间短、对呼吸循环影响小等特点,麻醉方式可选择七氟烷吸入为主的保留自主呼吸喉罩全身麻醉。

6. 对于睡眠呼吸暂停综合征患儿的镇静,应该使用哪些药物,如何监测保证患儿的安全?

对于这类患儿的镇静方式,应选择呼吸抑制作用轻的药物,方式可以选择口服、滴鼻或静脉给药。口服药物可以选择咪达唑仑口服液,若患儿需要的镇静时间比较长,可以复合盐酸右美托咪定滴鼻;静脉用药选择咪达唑仑和依托咪酯,如用丙泊酚应密切观察呼吸情况。无论选择哪种方式,在用药过程中需时刻监测血氧饱和度及呼吸情况,若出现脉氧下降,应采取提下颌或置入口咽通气道等相应措施,并且需要有加压通气的抢救设备在身边。

7. 耳鼻咽喉科患儿容易出现术后躁动的原因?

主要与年龄、术后疼痛、手术部位特殊及麻醉药物残留等因素相关。患儿年龄小,加之术后疼痛、说话受限等易使他产生不安和恐惧感,一些吸入性全身麻醉药如七氟烷的残留易导致术后烦躁。

8. 小儿喉乳头状瘤如何诱导?

诱导的关键是尽可能维持患儿的自主呼吸,在诱导过程中使用面罩正压辅助呼吸(5~10 cmHg)以拮抗呼吸道阻塞所产生的阻力,只有在能确保维持面罩正压通气的情况下才能使用肌肉松弛药。诱导方案首选浓度递增法面罩吸入七氟烷,密切观察患儿呼吸变化,待患儿意识消失后,以喉镜轻挑会厌,1%利多卡因气雾剂在声门上喷雾 3~4 喷,继续面罩吸氧,调节七氟烷吸入浓度和氧流量以保留自主呼吸,待患儿眼球固定、下颌松弛后,窥清声门裂大小选择合适型号的导管行气管插管,导管内均需放置硬质导芯,从声门裂瘤体的间隙稍用力撑开插入,气管导管需选择带囊导管,保护气道,避免瘤体碎块和血液流入气道。必须有有经验的手术医生和麻醉医师在场,准备好气管切开等紧急抢救措施。

9. 小儿喉乳头状瘤可以保留自主呼吸完成手术么?

对于Ⅱ度以下喉阻塞者,尤其是激光手术或声门下及气管内残余病灶的清除,可行保留自主呼吸的通气方式;这种通气方式可以使得手术时间不受限制并避免反复插管造成气道损伤,但需要熟练的麻醉技术,且经开放的气道泄漏的七氟烷会造成手术室环境污染;采用切割吸引器可以边旋切边吸引,及时吸走血液和肿瘤组织,在气道开放的情况下也能避免误吸。

10. 咽部肿物手术患儿如何麻醉诱导?

麻醉诱导采用由浅入深、循序渐进的方法。先用咪达唑仑和(或)七氟烷吸入,待患儿入睡后观察其呼吸情况,若呼吸道尚通畅可继续给药,若梗阻加重则马上插管。对有呼吸困难的患儿,丙泊酚和肌肉松弛剂均应慎用。芬太尼镇痛效果强,单次注射作用维持时间比氯胺酮长,小剂量芬太尼缓慢静脉注射对呼吸影响小,还可减少气管镜带来的心血管反应。

11. 舌根囊肿的患儿麻醉诱导时需要保留自主呼吸再气管插管吗?

此类患儿应做困难气道处理,尤其是已经存在气道梗阻症状者,在麻醉诱导时,必须保留自主呼吸,可摆放对呼吸影响小的体位,如侧卧位,可选择吸入七氟烷逐步加深麻醉深度,密切观察呼吸情况,保留自主呼吸诱导插管。

12. 气道异物手术如何麻醉诱导?

气道异物手术的麻醉方式,首先确定是支气管异物还是主气道异物,对呼吸影响小的支气管异物麻醉方式可以保留自主呼吸静吸复合全身麻醉,也可以给肌肉松弛药全身麻醉,选择面罩或者喉罩通气。主气道异物要评定好严重程度和外科医师的手术水平,尽量保留自主呼吸进行麻醉。保留自主呼吸可以给予右美托咪定泵注复合七氟烷吸入的方式,可以咽喉部喷洒局麻药,辅助丙泊酚小剂量静推,阿托品、肾上腺素等备用。

13. 气道异物手术发生术中低血氧如何处理?

首先寻找原因,如果是气道痉挛导致,立即加深麻醉,给予激素和舒张支气管的药物;如果是患儿呼吸抑制,立马手控呼吸观察胸廓起伏;如果主气道异物立马将异物推到一侧气道,并行气管插管;如果是发生了气胸,立马行胸腔穿刺排气,然后决定是否插管。

14. 气道异物手术能接受的最低血氧饱和度是多少?

首先确定孩子手术前自然呼吸空气时的血氧饱和度,尽量最低不要低于术前的血氧饱和度。

15. 气道异物手术术中麻醉药物如何维持?

保留自主呼吸的麻醉维持可选择对呼吸影响小的右美托咪定泵注复合七氟烷吸入,取异物过程中七氟烷可通过螺纹管连接硬质气管镜侧孔吸入。如果选择给予肌肉松弛药全身麻醉,术中维持可以选择静吸复合全身麻醉,瑞芬太尼、丙泊酚和七氟烷等。

16. 气道异物手术术中需要给肌肉松弛药么?

根据异物的位置,大小,以及取异物所用器械,还有患儿情况和外科大夫的水平决定是否需要肌肉松弛药,如果是支气管深部异物可用纤支镜取可选择肌肉松弛药复合喉罩通气的方式,纤支镜可从喉罩管腔内通过。如用硬质镜则需综合评判以上因素,主气道异物要慎重。

17. 小儿气道异物最常见于哪侧主支气管?

由于右主支气管解剖上较左主支气管短粗、与气管中线的延长线夹角较小,走行较陡直,故临床上气管内异物更易进入右主支气管。

18. 单纯表麻下行小儿气道异物手术的优缺点?

优点是避免全身麻醉药对呼吸和心血管的抑制作用,可以观察到患儿清醒状态下的呼吸、体动及情绪的情况变化,并一定程度保留了保护性反射,缺点可能造成患儿心理阴影,气道过度应激,严重可能气胸甚至窒息。

19. 全身麻醉下行小儿气道异物手术是否还需复合表麻？

有条件可以复合表麻，可减轻气道刺激，降低气道应激。

20. 小儿气道异物取出术后氧饱和度仍然下降的原因及如何处理？

可能原因：气道痉挛可静脉给予甲强龙，雾化吸入沙丁胺醇；喉头水肿可静脉给予甲强龙，雾化吸入肾上腺素；麻醉药物残留则选择相应药物拮抗；手术并发症如气胸或肺不张等则进行相应处理，床旁胸片有助于确定。若上述处理还不能缓解，请协调手术医生，再次检查，有无异物残留。

21. 小儿气道异物手术使用瑞芬太尼是否比芬太尼更合适？

静脉推注瑞芬太尼诱导易造成胸壁强直，造成通气压力大，不太适合气道异物的诱导，如果必须用最好以微量泵注的方式从小剂量开始，因其呼吸抑制作用较芬太尼明显。

22. 小儿气道异物访视及术前麻醉关注要点有哪些？

术前访视注意气道异物类型，时间，位置，是否合并关相关并发症，如气胸、肺不张等，关注患儿生命体征、精神状态、呼吸困难程度及是否有呼吸衰竭甚至休克等，呼吸困难患儿可行血气分析评估缺氧程度及有无呼吸衰竭。

23. 气道异物、支气管异物取出术围术期管理要点有哪些？

气道异物取出术麻醉的难点在于麻醉医师和耳鼻喉科医生共用气道，围术期麻醉管理要点主要是尽可能地保证通气和氧合，根据患儿情况合理选择药物和通气方式；选择合适的药物维持足够的麻醉深度，减少屏气、体动、喉痉挛、支气管痉挛等并发症发生；还需要争取平稳快速的苏醒过程。

24. 小儿气道异物取出术如何进行气管内的表面麻醉？

1%～2%的利多卡因 3～4 mg/kg（最大 8 mg/kg）在声门、气管内、隆突等处表麻。

25. 理想的小儿气道异物手术麻醉状态是？

保证足够的麻醉深度和氧合状态，血流动力学稳定，避免低氧血症和心率下降。无屏气、体动、胸壁肌肉强直、喉痉挛及支气管痉挛等并发症，术后苏醒快速平稳。

26. 小儿气道异物取出术是采用机械通气还是手控通气？

机械通气和手控通气均是控制通气的方式，小儿气道异物取出术中应用到控制通气多见于应用肌肉松弛药全身麻醉，如果气道压力正常则两种方式均可，如果气道压力过高（＞2.94 kPa）可应用手控通气感受压力大小和有效通气情况，便于机械通气参数的调整，对患儿氧和可能更有利。

27. 支气管镜手术全身麻醉管理要点？气道管理工具的选择？通气模式的选择？

麻醉方法主要有局麻、局麻联合静脉麻醉和全身麻醉。局麻可以避免全身麻醉药对呼吸和心血管的抑制作用，常规软镜检查和简单的治疗均可在局麻下进行，操作时间长和复杂的手术，局麻加静脉镇静成为首选。① 术前必须配备困难气道处理设备（如喉罩、视频喉镜等）和抢救设备（如除颤仪），以及常用急救药品（如肾上腺素、异丙肾上腺素、利多卡因等）和拮抗药（如氟马西尼和纳洛酮）等。② 术中密切监测生命体征，包括心电图、呼吸、血压和脉搏血氧饱和度以及呼气末二氧化碳分压。③ 术中避免呼吸抑制、喉痉挛、支气管痉挛反流误吸、心率与血压剧烈波动、出血、气道灼伤等并发症。④ 凡麻醉结束后尚未清醒（含嗜睡）或虽已清醒但肌张力恢复不满意的患儿均应进入麻醉恢复室观察。观察指标包括血压、心率、脉搏血氧饱和度和神志状态以及有无恶心呕吐等并发症。

气道管理工具可选择鼻导管、面罩、喉罩、气管导管、口咽/鼻咽通气道。

通气模式可选择自主呼吸和控制通气。

28. 保留自主呼吸的支气管镜检查如何实施？

术前可给予右美托咪定滴鼻，因其不影响呼吸、对气道刺激小且能减轻气道高反应性，具体做法为提前 20～30 分钟，剂量为 2～3 μg/kg，用 2 mL 无菌注射器抽取原液，平均滴入双侧鼻孔。入室后可给予咪达唑仑 0.2 mg/kg（最大 5 mg）复合丙泊酚 2 mg/kg，进镜后术者经支气管镜操作通道喷洒 2% 利多卡因，在声门处、气管内、隆突处等，每处 1 mL。检查中发生体动、呛咳等静推丙泊酚 1～2 mg/kg 加深麻醉。

29. 目前麻醉科使用的儿童纤维支气管镜最小型号是多少？可通过最小的气管导管型号？

目前麻醉科使用的儿童纤维支气管镜最小型号是 2.8，可通过最小的气管导管型号是 3.5。

30. 行无痛支气管镜、胃肠镜患儿屏气的处理？

无痛支气管镜、胃肠镜检查中发生屏气主要是由于浅麻醉状态下受到刺激后腹肌紧张所致，表现为呼吸暂停，此时可给予提下颌等疼痛刺激进一步减浅麻醉深度，或者给予丙泊酚、七氟烷等药物加深麻醉减轻机体对刺激的过度反应，同时给予辅助通气避免缺氧。

31. 小儿气管镜手术应选择怎样的通气方式和插管方式？

此类手术根据麻醉方式的不同可分为三种通气方式：① 鼻导管吸氧，保留自主呼吸的局麻或者联合全身麻醉时最常用的方式，比如一般的支气管镜检查、灌洗、刷检等；② 喉罩通气，需使用肌肉松弛药控制呼吸的手术最常用的通气方式，比如气管异物取出、激光治疗、球囊扩张等；③ 气管插管通气，危重患儿需要更高的呼吸参数才能维持患儿生命体征，但是相对需要型号更大一点的气管导管，否则支气管镜无法通过气管导管。

32. 小儿支气管镜手术应选择怎样的诱导方式？

此类手术的麻醉方法主要有局麻、局麻联合静脉麻醉和全身麻醉。

如无显著气道梗阻症状可选择喉罩通气全身麻醉，诱导方式选择常规静脉诱导（包括肌肉松弛药）即可，如有严重气道梗阻、呼吸困难，则选择局麻或者局麻联合静脉麻醉，后者的诱导方式主要选择七氟烷吸入为主，复合静脉推注丙泊酚或者芬太尼等。

33. 小儿支气管镜术中吸入麻醉维持和静脉麻醉维持的区别和各自优缺点？

七氟烷具有良好的麻醉性能，对呼吸道刺激较小，麻醉过程平稳，且具有一定的脏器保护作用，适用于儿童麻醉。同时它有一定的肌肉松弛作用，能够有效减少病理性增高的肌张力，阻止药物引起的肌强直，适当的麻醉深度可使患儿下颌松弛，减少咽喉反射，为支气管镜或喉镜插入提供良好的条件，使气管镜进出气道导致的气道痉挛的发生率降低。但较高的七氟烷维持剂量将导致术后谵妄的发生，高浓度的吸入给药将对手术环境造成污染。

丙泊酚与瑞芬太尼是临床常用的镇静、镇痛药物，两者联合使用可明显提高麻醉效果，但其可调节性较差。全静脉麻醉（TIVA）允许在不考虑通气的情况下持续麻醉,但也可以更容易地影响自主通气。有报告称在自主通气下静脉使用不同剂量的丙泊酚-瑞芬太尼时出现身体运动、咳嗽、血氧饱和度下降和恢复延迟。吸入麻醉与静脉麻醉剂的结合有助于实现比单独吸入麻醉剂更稳定、更充分的麻醉深度,同时允许自主通气。

34. 小儿纤维支气管镜什么时候进镜可以减少呛咳,是否有更好的用药方案?

(1)右美托咪定方案:七氟烷吸入诱导后开放静脉。10分钟内泵入 4 μg/kg 右美托咪定,泵注过程中根据呼吸情况调整七氟烷吸入浓度和氧流量。10分钟后停七氟烷吸入,以右美托咪定 2.5～5 μg/(kg·h)、丙泊酚 200 μg/(kg·min)维持,以利多卡因在声门上和声门下行喷雾表麻。呼吸稳定后开始手术,置入支气管镜后,将支气管镜侧孔连接麻醉机供氧。手术结束后停药,将患儿置于侧卧位,经面罩吸氧至苏醒。

(2)瑞芬太尼复合丙泊酚方案:七氟烷吸入诱导后开放静脉,停止吸入七氟烷。以丙泊酚 200 μg/(kg·min)持续输注,瑞芬太尼以 0.05 μg/(kg·min)的速率开始输注,逐渐增加输注速率,每次增加 0.05 μg/(kg·min),直至呼吸频率下降至接近生理值。以利多卡因在声门上和声门下行喷雾表麻。呼吸稳定后开始手术,置入支气管镜后,将支气管镜侧孔连接麻醉机供氧。手术结束后停药,将患儿置于侧卧位,经面罩吸氧至苏醒。

35. 小儿气管镜检查过程中出现气道痉挛,如何更好地预防和处理?

发生喉痉挛时,可面罩加压给氧,加深麻醉,必要时给予肌肉松弛药。轻度支气管痉挛时,可面罩加压给氧,给予支气管舒张剂和(或)静脉注射糖皮质激素;严重支气管痉挛时,如患儿氧饱和度难以维持,可加深麻醉并行面罩正压通气,必要时气管内插管并控制通气,同时给予支气管舒张剂和(或)静脉注射糖皮质激素。

36. 小儿支气管镜麻醉如何在保证安全的情况下做到"操作完成后患儿迅速清醒"?

取出支气管镜后,应在患儿仍处于深度麻醉状态下抽吸气道分泌物,以尽量减少喉痉挛的机会。苏醒技术很大程度上取决于肺气体交换的状态和气道水肿的程度。对于没有气道水肿的简单手术,让患儿在没有气道装置的情况下做手术,并通过面罩给氧。气道水肿、持续氧饱和度下降或残留神经肌肉阻滞的患儿可能需要气管插管,并在重症监护病房延迟苏醒或恢复。

(杨振东 刘燕飞)

参考文献

［1］ 邓小明,王月兰,冯艺等.(支)气管镜诊疗镇静/麻醉的专家共识(2020版)[J].国际麻醉学与复苏杂志,2021.

［2］ Cai Y, Li W, Chen K. Efficacyand safety of spontaneous ventilation technique using dexmedetomidine for rigidbronchoscopic airway foreign body removal in children. Paediatr Anaesth. 2013；23(11)：1048－53. doi：10. 1111/pan. 12197

［3］ Mason KP, Zurakowski D, Zgleszewski SE, Robson CD, Carrier M, Hickey PR, et al. High dosedexmedetomidine as the sole sedative for pediatric MRI. Paediatr Anaesth. 2008；18(5)：403－11. doi：10. 1111/j. 1460-9592. 2008. 02468. x

［4］ Shen X, Hu CB, Ye M, Chen YZ. Propofol-remifentanil intravenous anesthesia and spontaneous ventilation forairway foreign body removal in children with preoperative respiratoryimpairment. Paediatr Anaesth. 2012；22(12)：1166－1170. doi：10. 1111/j. 1460-9592. 2012. 03899. x

［5］ Liu Y, Chen L, Li S. Controlledventilation or spontaneous respiration in anesthesia for tracheobronchialforeign body removal：a meta-analysis. Paediatr Anaesth. 2014；24(10)：1023－30. doi：10. 1111/pan. 12469

第十章

小儿骨科手术麻醉

第一节　小儿上肢手术麻醉

1. 小儿常见上肢手术种类？

小儿常见上肢手术种类：锁骨骨折、肱骨干骨折、肱骨髁上骨折、尺桡骨骨干骨折、孟氏骨折、先天性高肩胛症、先天性下尺桡骨关节脱位、Volkman 缺血性挛缩、并指/多指畸形。

2. 小儿上肢手术麻醉选择？

常用的麻醉方式：气管插管全身麻醉、喉罩全身麻醉、臂丛神经阻滞麻醉。

3. 小儿骨折后的临床表现？

儿童骨折的临床表现：除了具有骨折的主要症状外，由于儿软组织疏松，筋膜富有弹性，骨折后肿胀早、范围广、常有瘀斑。在全身症状中，骨折后体温升高较成人明显，可达 38℃ 上，尤以婴儿突出，常持续 3～5 天，这是因血肿吸收，变性蛋白进入血液循环所致。骨折后 X 线检查是不可缺少的诊断方法，不仅可以确定诊断还可以明确骨折类型、移位情况，以及是否存在原发病变如骨肿瘤、成骨不全等，同时又是骨折愈合的客观标志。

4. 小儿臂丛神经的组成？

臂丛神经来自 $C_5 \sim C_8$，及 T_1 神经的前支，也可有 C_4 及 T_2 神经参与其中。这些神经穿出椎间孔后，在前、中斜角肌之间向前下外延伸。前斜角肌起自颈椎前结节,向外下移行附着于第一肋骨的斜角肌结节;中斜角肌则起自颈椎后结节,在锁骨下动脉后方穿过并附着于第一肋骨,而锁骨下动脉沿锁骨下肌沟穿行于两斜角肌之间。覆盖前、中斜角肌的椎前筋膜向外融合包裹臂丛神经形成鞘膜。

5. 小儿臂丛神经的走形?

神经根在斜角肌间隙内合成上干(C_5 与 C_6)、中干(C_7)下干(C_8 与 T_1),穿出肌间沟后于锁骨下动脉的后上方沿第一肋上缘穿行。在第一肋的外缘,每一干又发出前、后股,于锁骨中段后方进入腋窝。各股在腋窝形成三束,并依据其与腋动脉第二段的位置关系命名为外侧束、后束和内侧束。由上干和中干的前股组成外侧束,由上、中、下三干的后股组成后束,而下干的前股继续延伸形成内侧束。在胸小肌外缘,此三束神经分出形成上肢的外周神经。

6. 小儿臂丛神经阻滞麻醉的药物有效浓度和有效剂量?

0.25%～0.5%布比卡因 2 mg/kg 单用或复合 1%利多卡因 5～7 mg/kg,在药液中加入 1∶200 000 肾上腺素,可延长作用时间。

7. 小儿腋路臂丛神经阻滞操作步骤?

患儿仰卧位,在肩胛下垫一薄枕,上肢外展外旋 90°,肘部适当屈曲,前臂外旋手臂贴床且靠近头部作行军礼状,暴露腋窝。在腋窝顶部触摸腋动脉搏动,再沿动脉上行摸到胸大肌下缘动脉搏动消失处,略向下取动脉搏动最高点作为穿刺点。取 22G 穿刺针在腋动脉搏动最高点与动脉呈 10°～20°夹角,偏向动脉下方刺入皮肤,缓慢进针直至出现刺破鞘膜的落空感,松开持针手指,针随动脉搏动而摆动,即可认为已入腋鞘内,注入药液。

8. 小儿腋路臂丛神经阻滞的优缺点?

腋窝入路臂神经丛阻滞的优点:位置表浅,动脉搏动明显,易于阻滞;不会阻滞膈神经、迷走神经、喉返神经;无误入硬膜外腔或蛛网膜下腔的危险。缺点:不适合上肢不能外展、骨折无法移动或腋窝有感染、肿瘤的患儿;局麻药毒性反应发生率较其他入路高;不能同时进行双侧阻滞;个别会出现动静脉瘘。肘部以下的手术麻醉效果满意,肱骨部位手术欠佳。

第十章

9. 小儿臂丛神经阻滞肌间沟入路的操作步骤?

患儿仰卧,肩垫衬托颈部,头偏向对侧,手臂贴身体旁,尽量下垂以暴露颈部。定位穿刺点,先找到前、中斜角肌间沟,并于锁骨上约 1 cm 处可触及横向走行的肩胛舌骨肌,该肌与前、中斜角肌共同构成一个三角,该三角靠肩胛舌骨肌处即为穿刺点。常规消毒铺巾,穿刺点处做皮丘,以 3～4 cm、22G 穿刺针垂直刺入,略向脚侧推进,直至患儿出现异感或触及横突为止,回抽无血和脑脊液,注入药液。

10. 小儿臂丛神经阻滞肌间沟入路的优缺点?

肌间沟入路臂神经丛阻滞的优点:易于掌握,对于肥胖者和不合作的儿童适用;上臂、肩部和桡侧阻滞效果好;高位阻滞不会引起气胸。缺点:尺神经阻滞较迟,效果欠佳;有误入蛛网膜下腔或硬膜外腔的危险;有损伤椎动脉的可能,不宜同时双侧阻滞;星状神经节阻滞引起 Horner's syndrome;肌间沟入路臂神经丛阻滞注药时压力不要过大,药量不宜过多,以免出现暂时性喉返神经麻痹,声音嘶哑。

11. 小儿臂丛神经阻滞麻醉的禁忌证?

下列情况不考虑臂丛神经阻滞:穿刺部位有感染;败血症者;所有凝血功能异常、PLT 减少及正进行抗凝治疗者;患侧出现神经损伤的症状的患儿。

12. 小儿局麻药的毒性反应表现?

局麻药的毒性反应,尤以酰胺类会致命。小儿心率快,局麻药中毒风险更易发生,QRS 波增宽,PR 间期延长、早期后除极、心肌收缩力下降和尖端扭转型室性期前收缩均提示酰胺类局麻药中毒。镇静药和全身麻醉药均有可能掩饰小儿局麻药中毒的早期征象。年长儿出现烦躁不安、畏光、肌肉抽搐、头痛、易激惹、口周麻痹、发音困难、耳鸣、疲劳等症状时应引起麻醉医师关注。由于年幼儿不能用语言表达不适,因此较难发现局麻药中毒。

13. 小儿局麻药中毒的识别及抢救流程?

维持气道通畅并立即停用引起局麻药中毒的药物。寻找助手进行心肺复苏,同时应用强心、缩血管药物支持心血管功能。应立即经静脉注射 20% 脂肪乳剂,目前的推荐方案是:在 3 分钟内完成静脉注射脂肪乳剂 1 mL/kg,根据需要,最大剂量可达 3 mL/kg,随后以 0.25 mL/(kg·min)的速度静脉维持,直至循环恢复稳定。然而当输注速度超过 8 mL/kg 时,效果不再增加。

第二节　小儿下肢手术麻醉

14. 小儿下肢手术种类?

常见的小儿下肢手术包括股骨干骨折、股骨颈骨折、骨盆骨折、发育性髋关节脱位、髋内翻、先天性多关节挛缩、胫腓骨骨干骨折、先天性马蹄内翻足、先天性垂直距骨。

15. 小儿下肢手术麻醉方式选择?

小儿下肢手术麻醉方式主要包括气管插管全身麻醉、喉罩全身麻醉、神经阻滞麻醉、椎管内麻醉。

16. 小儿硬膜外间隙的解剖生理特点?

新生儿硬脊膜外腔腔内间隙小,有疏松的脂肪组织、淋巴管和血管丛,头尾上下之间通畅,使局麻药易向两端扩散,阻滞范围广。自皮肤至硬脊膜外腔距离:新生儿 0.5~1.0 cm,1 岁内小儿 0.8~1.4 cm,1~3 岁 1.2~2.3 cm,4~6 岁 1.4~2.6 cm,7~10 岁 1.8~3 cm,11~14 岁 2.2~3.5 cm。有一简易计算公式:皮肤至硬脊膜外腔的距离(mm)=年龄(岁)×2+10。小儿硬脊膜外腔较成人狭小,血管丛丰富,置管易导致硬脊膜外腔出血,故小儿硬膜外阻滞麻醉多采用单次法。

17. 小儿硬膜外麻醉的穿刺禁忌证?

穿刺部位感染,脊髓脊椎疾患,重度贫血,休克患儿,所有凝血功能异常、PLT减少及正进行抗凝治疗者是禁忌证。

18. 小儿硬膜外麻醉操作技巧?

小儿都采用直入法穿刺,22 号针头破皮,如应用硬膜外穿刺针直接穿刺,有把损伤皮肤带入硬脊膜外腔的可能,曾有报道形成异物,压迫脊髓。硬膜外穿刺针依次过皮肤、皮下组织,进入棘上、棘间韧带,拔出针芯,将抽有少量生理盐水的玻璃注射器连接硬膜外穿刺针,缓慢推进穿刺针,边进入边轻推注射器,此时注射器有较大的阻力,当针尖进入硬脊膜外腔时,阻力消失,98%有明显落空感,回抽无出血,再次推注少量生理盐水以确定穿刺针达到硬脊膜外腔。

19. 小儿下肢手术硬膜外麻醉的药物有效浓度和有效剂量?

利多卡因 8～10 mg/kg。浓度:新生儿 0.5%,1 岁内婴幼儿 0.8%～1%,1～5 岁 1%～1.2%,5 岁以上可增至 1.2%～1.5%。布比卡因麻醉效能比利多卡因强 4 倍,麻醉阻滞时效 4～5 小时,用量 2～2.5 mg/kg,浓度:未成熟儿 0.2%,新生儿 0.25%,幼儿 0.375%～0.5%。多年来应用利多卡因、布比卡因混合液单次硬膜外阻滞,其配制为:2%利多卡因 5 mL+0.75%布比卡因 5 mL(配制浓度为 1%利多卡因+0.375%布比卡因),用量 0.5～0.6 mL/kg。适用学龄儿童及幼儿。2%利多卡因 5 mL+0.75%布比卡因 5 mL+注射用水 5 mL(配制浓度为 0.66%利多卡因+0.25%布比卡因),用量 0.7～0.8 mL/kg。适用 1 岁以内婴儿。

20. 小儿硬膜外麻醉的并发症?

(1) 血压下降:一般多在用药后 15～30 分钟出现,由于腹腔内脏和下肢的血管扩张所致。

(2) 暂时性神经症状:是硬膜外阻滞麻醉后的一个少见但后果严重的并发症。表现为麻醉后出现下肢或臀部的疼痛或感觉迟钝,另外,患儿还可伴有一些其他的神经症状,例如:下肢软弱,麻木,感觉异常或膀胱尿潴留而需导尿。

(3) 腰背痛:穿刺损伤腰背部韧带是原因之一。

(4) 局麻药中毒:注药过程中或注药后数分钟内,患儿出现惊厥、抽搐、呼吸循环系统变化。

(5) 椎管内感染。

(6) 硬膜外血肿:常见高危因素包括椎管狭窄、粗暴穿刺等。

(7) 脊髓和神经根的机械损伤:硬膜外针对脊髓或神经根的直接损伤,表现为单次或双侧症状,视解剖病变而定。

21. 小儿硬膜外麻醉的注意事项?

(1) 采用单次硬膜外穿刺法,要求穿刺操作谨慎,在确定穿刺成功且无硬脊膜外腔出血条件下方可推注局麻药;如穿刺操作不顺利,硬脊膜外腔确定有怀疑,必须放弃硬膜外阻滞麻醉,改用其他麻醉方法。

(2) 穿刺操作宜轻柔,小儿棘上、棘间韧带无钙化,韧而不硬;幼儿椎骨骨质薄,穿刺针穿破骨质进入骨髓腔,也可产生推注少量液体无阻力,回抽无血的假象,但伴随推注液体阻力升高。预防主要依靠操作者手感,进针细腻。

22. 小儿骶管阻滞麻醉的解剖生理特点？

小儿解剖生理特点：小儿骶骨裂孔相对宽大，骶管阻滞操作方便，适用于下肢、会阴及下腹部手术。新生儿骶管阻滞可达 T_4～T_6 脊神经平面，可行上腹部手术。

23. 小儿骶管阻滞麻醉的定位及操作步骤？

患儿侧卧位或上侧下趴位。中指触摸尾骨尖，拇指尖从尾骨沿中线向上摸，触到骶骨末端呈 V 或 U 形的凹陷，即为骶骨裂孔。7 号针头垂直刺入皮肤，过骶尾韧带时有阻力消失感，再稍进针达骶管前壁，放平针体与骶骨轴线一致，继续进针 1～2 cm，回抽无血即可注药。另外，在骶裂孔上缘下方凹陷处，平行骶骨轴线进针，有落空感即为针头已过骶尾韧带，稍进针回抽无血即可注药。

24. 小儿骶管阻滞麻醉的药物有效浓度和有效剂量？

药物及剂量 1% 利多卡因 5～7 mg/kg，0.2%～0.375% 布比卡因 2 mg/kg 混合液，加 1～2 mL 生理盐水，混合药液注射量 0.5 mL/kg 可扩散至 L_2～L_3，长时间手术加 1∶200 000 肾上腺素，单次注射。

25. 小儿骶管阻滞麻醉的并发症？

(1) 穿刺出血：小儿骶骨血管丛丰富，熟练的麻醉操作亦有可能刺破血管出血。

(2) 局麻药中毒：多为穿刺出血未发现，局麻药进入血液所致。

(3) 小儿蛛网膜下腔可低至 S_2，增加穿破硬脊膜的机会，导致全脊麻。

(4) 小儿骨组织柔软，尖锐的针头易误入骨髓腔，产生局麻药中毒。

26. 小儿骶管阻滞麻醉的注意事项？

(1) 髂后上棘连线相对于第二骶椎，硬脊膜囊终止于此，穿刺针的深度不得超过此连线，否则有误入蛛网膜下腔发生全脊麻的危险。

(2) 骶骨裂孔解剖变异较多，如穿刺困难应改用其他麻醉方法。20% 左右儿童合并有骶骨裂，不宜使用骶管阻滞麻醉。

(3) 出血性疾病、局部神经疾病的患儿不宜应用。

27. 小儿先天性髋关节脱位的定义?

发育性髋脱位即过去称之为先天性髋关节脱位,是一种常见的畸形。本病女性儿多见,约占发病率的 60%～80%。单侧脱位较双侧的多两倍。单侧者又以左侧者较多。病理改变有骨骼、关节面、髋周软组织的变化。治疗越早,效果越好。

28. 小儿先天性髋脱位的治疗方法?

治疗的方法按患儿的年龄以及病理变化的情况而有所不同。一般 6 个月以下的婴儿使用石膏分期治疗,4～7 岁的儿童一般需要手术切开复位。根据病理变化可采用关节盂唇切除以加深髋臼,骨盆截骨术(salter)等方法。

29. 小儿先天性髋关节脱位手术麻醉的风险?

此类手术的主要特点是创面大、范围广,需大块截断骨盆,同时截断股骨,致使骨松质大面积暴露,渗血凶猛且不易止血,因而增加了手术麻醉的危险性。

30. 小儿先天性髋关节脱位麻醉风险处理?

髋关节手术行骨盆股骨截骨,创伤大,术中控制性降血压、给予氨甲苯酸等止血药、切皮前血液稀释,术中自体血回收技术对血液保护非常重要。

31. 先天性小儿马蹄内翻足的概念?

先天性马蹄内翻足是一种常见的出生畸形,发生率在我国为新生儿的 1‰,男性多于女性,可单足,亦可双足累及。引起先天性马蹄内翻足的病因许多,目前尚无定论,可能与遗传、环境、子宫内胎儿位置等因素有关。患儿出生时即表现出足的畸形,不同程度的下垂,形似马蹄,足尖内指,足心内翻,内侧软组织挛缩,严者可呈"蟹钳样"畸形。

32. 先天性小儿马蹄内翻足的治疗原则?

通常就诊年龄越小治疗效果越好,总的治疗原则:依据不同年龄、不同类型选择不同治疗方案。根据就诊的年龄,分为 6 个月之前的保守治疗和 6 个月之后的手术治疗。先天性马蹄内翻足早期多采用连续石膏矫形,部分患儿需要结合经皮跟腱切断术。

33. 先天性小儿马蹄内翻足的合并症？

某些骨骼畸形的患儿可能同时伴有身体其他部位的畸形,如先天性马蹄足的患儿可合并并指、多指畸形。可合并先天性心脏病,如 ASD 或 VSD,心功能在Ⅰ～Ⅱ级者能耐受一般性手术。但对出血量较多的大手术,对出血量要进行精确的估计,严格掌握液体的出入量。若同时伴有肺动脉高压,则麻醉风险显著增加,一般应延缓手术。

34. 先天性小儿马蹄内翻足的麻醉方法选择？

婴儿石膏矫形采用了全凭吸入七氟烷麻醉的方式。七氟烷诱导和苏醒同样迅速,单纯石膏矫形没有强刺激,不需要开放静脉,减少了患儿的恐惧感,是门诊手术的常用麻醉方法。因经皮跟腱松解术刺激较大、时间稍长,故此类手术患儿需采用喉罩全身麻醉的方式,诱导应用短效镇静和少量镇痛药物,可不用肌肉松弛剂,维持用七氟烷,此种方法便于控制气道,并可以提供较强麻醉镇痛。

35. 先天性小儿马蹄内翻足的常用麻醉药物？

由于小儿的肺泡通气量及心排血量按体表面积计算大于成人,组织血液循环丰富,且小儿的血/气、油/气分配系数更低,吸入药物更易到达血供丰富的脑组织,故在小儿的临床麻醉实施中,已经越来越多地运用七氟烷吸入诱导。采用七氟烷吸入诱导,患儿呼吸暂停发生率低,对 BP 和 HR 的影响较小,血流动力学亦较为稳定,诱导更平稳。高浓度的七氟烷预充在环路内可运用于儿童患儿的快速诱导。

36. 先天性小儿马蹄内翻足术后镇痛管理？

自 1998 年以来,笔者所在医院对 6 个月以上住院患儿开展术后持续静脉输注镇痛,目前每年达到 6 500 例。在这方面有多篇文献提学参考。使用剂量为 10 μg/(kg·d)的芬太尼或使用剂量为 1.5 μg/(kg·d)的舒芬太尼术后持续输注镇痛可保证小儿骨科、胸科、普外科等手术术后的中重度疼痛镇痛满意度达 90% 以上。疼痛行为评分为 0～3 分,镇痛效果良好,且血液动力学维持稳定。

37. 小儿严重创伤性骨折的全身系统评估？

严重创伤主要包括头颈部、胸腹部和脊柱外伤。如果患儿有严重创伤,应对患儿行诊断和检查的同时,急救复苏措施不得中断,重点应维持患儿呼吸道通畅及呼吸功能。在积极抗休克治疗的情况下,紧急手术治疗。在严重创伤的患儿,常有多部位或多系统外伤,麻醉医师要注意对患儿进行全面评估。

38. 小儿严重创伤性骨折的治疗原则?

　　头面部外伤常有呼吸道梗阻,入院后应立即面罩给氧。对有意识障碍的患儿,如普通体位不能保证呼吸道畅通,应行气管插管。影响循环系统稳定的因素很多,其中大量失血可引起休克造成心肌缺血。处理以迅速恢复有效循环血量和保证血液携氧能力正常为原则。注意观察患儿的全身情况,如四肢末梢皮肤苍白、发凉是否有所改善。尿量是一个重要的观察指标,如尿量>1 mL/(kg·h),提示肾灌注好,血容量基本正常。

39. 小儿脂肪栓塞的诱发因素?

　　脂肪栓塞综合征(fat embolism syndrome,FES),是创伤患儿死亡的主要原因之一。此综合征多见于严重创伤后,例如长骨骨折、脂肪组织严重挫伤、烧伤等。有报道吸脂术、髓内钉固定术及全髋置换等手术术中亦可发生 FES。

40. 小儿脂肪栓塞的病理学分析?

　　儿童发生 FES 少见,因为儿童骨髓油酸脂含量少,造血组织多,脂肪成分少。从病理学角度讲,少量脂肪入血可被吞噬细胞吞噬,大量(>9 g)或大体积的脂肪滴入血,可广泛栓塞于肺小动脉,引发肺水肿。直径<20 μm 的脂滴可通过肺泡毛细血管经肺静脉到达脑内或其他脏器,出现相应症状。

41. 小儿脂肪栓塞的临床表现?

　　FES 的临床表现多发生损伤后 $12\sim48$ 小时,说明除脂肪滴机械阻塞外,还有继发性化学炎性反应。FES 的临床表现:轻者呼吸急促、心动过速,重者左心衰竭、肺水肿、低氧血症、休克;围术期多有 HR、BP 下降,血氧下降,表现为三联征:肺(低氧血症、弥漫性肺浸润)、脑(昏迷、谵妄、嗜睡、癫痫发作等)、皮肤病变(头颈、前胸、腋下出血性紫癜)。

42. 小儿脂肪栓塞的特异性检查?

　　FES 的特异性检查有 D-二聚体增高,它是已交联的纤维蛋白降解产物,其增高反映体内凝血与纤溶系统的活性及血液的高凝状态。其他的异常有 PLT 计数呈进行性减少;血沉增快;血浆游离脂肪酸增高;血浆纤维蛋白原增高;X 线胸片

"暴风雪"样改变(双肺磨玻璃影、斑片状影);CT 肺动脉内显示呈负 CT 值的充盈缺损利于诊断肺动脉内脂肪栓塞。

43. 小儿脂肪栓塞的治疗原则?

治疗原则主要是支持和对症治疗,保护重要脏器功能,防止各种并发症。保持呼吸道通畅,降低 PLT 聚集性、黏附性,可应用阿司匹林。应用血浆白蛋白维持胶体渗透压,防治肺水肿、脑水肿。应用烟酸降低血清甘油三酯。激素对 FES 有明显治疗作用。激素保持细胞微粒体膜的稳定性,阻止脂肪酸引发的炎性反应,降低毛细血管通透性,稳定肺泡表面活性物质。早期大量使用,症状缓解后逐渐减量,7天内停药。另外可以高压氧治疗。

44. 小儿骨盆骨折的麻醉风险及关注点?

儿童骨盆骨折的合并损伤常常是严重且致命的,因此治疗原则应该是:首先处理影响生命的合并损伤,防止转变为致命伤,然后及时地进行骨折处理。目前国内外普遍应用的创伤早期综合复苏的 VIPC 程序,经临床应用,已确认其有效性和实用性,具体如下:① V(ventilation):保证气道通畅,保持正常通气和给氧;② I(infusion):输液、输血补充血容量,防止休克的发生或恶化;③ 3P(pulsation):监护心脏搏动,维护心泵功能;④ C(control bleeding):紧急控制明显的或隐匿的大失血。

第三节　小儿颈椎手术麻醉

45. 小儿寰枢椎旋转移位定义?

寰枢椎旋转移位(atlantoaxial rotary displacement)是儿童时期发生斜颈的最常见的原因。该病以前被称为"寰枢椎旋转脱位""寰枢椎旋转畸形""寰枢椎旋转性半脱位""寰枢椎自发性脱位"等,其中以"寰枢椎旋转性半脱位"最常见。

46. 小儿寰枢椎旋转移位的分类?

寰枢椎旋转移位可分为四类:第一类,寰枢椎只有简单的旋转固定,寰椎没有向前移位;第二类,寰枢椎旋转脱位,合并寰椎向前移位,C_1 前弓与齿状突的距离为 $3\sim5$ mm;第三类,寰枢椎旋转脱位,合并寰椎向前移位,C_1 前弓与齿状突的距离超过 5 mm;第四类,寰枢椎旋转脱位,伴有寰椎向后移位,往往与齿状突骨折及先天性齿状突发育异常有关。

47. 小儿寰枢椎麻醉风险评估?

第一种类型的寰枢椎旋转移位在儿科最常见,没有什么危险,而且常常会自愈。第二种类型的寰枢椎旋转移位寰枢椎横韧带已发生断裂,常存在潜在的颈髓受压的危险。第三种和第四种类型的寰枢椎旋转移位比较少见,但是发生颈髓受压的危险更大,而且会发生猝死,所以处置起来要倍加小心。

48. 小儿寰枢椎旋转移位的手术指征?

手术指征有:出现神经症状并加重,寰椎脱位未能复位,畸形存在超过 3 个月,保守治疗以后脱位复发(复位以后至少固定 6 周,才能确认是否属于复发)。在手术融合之前,要先进行 Halo 环颅骨牵引数天,以使头颈部尽量保持中线位置,但是禁忌用暴力复位和手法复位。

49. 小儿脊柱结核麻醉风险评估关注点?

截瘫是脊柱结核的严重并发症,其发生率为 10%。胸椎病变易出现截瘫。颈椎结核可并发四肢截瘫。脊柱结核的早期截瘫应手术减压。截瘫时间越久,越应抓紧手术。患儿一般情况差的也不宜作为拖延手术的理由。手术途径有两个:① 经胸途径;② 胸膜外前外侧途径,无论哪种手术途径,术后均需制动半年。此类患儿,麻醉操作过程要时刻注意搬动体位对患儿的脊柱损伤,且注意颈椎结核的骨质破坏,避免颈部过度后仰造成高位脊髓损伤。

50. 小儿短颈畸形定义?

短颈畸形(Klippel-Feil syndrome)又称颈椎先天性融合。本畸形少见,系颈椎两节以上的先天性融合。典型临床表现为颈短、颈部活动受限和后发际低。此三联征还有时并发先天性生殖泌尿、心肺和神经系统发育异常。

51. 小儿短颈畸形的临床表现?

疼痛、神经症状和颈椎活动受限是短颈综合征的最常见的临床表现。$C_2 \sim C_3$ 节融合多为偶然发现的。波及颈椎多节段的,表现为短颈,颈胸靠近,后发际低,颈椎活动明显受限。颈前屈后伸主要是枕骨和寰椎之间的动作,因之较侧方活动受限轻。颈部两侧可有皮蹼,上自乳突下至肩峰。皮蹼使颈部外观增宽。皮蹼包括皮肤、皮下组织,其中有时有肌肉。

52. 小儿短颈畸形的合并症?

斜颈伴面部不对称,并发先天性高肩胛的也不少见。约有 60% 的短颈畸形患者并发先天性脊柱侧凸。30% 的患者可并发肾脏畸形,常见的畸形有肾发育不全、马蹄肾、肾盂积水、肾异位等。短颈并发心血管畸形的约占 4.2%,其中室间隔缺损最为常见。30% 并发耳聋的患者可有讲话和发音障碍。有的患者出现协同性自动运动(synkinesia)障碍,如患儿不能独立活动双手。神经症状系因脊髓或者神经根受压所致,可并发面神经麻痹、腹直肌麻痹、眼睑下垂等。

53. 小儿短颈畸形手术麻醉风险评估关注点?

短颈畸形患儿外观看似疑有困难气道的存在,但实际上在喉镜暴露时并不是很困难,基本可视喉镜都可以顺利完成气管插管,但此类患儿多有颈部寰枢椎不稳定,故插管时要注意避免过度搬动患儿颈部,避免过度后仰,以能暴露声门完成插管即可。

第四节　小儿脊柱侧弯手术麻醉

54. 小儿脊柱外科矫形的手术方式?

加压和撑开、整体去旋转、局部去旋转、椎体直接去旋转、特定造形棒去旋转、椎体直接横向移位、原位预弯造形、悬臂技术、牵引。

55. 小儿脊柱侧弯的病理生理变化?

(1)侧凸凹侧椎体楔形变,并出现旋转,主侧弯的椎体和棘突向凹侧旋转。

(2)椎间盘在特发性脊柱侧弯中的病理改变,呈凹侧薄、凸侧厚的改变,凹侧的小肌肉可见轻度挛缩。

(3)胸廓发生畸变是脊柱侧弯造成的常见畸形。

(4)呼吸与循环功能的损害是脊柱侧弯的继发性改变。轻度的脊柱侧弯虽有不同程度胸廓畸形和肺容量、通气量的下降,但不致影响心肺功能。严重脊柱侧弯时,可导致呼吸时肺的膨胀不全,甚至发生凸侧的局部肺不张。

56. 小儿脊柱侧弯畸形对外观的影响?

主要发生在高节段的胸侧弯,表现为两肩高低不一以及头颅不正,临床上很容易早期发现。中下段的侧弯早期多不易发现,因此检查时应充分暴露躯体,注意身材矮小、躯干歪斜以及因代偿引起的腰肌劳损与疼痛主诉。

57. 小儿脊柱侧弯畸形角度的判断?

怀疑脊柱侧弯的患儿,需要进行全脊柱前、后位和侧位(包括颈、胸、腰和骨盆)X 线片检查。X 线片主要用来检查侧凸类型、程度、部位、躯干的平衡以及骨成熟度。对于太小而不能够站立的患儿可以进行平卧位检查。颈椎的畸形需要进一步评价,同样腰骶关节、骨盆和髋关节均需仔细检查,以排除先天性异常或髋臼发育不良。临床检查发现下肢长度差≥2 cm 时,应当使用垫片来平衡骨盆,以去除潜在的姿势性侧凸因素。

58. 小儿脊柱侧弯畸形的测量方法?

目前临床上常用的侧弯角度测量方法是 Cobb 角测量法,即在侧弯曲线上最近椎体的上终板和最远椎体的下终板延长线的交叉角;也可在两延长线上分别作一垂直线,两垂直线交叉角的角度亦为脊柱侧弯角度。

59. 小儿脊柱旋转度的测量?

椎弓根测量是在脊柱正位 X 线上将椎体中线每侧均分为 3 等份,由外向内分别为第 1、第 2、第 3 象限,根据椎弓根在旋转过程中所处的象限位置和椎弓根形态,将其分为五度。Ⅰ度:双侧椎弓根对称,均位于第 1 象限;Ⅱ度:凸侧椎弓根移向中线,但在第 1 象限内,凹侧椎弓根移向椎体边缘,变小;Ⅲ度:凸侧椎弓根移到第 2 象限内,凹侧椎弓根已消失;Ⅳ度:凸侧椎弓根移到第 3 象限内,凹侧椎弓根消失;Ⅴ度:凸侧椎弓根超过中线,进入凹侧。

60. 小儿脊柱侧弯手术术前评估的要点?

对拟行脊柱侧弯矫正手术的患儿,其心肺功能的评估尤为重要。麻醉医师必须对引起脊柱侧弯的原因及其相关的心脏和(或)神经肌肉状况、弯曲程度、运动耐量、呼吸并发症等了然于胸。气道评估,累及颈段的脊柱侧弯可能影响气道,增加气管插管难度。心肺功能测试有助于判断患儿术后是否需要呼吸支持。另外,如果患儿可能因术中大量失血而需要大量输液输血可能造成心力衰竭时,需放置肺动脉导管监护。麻醉医师要向这些患儿的父母解释术后机械通气与患儿的肺功能不良以及心脏问题有关；询问家族史，排除过敏史、恶性高热史。

61. 小儿骨科手术可能导致困难气道的因素？

（1）巨大的脊髓脊膜膨出伴有或不伴有脑膜膨出。

（2）寰枢椎半脱位及颈套。

（3）创伤性脊髓损伤、颈椎保护套及巨大的面部创伤。

（4）严重的脊椎后凸畸形。

（5）严重的脊柱畸形、精神障碍及痉挛性挛缩。

（6）运用身体保护措施的患儿。

（7）运用"Halo"或其他颈椎制动装置。

62. 小儿脊柱侧弯手术呼吸功能麻醉风险评估？

所有的患儿都存在胸廓变窄，导致胸壁顺应性降低，Cobb 角越大，脊柱侧弯越严重，对心肺功能影响雨大。肺功能检测结果显示 VC、FVC、FEV 降低，呈现限制性肺通气功能障碍。呼吸短促常见于 Cobb 角＞80°以及胸廓顶的畸形。还有患儿尽管没有临床表现，肺功能检查仍可提示有损害。术后肺容量的降低可能高达 60%，术后第三天时 FEV 以及 FEV_1 降低至最低值，直至术后 1～2 个月才能恢复到基础值。患儿术前 FVC＜50%提示存在严重的肺功能障碍，而小于 30%提示术后可能需要长期的呼吸支持。

63. 小儿脊柱侧弯手术循环功能麻醉风险评估？

未经治疗的特发性脊柱侧弯的患儿可能存在慢性低氧血症、高碳酸血症、最终导致肺血管阻力增加、肺动脉高压以及心功能障碍，多见于发病早以及严重的脊柱侧弯患儿。右心功能不全的患儿，麻醉风险极大，有发生心衰的可能。患有肺动脉高压的患儿，应在术前锻炼肺功能，改善氧供，减轻右心负荷。EF 值＜50%应慎重选择麻醉药物，＜40%麻醉风险增大，需综合评估能否耐受麻醉手术。

64. 小儿脊柱侧弯手术血液系统麻醉风险评估？

儿童和青少年脊柱侧弯矫形手术术中和术后可能需要输血。一般而言，失血量与手术时间和融合的节段数有关。术前需要常规备血，进行凝血功能检查。大量失血多见于翻修或脊柱重建手术，术前应有充分准备与应对措施。青少年脊柱侧弯的患者为了减少输血量,可以在术前收集自体血,或者术中采用急性等容血液稀释。对于术前红细胞压积低的患者,建议血液科会诊,补充铁制剂或者应用促红细胞生成素,纠正红细胞压积。

65. 小儿脊柱侧弯手术神经功能麻醉风险评估?

　　术前的神经功能评估也很重要,尤其对于需要术中唤醒的手术。术前还应明确有无潜在的神经并发症存在,如 Chiari 畸形、脊髓空洞症等,以免术中、术后干扰临床判断。

66. 小儿脊柱侧弯手术术前准备?

　　(1) 脊柱侧弯的患儿可能伴有其他畸形的存在,如心脏、神经系统与五官等的畸形。

　　(2) 完善术前检查,纠正营养不良或电解质紊乱,改善全身状态。

　　(3) 对于 Cobb 角＞60°且有限制性通气功能障碍的患儿,术前可以考虑改善肺功能。

　　(4) 需要术中唤醒的患儿,术前需向患儿及其家属介绍术中唤醒方法,训练患儿配合术中唤醒试验。

　　(5) 需要储存自体血的患儿,术前 3 周开始准备。

　　(6) 术前访视,消除患儿对麻醉手术的恐惧心理,交代围术期的可能并发症。

67. 小儿脊柱侧弯手术麻醉方法选择?

　　麻醉方法的选择脊柱侧弯手术患儿多伴有心肺功能的减退,而且手术常采用俯卧位或侧卧位(开胸),所以气管内插管控制呼吸的全身麻醉有利于围术期的呼吸管理和麻醉实施。术中控制呼吸时,应注意气道压力不宜过高,以免增加胸腔内压力。影响静脉回心血量而引起血压下降。一般气道压力控制在 2.94 kPa 以下为宜。重度颈及胸椎侧弯患儿常合并有困难气道,需对颈部活动度、张口度、患儿的牙齿以及咬合情况充分评估,做好困难气道的准备。

68. 小儿脊柱侧弯手术术前用药?

　　适当的术前用药可减少患儿的紧张和焦虑,有助于麻醉的实施。常于术前 30 分钟阿托品 0.01～0.02 mg/kg 肌内注射。对于欠合作的患儿,可给予小剂量的氯胺酮肌内注射,剂量为 2 mg/kg,待开放静脉后,再追加东莨菪碱或阿托品。

69. 小儿脊柱侧弯手术麻醉诱导？

静脉诱导用药可使用丙泊酚、芬太尼、舒芬太尼、瑞芬太尼、阿曲库铵、罗库溴铵等。吸入诱导适用于建立静脉通道困难的幼儿。固定颈部于伸展位常规气管插管；如颈部活动差，在不改变颈部位置的情况下暴露口咽无困难，方可施行全身麻醉诱导。困难气道的患儿，采用纤维支气管镜引导插管是安全合理的选择。气管内插管应选用有一定柔韧度的弹簧加强气管导管，以避免因手术体位变动而发生成角梗阻。

70. 小儿脊柱侧弯手术麻醉药物选择？

由于脊柱侧弯矫形手术的特殊性，其术中与术毕常需作唤醒试验，因此，麻醉维持的深度要求是既无术中知晓，也能迅速苏醒配合指令。临床上可根据药物代谢的半衰期选用苏醒迅速、完全以及定向力恢复快的全身麻醉药和可进行拮抗的镇痛剂、肌肉松弛剂。有条件的医院可行麻醉深度监测，通过这些监测，根据手术的进程，适时调整用药，更精确地控制"唤醒"。考虑到吸入麻醉药对 SSEP 等监测的影响，丙泊酚静脉麻醉仍是脊柱手术的首选麻醉方法。

71. 小儿脊柱侧弯手术常规性监测？

与其他重大手术一样，一些常规的监测是保证患儿安全和麻醉实施所必需，如血压、心电图、血氧饱和度、呼气末二氧化碳分压、体温等。由于脊柱侧弯矫形手术创伤大、失血多、时间长，加上手术体位的特殊，可采用桡动脉穿刺监测血压，既有利于血压的精确测量与动态观察，也便于必要时血气分析标本的采集。

72. 小儿脊柱侧弯手术呼吸末二氧化碳的监测意义？

二氧化碳曲线是呼出气中 $ET-CO_2$ 浓度的波形。$ET-CO_2$ 波形可判断通气失败的原因：① $ET-CO_2$ 波形可表明气管内导管位置正确；② $ET-CO_2$ 波形可提示适度的机械通气或麻醉医师设定的过度通气；③ 呼气相上升支斜向上的 $ET-CO_2$ 波形气道压升高；④ $ET-CO_2$ 波形的突然消失提示呼吸回路中某处脱落；⑤ $ET-CO_2$ 的突然迅速增高，且不能用过度通气纠正时，提示可能存在高代谢状态，如恶性高热；⑥ 由血栓、脂肪、脊柱手术时空气导致的急性栓塞，可发现没有改变通气的情况下，$ET-CO_2$ 异常降低。

第十章

73. 小儿脊柱侧弯手术体温监测部位？

正常体温的维持可通过减少热量丢失、维持环境温度、减少暴露的体表面积等方法。可以通过以下部位测得：① 外周皮肤（腋下）；② 食管；③ 鼻咽；④ 鼓膜；⑤ 直肠。

74. 小儿脊柱侧弯手术体温监测意义？

维持机体体温恒定需要平衡机体的产热与散热。在手术与麻醉中有许多因素可影响体温，导致低体温，尤其是儿科患者。麻醉中由于缺乏寒战反应、暴露的体表、麻醉药物引起的血管舒张，以及通常的手术室低温和快速的空气交换，均可导致热量的丢失。低温不但可以抑制脑及心血管系统，同时可导致儿茶酚胺的大量释放，从而导致耗氧量增加、低氧、酸中毒。因此，麻醉医师必须积极地维持患者体温，尤其时间长的矫形手术，以及出血多的手术。

75. 小儿脊柱侧弯手术泌尿系统监测的意义？

围术期内置导尿管可用于监测尿量，可以以此判断肾功能，心排量，肾血流量。肾小球滤过率。从而判断肾脏的灌注及容量情况。尿液还可以用来监测其他相关的参数，如渗透压、电解质（糖尿）和血红蛋白尿。长时间的手术过程中放置导尿管，不仅可以防止膀胱过度膨胀，而且可以维持在大量失血补液后液体的平衡。当采用血液保护技术时必须放置导尿管，如急性等容性稀释、控制性降压，如果不仔细监测尿量，可能发生肾功能不全。

76. 小儿脊柱侧弯手术心血管系统监测的意义？

麻醉诱导前进行心血管系统监测很有必要。心前区听诊可连续监测心音及节律。进入手术室后立即安装心电图导联电极，提供一个连续的心电监测。如果预计出血不多，可以采用自动血压计袖带监测。如果预计手术时间长且出血多，则推荐使用桡动脉置管直接测压，这有如下优点：可以连续监测血压；可以测血气、血红蛋白浓度、血细胞比容、电解质、凝血功能，尤其当失血量大、需要行血液替代治疗时；同时在转运患者时也可以监测血压。

77. 小儿脊柱侧弯手术神经功能监测的方法？

当进行有脊柱整形手术时，实行神经功能的监测是必要的。造成神经损伤的因素有：脊柱后凸严重的先天性脊柱侧弯、神经纤维瘤、术前骨牵引、预先存在的神经缺陷及控制性降压技术的运用。神经损伤可由于 Adamkiewicz 神经膜动脉阻断或痉挛造成，也能由于放置植入物时引起脊髓过度牵张或脊髓的直接压迫。用于评估脊髓功能的方法有：① 唤醒试验；② 躯体感觉诱发电位（somatosensory evoked potentials，SSEP）；③ 运动诱发电位（motor evoked potential，MEP）。

78. 小儿脊柱侧弯手术血气分析与出凝血监测？

脊柱侧弯患者术前均有不同程度的肺功能异常，若长时间在俯卧位下进行手术，很容易造成呼吸功能的进一步受损。进行血气分析能帮助麻醉医师了解可能的改变，及时调整呼吸机的工作参数。也有助于了解大量补液输血后的全身电解质酸碱平衡。大量出血时可利用血栓弹力图监测凝血功能指导成分血输注。

79. 小儿脊柱侧弯手术动脉穿刺的部位选择？

在小儿脊柱侧弯手术时，患儿常需要俯卧位手术，而且能够充分暴露的位置只有桡动脉、肘动脉和足背动脉。肘动脉常常由于患儿手臂弯曲而脱出，足背动脉因俯卧位需要足脱固定动脉受压不精确，故只有桡动脉监测才是最佳的动脉监测部位。

80. 小儿脊柱侧弯手术是否需要建立深静脉通路？

小儿脊柱侧弯手术静脉通路常常需要至少 3 条通路，分别为输液、输血、静脉药物维持。对于年龄较大的患儿，可以多建立外周静脉通路满足手术，然而对于年龄较小的患儿由于外周通路建立困难，则常常需要建立深静脉通路，以备术中输液、输血使用。

81. 小儿脊柱侧弯手术体位的选择？

脊柱后路手术多需要俯卧位，俯卧位时，胸廓受压、潮气量减小、心脏受压、心排血量受影响。脊柱侧弯矫形手术的患者，存在胸廓畸形，不对称，安放体位宜采用枕垫法。枕垫要适当，支撑面宽窄要合适，避免压迫腹部，使腹内压增高影响呼吸。腹内压增高会影响下腔静脉回流，术中渗血增多。瘦小患者枕垫不可过宽，颈短患者肩垫不可超过胸锁关节，以免气管受压。

82. 小儿脊柱侧弯手术中俯卧位时麻醉注意事项？

① 术中采用俯卧位，对呼吸及循环系统均有一定的影响，术中应监测有创动

脉 BP、PetCO$_2$。② 俯卧位防止术中脱管、气管导管打折。③ 长时间俯卧位眼部受压导致角膜损伤,视网膜损伤。④ 患儿取俯卧位,要保持腹部悬空。⑤ 有气栓形成可能。⑥ 脊柱畸形患儿胸廓、肺发育均受影响,俯卧位手术进一步影响通气功能,术中应通气充足,及时吸出气管内分泌物,监测血气变化,避免缺氧和二氧化碳蓄积。术后拔除气管导管前充分膨胀双肺,使术中萎陷的肺泡复原。

83. 小儿脊柱侧弯手术决定术中失血量的因素?

决定脊柱手术中出血量多少的因素主要有患儿疾病种类、凝血状况、手术涉及节段多少、术中 BP 控制情况和手术时间的长短等。

84. 小儿脊柱侧弯手术如何实施术中唤醒?

术前应向患儿进行有关的宣教指导。唤醒时患儿尽量无躁动,在外界声音指导下活动左右下肢及脚趾;患儿耐受气管导管。舒芬太尼有强镇痛性及呼吸遗忘作用,麻醉诱导 0.5 μg/kg 静推,唤醒时起到良好的作用。唤醒前气管导管喷注利多卡因局部麻醉,使患儿较好的耐受气管导管。丙泊酚根据 BIS 值进行调整,唤醒实验时应达到 80 以上。当唤醒实验完成后,立即加深麻醉,使患儿重新进入全身麻醉状态,并检查患儿的体位,尤其气管插管位置,防止术中脱管发生。

85. 小儿脊柱侧弯手术术中唤醒药物如何调节?

小儿脊柱侧弯手术中一般常规应用丙泊酚和瑞芬太尼维持麻醉,术中骨科医生需要术中唤醒时,应提前至少 10 分钟停止丙泊酚输注,同时给予 1 μg/kg 芬太尼,待 BIS 值升高至 80 左右后可停止瑞芬太尼输注,同时可以尝试唤醒患儿活动下肢及脚趾。唤醒成功后,迅速给予丙泊酚 3 mg/kg 加深麻醉,同时维持静脉麻醉进行手术。

86. 小儿脊柱侧弯手术 BIS 监测的重要性?

BIS 监测在小儿脊柱侧弯手术中的意义非凡,不仅能够维持足够的麻醉深度,而且是术中唤醒不可或缺的监测指标,能够使患儿快速苏醒,且减少术中知晓的发生。是术中唤醒质量的有力保障。

87. 小儿脊柱侧弯手术术中严重低血压原因分析及处理?

小儿脊柱侧弯手术术中低血压主要是失血过多,手术操作使患儿胸廓受压,手术牵拉神经,液体输入不足。其中最为主要的是手术操作引起的低血压,术中可以适当加强补液;给予血管升压药物,如多巴胺,肾上腺素;如不能缓解嘱手术医生暂停手术,并同时轻抬患儿身体,减少卧位垫对胸廓的压迫,待血压升高再继续手术。

88. 小儿脊柱侧弯手术术中体温维护方法?

对于预计术中会出现低体温的患儿,应提前在手术床上铺设加温毯,术中也可以采用暖风机加强体温维护。术中输注液体及血液制品应适当加温。术中冲洗液体要尽量采用温水。术中室内温度应维持在适当的温度。

89. 小儿脊柱侧弯术中低体温的后果及处理?

低温可使肌肉松弛药的作用时间明显延长,麻醉苏醒延迟,凝血机制受到抑制,机体的免疫功能降低,伤口感染的发生率增加和伤口愈合延缓。对于小儿麻醉期间的低温,应以预防为主,预防的措施有手术中用电热毯、循环水温毯、红外线辐射加热保温;吸入气加热加湿;输血、输液预先加温等。采取措施限制皮肤热量散失到手术室的寒冷环境、手术切口热量蒸发以及输注冷液体所致的传导性降温,最大限度地减少术中低体温的发生,并监测中心温度。

90. 小儿脊柱侧弯手术术中液体治疗原则?

(1) 生理维持量。

(2) 术前补液尚未输入的液体,麻醉后 1 小时补充余量的 1/2,以后的 2 小时每小时补充 1/4。

(3) 麻醉导致的液体丢失量。

(4) 手术导致的液体丢失量主要包括手术导致血浆和间质液经损伤的毛细血管渗入第三间隙,开胸开腹手术内脏器官液体的蒸发及手术失血;中等手术需补充 $2\sim4$ mL/(kg·h)的液体;大手术需补充 $4\sim6$ mL/(kg·h)的液体。

(5) 小儿发热时,体温每升高 $1\,^{\circ}\!C$,需增加输液量 12%。

(6) 小儿手术期间损失的主要是细胞外液,故应输注平衡液。新生儿给予 5% 葡萄糖液。

91. 小儿脊柱侧弯手术液体输注计算方法?

2 岁以上小儿简单算法:10 kg 内小儿生理需要量是 4 mL/(kg·h);10~20 kg 小儿生理需要量,第一个 10 kg 是 4 mL/(kg·h),超过 10 kg 部分是 2 mL/

(kg・h);20 kg 以上小儿生理需要量,第一个 10 kg 是 4 mL/(kg・h),第二个 10 kg 是 2 mL/(kg・h),超过 20 kg 部分是 1 mL/(kg・h)。

92. 小儿脊柱侧弯脊柱手术术后如何管理?

根据患儿情况,术后建议至 PACU/ICU 进行麻醉复苏。监测心电图、动静脉压力、呼吸功能、血气、体温、尿量、伤口引流量,维持液体平衡和内环境稳定。根据患儿术前肺功能、麻醉恢复情况掌握拔管指征。术前存在肺功能障碍的患儿,术后建议进行呼吸支持,人工辅助呼吸一段时间,促进肺功能的改善后,再拔管。同时积极处理麻醉恢复期的一系列并发症,包括术后躁动、疼痛、恶心呕吐、呼吸道梗阻、低血压、低体温、术后出血、少尿等。

93. 小儿脊柱侧弯手术术后镇痛方式的选择?

通常采用静脉自控镇痛。此外,也可应用以下方法进行术后镇痛。

(1) 硬膜外镇痛:如采用硬膜外镇痛,建议 $T_4 \sim T_6$,$T_{10} \sim T_{11}$ 两点镇痛,置管深度 3~5 cm;术后可静脉给予麻醉镇痛药,或者硬膜外鞘内给予局部麻醉药,术后第一天早晨神经功能检查后才开始硬膜外镇痛,负荷量为 0.062 5% 布比卡因,然后持续泵注;一旦出现术后神经功能异常,立刻停止硬膜外镇痛,进行神经功能评估。

(2) 鞘内应用吗啡:手术结束前,鞘内应用 9~19 μg/kg 的吗啡能够缓解疼痛长达 24 小时。

94. 小儿脊柱侧弯手术术后并发症?

① 脊髓神经损伤;② 硬脊膜破裂;③ 肠系膜上动脉综合征;④ 胸膜破裂气胸;⑤ 急性呼吸窘迫综合征;⑥ 血栓形成;⑦ 术后失明。

95. 小儿脊柱侧弯手术中脊髓神经损伤的处理方法?

随着手术方法和技术的提高,特发性脊柱侧弯手术发生永久性脊髓损伤的可能性已极少。但短暂的神经并发症并不少,有报道高达 17%。为避免严重后果的发生,应加强 SSEP、MEP 等脊髓电生理功能的监测。一旦发生异常波形的变化,应暂停手术,排除一些可能的影响因素,如植入物的位置、体温影响、麻醉因素及波形伪迹等。如果排除上述因素后仍无改变,则应行唤醒试验观察。必要时,应取出植入物,结束手术,进行复苏后的观察。

96. 小儿脊柱侧弯手术中硬脊膜破裂的处理方法?

　　主要发生在翻修手术中,可造成脑脊液的持续外漏。如果术中发现,应及时修补。对于无法修补或术后才发现者,麻醉医师可协助进行蛛网膜下腔的置管引流,以降低硬脊膜内的压力,待其自然闭合。

97. 小儿脊柱侧弯手术后肠系膜上动脉综合征的处理方法?

　　是一种少见的脊柱侧弯矫形术后并发症。主要表现为持续的术后呕吐,这是由于侧弯的脊柱受到牵拉后,导致位于腹主动脉和肠系膜上动脉之间的十二指肠受到机械性的压迫而发生梗阻。通过禁食、胃肠减压、静脉输液及左侧卧位或俯卧位等措施后,所有患儿均于5~7天内痊愈。

98. 小儿脊柱侧弯手术中胸膜破裂气胸的处理方法?

　　由于手术造成的胸膜破裂与气胸在临床上更为罕见。在手术中,如果及时发现,并行肺复张修复胸膜,则无任何不良影响。对于未能及时发现者,在术毕停止正压通气后,自主呼吸恢复的过程中,气胸愈加严重,肺不断受压。临床上表现有血氧饱和度的下降、呼吸急促以及血压的下降。胸部叩诊及进行胸部 X 线摄片可做出明确诊断。处理方法为胸腔闭式引流,1 周内多可痊愈。

99. 小儿脊柱侧弯手术中急性呼吸窘迫综合征(ARDS)的处理?

　　ARDS 主要表现为进行性吸气性呼吸困难,顽固性低氧血症,多见于术前肺功能差,术中出血多,手术时间长,创伤大等。除常规的处理措施外,建议:① 可能大出血的患者,术中实施中心静脉压监测,避免输血输液过多加重心肺循环障碍;② 存在易感因素的患者,术后不宜急于拔除气管导管;③ 排除全身麻醉药的残余作用,以及心源性肺水肿的可能。

100. 小儿脊柱侧弯术后血栓的形成原因及处理方法?

　　术后长期卧床、静脉回流慢;手术创伤后大量凝血物质进入血液;严重的脱水血液浓缩。血栓好发于下肢深静脉,血栓脱落可引起肺栓塞。防治措施包括:术后定期翻身,早期下床锻炼,高危患者可早期给予抗凝药。如有血栓形成,应卧床休息,抬高患肢,局部理疗,早期溶栓等。

第十章

101. 小儿脊柱侧弯手术后失明危险因素及预防？

术后失明一种罕见并发症，发病率逐年上升。危险因素包括：术中低血压、贫血、出血过多、大量液体复苏、俯卧位、长时间手术、体位放置不当眼睛受压。建议：仔细摆放体位，避免眼睛受压，尽可能减少头低的程度；重视长时间的手术；术后早期做视力全面检查。

102. 小儿神经肌肉脊柱侧弯手术麻醉风险评估？

肺动脉高压及右心功能损害是脊柱严重畸形，致肺泡受压、肺容量变小以及肺小血管扭曲变形所产生的继发病变。当出现肺动脉高压，并伴有右心功能不全临床症状时，有发生心衰的可能，不宜进行麻醉与手术。神经肌肉性脊柱侧弯患者的呼吸肌软弱无力，可使呼吸功能进一步损害。麻醉过程中肌肉松弛药的应用需考虑到药物的敏感性增加，作用时间延长的特性。对神经肌肉性脊柱侧弯患者需充分了解患儿家族史，高度警惕恶性高热发生的危险，有报道发生率高达3%。

103. 小儿神经肌肉脊柱侧弯手术呼吸系统并发症？

神经肌肉性脊柱侧弯患者与其他类型的脊柱侧弯相比较，更易发生严重的呼吸系统并发症，可表现为肺炎、气胸、胸腔积液及肺不张等，总体发病率可达22.41%，故而术后需呼吸支持的概率高。术前应严格掌握手术适应证，特别是对于FVC低于30%者，更应慎重选择。为防止并发症，促进呼吸功能的改善，术后可进一步行机械通气和气道护理。

104. 小儿神经肌肉脊柱侧弯手术神经功能障碍？

神经肌肉性脊柱侧弯患者术后偶可发生一过性的神经功能障碍，总体发病率可达3.06%，可由于置入内植物时直接损伤神经导致，也可由矫形操作时牵拉神经所致，有时不一定是脊髓受损所致，可能是其原发病变造成，应仔细判别与处理。

105. 小儿神经肌肉脊柱侧弯手术恶性高热的判断？

恶性高热的发生，尽管罕见，但已有在肌肉损害较重，如假性肌肥大患者等中发生恶性高热的文献报道。所以，对于术前肌肉损害较重的患者不仅术中需严密监测体温的变化，术后也应继续观察。尽早发现恶性高热并及时处理。丹曲林是恶性高热的特异性有效药物。

106. 小儿神经肌肉脊柱侧弯手术其他并发症?

其他并发症可包括感染、内固定相关并发症及植骨未融合等。感染主要包括浅表感染、深部感染、褥疮及尿路感染;内固定并发症有内固定物位置不良、压迫皮肤、断裂及松动等;而植骨未融合指假关节形成,指术后一年仍无可靠的骨性愈合,表现为相关区域疼痛,常于活动时诱发。

107. 小儿经胸腔镜脊柱前路手术麻醉方法?

小儿经胸腔镜脊柱前路手术麻醉方法主要是单肺通气下完成手术,主要的通气方式为支气管导管单肺通气、支气管封堵器单肺通气和双腔支气管导管单肺通气。

108. 小儿经胸腔镜脊柱前路手术保护性肺通气策略?

目前,保护性肺通气策略已经应用于单肺通气:① 维持低潮气量(4～6 mL/kg)。② 减少吸气平台压(<2.94 kPa)。③ 采用呼气末正压通气(PEEP 0.49～0.98 kPa)来提高氧合状态。④ 允许性高碳酸血症($PaCO_2$ 维持在 50～70 mmHg)。

109. 小儿体位对肺隔离器材的影响?

仰卧患儿放置肺隔离器材比较容易固定。但是,改变体位会导致双腔支气管导管或支气管封堵器的末端发生移动。尤其容易发生在俯卧位的脊柱手术患者。因此,在改变患者体位前,可以将封堵器放置得比正常位置更深一些,必要时,在改变体位后,使用纤维支气管镜辅助定位。

110. 小儿脊柱手术围术期肺隔离的并发症?

① 单肺通气后小气道创伤;② 咽喉痛和声音嘶哑;③ 创伤性声门水肿;④ 严重的创伤性气道损伤;⑤ 肺隔离器材的定位困难和移位;⑥ 单肺通气时的低氧血症。

111. 小儿脊柱手术输血的不良反应是什么?

① 感染;② 输血反应;③ 免疫抑制;④ 氧运输能力降低;⑤ 出血倾向;⑥ 变态反应;⑦ 输血相关急性肺损伤;⑧ 枸橼酸中毒、高钾和低钾血症;⑨ 低体温;⑩ 酸碱失衡。

第十章

112. 小儿术中血液保护面临的现状?

（1）我国乙肝病毒（HBV）感染人数达 1.2 亿,占总人口的 9%。

（2）90% 的丙肝通过输血传播,输血后丙肝发病率 10%～20%。特殊人群中丙肝病毒（HCV）携带者达 70%。

（3）我国人类免疫缺陷病毒（HIV）感染者估计已超过 70 万。

（4）我国年临床用血量超过 3 900 吨,并以 10% 的速度递增,临床不必要的输血占 50%。

（5）1998 年 10 月 1 日起,国家输血法正式施行,临床用血的开源节流问题已成为当务之急。

（6）麻醉医师实施完成了临床上 2/3 的输血治疗。因此,合理用血、节约用血是麻醉医师的义务。

113. 小儿脊柱手术麻醉患儿的输血指征?

① 全血:估计失血量超过自身血容量的 25%;② 浓缩红细胞（RBCs）:血红蛋白低于 60 g/L 时,应考虑输入 RBCs;血红蛋白为 60～100 g/L 时,酌情处理;③ 血小板:用于血小板数量和功能异常伴出血倾向时,血小板计数低于 $50×10^9$/L,应考虑输入;血小板计数为 $(50～100)×10^9$/L 时,临床酌情处理;④ 新鲜冷冻血浆（FFP）:用于围术期因失血造成凝血因子缺乏的患儿,临床 PT/APTT 超过正常 1.5 倍或伴有因凝血因子缺乏引起的出血倾向者。

114. 小儿脊柱手术成分输血的优点?

① 提高疗效,各种成分均在各自适宜的条件下保存,因此可以得到输注新鲜血液的效果,而且针对性强、疗效好;② 减轻因输注全血而造成的心脏负荷过重;③ 不良反应小,减少被去除的成分所致的输血并发症,避免输全血后产生的白细胞、血小板抗体及多次输血后的免疫球蛋白抗体的增加;④ 节约用血,一血多用,合理利用有限的血液资源;⑤ 成分血的稳定条件好,便于储存和运输。

115. 小儿脊柱麻醉期间减少术中出血的方法?

（1）合理的麻醉技术:包括控制性降压和止血带技术。

（2）合理使用止凝血药物:如抗纤溶药物、重组活化 Ⅱ 因子、去氨加压素、抑肽酶和纤维蛋白胶。

（3）合理使用血浆代用品:明胶、右旋糖酐、羟乙基淀粉等。

116. 小儿脊柱侧弯手术术中控制性降压定义？

控制性降压是指通过药物或其他技术将收缩压降低至 80～90 mmHg,平均动脉压(MAP)降低至 50～65 mmHg,或将基础平均动脉压降低 30%,同时不致有重要器官的缺血缺氧性损害,终止降压后血压可迅速恢复至正常水平的方法。控制性降压的主要目的是减少失血、减少术中输血和提供良好术野以增加手术的安全性。

117. 控制性降压的适应证？

① 血管丰富区域的手术,如头颈部、盆腔手术。② 血管手术,如主动脉瘤、动脉导管未闭、颅内血管瘤手术等。③ 创面较大,出血难以控制的手术,如癌症根治术、脊柱侧弯矫形术等。④ 区域狭小的精细手术,如中耳手术、腭咽成形术等。⑤ 麻醉期间血压、颅内压、眼压过度升高,可导致严重不良后果者。

118. 控制性降压的禁忌证？

① 重要脏器实质性病变者,如脑血管病、心功能不全、肾功能不全及肝功能不全者。② 血管病变者,如周围血管病变、冠脉疾病、肾血管疾病及其他器官灌注不良。③ 低血容量或严重贫血。④ 对有明显的机体、器官、组织氧运输能力降低的患者。

119. 控制性降压的药物有哪些？

（1）椎管内阻滞：交感节前纤维阻滞,导致血管扩张。

（2）吸入麻醉药：氟烷、异氟烷、恩氟烷、七氟烷和地氟烷等。

（3）樟磺咪芬：短效神经节阻滞剂。

（4）硝酸甘油。

（5）硝普钠。

（6）腺苷及三磷酸腺苷(ATP)：内源性血管扩张剂。

（7）前列腺素 E1：体液性血管扩张剂。

（8）肾上腺素受体阻滞剂：包括 β 受体阻滞剂,α 和 β 受体阻滞剂。

（9）钙通道阻滞剂：特异性抑制细胞外钙内流,从而抑制血管平滑肌收缩。

（10）内皮细胞舒张因子：氧化亚氮。

第十章

120. 控制性降压的技术有哪些?

（1）生理性技术：利用体位改变、机械通气的血流动力学效应（适当过度通气）、心率和体循环血容量变化等方法。

（2）药理学技术：① 挥发性麻醉药；② 血管扩张剂（硝普钠、硝酸甘油和嘌呤类衍生物）；③ 交感神经节阻滞剂（樟磺咪芬）；④ α_1 肾上腺素能受体阻滞药（酚妥拉明、乌拉地尔）；⑤ β 肾上腺素能受体阻滞药（美托洛尔、艾司洛尔）；⑥ α 和 β 肾上腺素能受体联合阻滞药（拉贝洛尔）；⑦ 钙离子通道阻滞药（尼卡地平）；⑧ 前列腺素 E1。

（3）蛛网膜下腔阻滞和硬膜外麻醉。

121. 小儿控制性降压与血液稀释联合技术的理论依据是什么?

（1）控制性降压可使局部微循环"淤滞"，而血液稀释可改善血液流变学和微循环。

（2）血液稀释存在血管内渗透压下降使组织间液因渗出而增多的倾向，而控制性降压可使血管内压降低，保持组织间液生成滤过的动态平衡。

（3）单纯控制性降压时，血液丢失降低 50%，而与血液稀释联合应用时，血液丢失减少 80%。

122. 小儿控制性降压与血液稀释联合技术的应用方法?

（1）全身麻醉后血液稀释（血红蛋白≥80 g/L），既而实施控制性降压。

（2）极度血液稀释（Hct＜0.20）＋控制性降压＋降温（以降低组织需氧量和代谢率）。

123. 自体输血常用的方法?

自体输血（autotransfusion）常用的方法包括：① 术前自体血储备技术（preoperative autologous blood donation）；② 急性血液稀释技术（acute hemodilution）；③ 术中、术后术野血液回收技术（intraoperative and postoperative blood salvage）。

124. 如何应用术前自体血储备技术?

美国血库协会规定自体供血可不受年龄、体重限制，但每次采血前患者 Hb 含量不低于 11 g/L 或 Hct 不低于 33%。每周可按计划采血一次以上，每次可采血液 10.5 mL/kg（不包括血液检验样品），但最后一次必须早于术前 72 小时，以保证血容量的恢复及所采血液运送和检验的时间。只有病情稳定、术中有可能输血的患者才能行术前自体血储备,而对某些不需要输血的外科手术则认为这类患者不必进行术前交叉配血,不推荐行术前自体血储备。

125. 血液稀释的定义?

血液稀释(hemodilution)指在麻醉后手术前,使用晶体液或胶体液将血液稀释到一定程度,从而达到在同样出血量情况下,红细胞损失量较少的目的。

126. 血液稀释的分类?

(1) 等容量血液稀释(normovolaemic hemodilution):① 在放血的同时等量等速地补充液体;② 不增加心脏负荷的条件下达到血液稀释的目的;③ 适用于心、肺功能较差的患儿。

(2) 高容量血液稀释(hypervolaemic hemodilution):① 术中增加循环血容量(输液)以减少红细胞丢失;② 适用于术中存在不同程度的脱水以及术中有明显出血的患者。

127. 急性等容量血液稀释的定义?

急性等容量血液稀释是指在麻醉诱导前或诱导后进行采血,同时补充等效容量的晶体或胶体液,使血液稀释,同时又得到相当数量的自体血。在手术必要的时候再将采得的自体血回输,以达到不输异体血或少输异体血的目的。

128. 术中急性等容量血液稀释的实施要点是什么?

(1) 采血:一般经桡动脉或中心静脉采血,不推荐外周静脉采血。动脉留置针直径要求 20G 或 18G,深静脉留置针要求 16G 以上。采血量(mL)=体重(kg)×每千克血容量(mL/kg)×2×(Hct$_{实际}$-Hct$_{目的}$)/(Hct$_{实际}$+Hct$_{目的}$)。

(2) 血液稀释过程中应给予纯氧吸入以保证充分氧合。

(3) 自体血回输的时机则根据出血量及预测 Hct 值决定。

(4) 如果手术出血不多则可在手术止血后将自体血回输,回输血顺序与采血顺序相反,即先采的后输,后采的先输。

129. 急性等容量血液稀释的优点是什么?

等容血液稀释具有如下优点:① 方法简单,耗费低;② 在术中麻醉监控下实施血液稀释,较为安全;③ 不会造成细菌污染血源;④ 不存在肿瘤及感染性血液传播的问题;⑤ 术前自体储血,术中急性等容血液稀释以及血液回收可以联合应用。

130. 血液稀释技术的适应证?

① 预计术中出血>800 mL;② 稀有血型需行重大手术;③ 因宗教信仰而拒绝异体输血者;④ 红细胞增多症包括真性红细胞增多症和慢性缺氧造成的红细胞增多。

131. 血液稀释技术的禁忌证?

① 贫血,Hct<30%;② 低蛋白血症:血浆白蛋白低于 25 g/L,即可出现全身性水肿;③ 凝血功能障碍;④ 高颅内压;⑤ 存在重要脏器功能不全。

132. 传统的术野血液回收技术?

传统的术野血液回收技术最早应用于临床的自体血回收技术。是将术野的出血通过吸器收集至无菌瓶中,并按比例加入适当的抗凝剂后回输入患者体内。但传统术中血液回收包括许多缺点:① 红细胞破坏;② 凝血功能障碍;③ 微血栓;④ 污染。

133. 术中术野血液回收洗涤技术的适应证?

① 预计出血量较大的手术(出血量大于血容量的 20%);② 由于特殊血型、存在红细胞抗体、宗教信仰等原因,不能异体输血;③ 回收术后无污染的引流;④ 有以下情况者,需根据风险/效益因素确定是否使用红细胞回收:恶性肿瘤;污染手术;开放性创伤超过 6 小时或非开放性创伤在体腔内集聚超过 6 小时的血液;血液中含有羊水不是使用自体血回收的绝对禁忌证,但需用白细胞过滤器进行过滤。

134. 术中术野血液回收洗涤技术的优点?

① 此法收集的红细胞寿命与异体血相当,2,3 - DPG 含量显著高于异体血;② 洗涤红细胞悬液为弱碱性、钠、钾含量正常;③ 90%的游离血红蛋白、肿瘤坏死因子- α 和脂肪颗粒可以洗脱;④ 对于污染手术的回收血,洗涤过程可除去大部分细菌。

135. 手术中红细胞回收、储存和回输原则?

① 如果从无菌手术野回收血液通过收集装置用生理盐水洗涤后不能马上回

输,输注前应该保存在下列条件下:室温下不超过 4 小时;假如收集后 4 小时内将其移至 1~6℃环境下,可以保存 20 小时;② 术中,其他自体输血方式采集的血液应该在 6 小时内输注;③ 血液必须适当标记,标签至少包括患者全名、住院号、采集和过期的时间及用途;④ 如果在血库存储,必须像其他自体血液一样处理;如果输注的血液是术后或创伤后收集的,应于 6 小时内回输。

136. 特发型脊柱侧弯手术心肺功能损害?

轻度与早期的脊柱侧弯很少对心肺功能产生影响。高位脊柱侧弯的主要临床表现是头痛,以及臂丛神经受压以后出现的感觉、运动功能减退;低位脊柱侧弯是躯干的歪斜,以上两者均很少有心肺功能障碍。而中胸段脊柱侧弯常造成肋骨走向的改变、使胸廓变形、肋间肌与膈肌等呼吸肌功能紊乱以及心肺受压和肺血液气体交换功能受损。这一系列改变使肺功能受损,如肺通气量下降、血氧分压下降及血二氧化碳分压升高,最终产生肺源性心脏病。

137. 特发性脊柱侧弯的发病机制?

特发性脊柱侧弯的发病机制存在诸多争议,许多学者分别从遗传因素、基因学、脊柱结构因素、姿势平衡学、内分泌代谢因素和神经-肌肉学等方面进行了大量研究。主要原因是:① 遗传因素;② 生长发育不对称;③ 结缔组织发育异常;④ 神经平衡系统功能障碍;⑤ 神经内分泌系统影响;⑥ 代谢异常的影响。

138. 特发性脊柱侧弯的病理力学改变?

大量有关脊柱侧弯的病理力学研究认为,由于脊柱节段的前方和后方生长的相对不平衡,使脊往前凸,并向凸侧旋转致侧弯椎体左、右两侧的受力发生改变,首先是侧弯节段凹侧椎体的受力随着弯曲的进展越来越大;而凸侧不仅受到的压力越来越小,其至在后期还因为侧弯的加大产生一定的牵引张力,由此椎体产生了楔形改变。同样,椎间盘也产生相似的内薄外厚变形,进一步加重侧弯畸形。

139. 特发性婴幼儿型和少年行脊柱侧弯手术适应证?

Cobb 角小于 25°且肋-椎角差小于 20°,建议密切随访和评估,当侧凸进展>10°时,才考虑积极治疗;传统的非手术治疗方法包括石膏和支具。

手术治疗的目的是阻止畸形进展,同时让脊柱、肺和胸廓获得最大限度的生长。婴幼儿患者侧凸>45°时,推荐手术治疗。少年脊柱侧弯,对非手术治疗反应欠佳,较青少年患者更需要手术治疗。

140. 特发性青少年脊柱侧弯的手术适应证?

支具是仅有的非手术治疗方法。使用支具的目的是阻止侧弯的进展,直至骨发育成熟。支具治疗的指征包括初次检出的侧弯角为 25°～45°、进展超过 20°患者生长潜力大(Risser 征为 0～2 分),以及患者具有显著脊柱失代偿。

骨未成熟患者,侧弯角大于 40°是手术治疗的指征。骨骼发育成熟的儿童,手术的指征包括胸椎侧弯大于 50°,伴有顶椎旋转和平移增加的胸腰段或腰椎侧弯大于 40°,双主弯大于 50°,以及侧弯造成严重失代偿。

141. 小儿马方综合征定义及分类?

马方综合征(Marfan syndrome,MFS)由马方博士(Marfan)于 1896 年首先描述,是一组因先天性间质组织缺陷导致的临床综合征,具有潜在的致命性,可以累及骨骼系统、视觉系统以及心血管系统等。研究证实,马方综合征是一种具有遗传性的全身结缔组织疾病,发病率约为 0.01%,常常合并脊柱畸形,其中以脊柱侧凸最为常见。相对于特发性脊柱侧凸,马方综合征脊柱侧凸有其自身特点。

142. 小儿马方综合征的症状和体征?

马方综合征患者的临床表现复杂多样。心血管系统主要表现为升主动脉根部扩张或升主动脉夹层动脉瘤,还可有二尖瓣脱垂、主动脉瓣关闭不全等。视觉系统最常见的表现为晶状体脱位,还包括近视、视网膜脱离等。马方综合征患者骨骼系统的表现包括:瘦长体型、细长脸、瘦长四肢、上下身比例失调、典型的蜘蛛指(趾)、扁平足、胸骨畸形、关节韧带松弛、心血管系统异常。马方综合征脊柱畸形包括:严重进行性脊柱侧凸、高腭弓、脊柱畸形等。

143. 小儿马方综合征术前评估?

术前评估:心肺功能是检查的重点。伴严重主动脉瓣或二尖瓣反流的患者,心功能储备下降,能否耐受手术创伤甚至是两次手术需要和心脏科、麻醉科医生沟通;伴发胸椎前凸和漏斗胸的患者呼吸明显受限,术前肺功能是必须的,VC 低于正常值 40%就必须高度谨慎,可以考虑先进行呼吸功能训练或进行漏斗胸手术改善肺功能;由于血管张力较低术中可能出现难以控制的出血,术前需要备足够的库存血或自体血,术中自体血回输也是很好的解决方法。

144. 小儿马方综合征手术常见并发症？

马方综合征脊柱侧凸患者合并症多，有的可能具有致命性，手术治疗可能会出现诸多并发症，包括失血多、感染、硬膜撕裂、内固定失败、冠状面或矢状面失平衡、假关节形成、神经损害等。所以要求术前准备充分，不仅要评价患者的心血管功能、肺功能，而且麻醉技术同样要求极高。术中术后的监护、护理等尤为重要。术后严密随访，必要时可以缩短随访间期，延长随访时间。

145. 小儿马方综合征麻醉风险评估？

马方综合征患儿行非心脏血管手术时，其危险主要是心血管系统和肺部累及情况，治疗与术前准备也主要针对心血管系统和肺部病变进行处理。患儿术前应进行严格的体格检查。马方综合征患儿心血管受累严重，经术前评估不能耐受非心脏手术者，应先行心脏手术治疗；能耐受非心脏手术者，或情况紧急必须先行非心脏手术者，麻醉各阶段应维持氧供需平衡尽量减少耗氧量；维持血流动力学的稳定，才能顺利完成手术。

146. 如何减少小儿脊柱手术压疮发生的风险？

小儿脊柱手术是俯卧位手术，对于时间较长的手术，一定要注意术中压疮风险，如可以在患儿前额、颧骨、乳房、髂骨、膝盖及脚踝附近粘贴防压疮乳胶贴，并在双肩及双侧髂骨下放乳胶垫，头面部下放乳胶头托，这些都可以减少压疮风险。术中每隔1小时轻抬高患儿头部，以减少面部及眼部压伤。

第五节　小儿骨科一日手术麻醉

147. 小儿骨科一日手术麻醉种类？

小儿骨科一日手术主要包括以下几种：先天性骨科疾病需要石膏固定的手术，小儿腱鞘炎手术，小儿多指手术、小儿先天性斜颈手术，小儿骨折后外固定架拆除或克氏针拔出术。

148. 小儿骨科一日手术麻醉方式有哪些？

小儿骨科一日手术麻醉方式主要有局部麻醉：如头环牵引固定手术；气管插管全身麻醉：如小儿先天性斜颈手术；应用最广泛的为喉罩全身麻醉：如石膏固定

手术,腱鞘炎手术,外固定架拆除或克氏针拔出手术等。

149. 小儿骨科一日手术麻醉的药物?

骨科一日手术多选择起效快、作用时间短、消除快、对心肺功能影响轻微、术后恶心呕吐发生率低的麻醉药物。局部麻醉药物为2%利多卡因。全身麻醉药物主要为丙泊酚、芬太尼、瑞芬太尼、短效肌肉松弛药、七氟烷等。

150. 小儿骨科一日手术麻醉需要建立静脉通路么?

小儿骨科一日手术要根据患儿禁食时间与手术时间长短来决定是否建立静脉通路,患儿禁食时间长,预计手术相对时间长的手术都需要建立静脉通路,一是可以补充患儿生理需要量;二是可以维持一定麻醉深度。对于短时间手术且年龄较小的患儿可以采用单纯七氟烷诱导及维持完成手术。

151. 小儿骨科一日手术麻醉是吸入全身麻醉还是静脉全身麻醉?

对于小儿骨科一日手术最优的麻醉方式是静脉全身麻醉。① 可以补充患儿生理需要量维持循环稳定;② 可以采用复合静脉麻醉药物维持一定的麻醉深度,利于患儿术后镇痛。吸入全身麻醉仅适用于简单无疼痛刺激手术。

152. 小儿骨科一日手术麻醉并发症及处理原则?

(1) 术后恶心呕吐(PONV):术前给予预防性止吐治疗、术中给予充足的液体及缩短禁水时间可以缓解 PONV 的发生。同时术中减少阿片类药物的使用,尽量减少挥发性麻醉药的使用。

(2) 术后烦躁:术后对患者进行约束,防止坠床发生,尽量减少吸痰等不良刺激,必要时给予镇静、镇痛药物。

(3) 术后低氧血症:出现低氧血症后立即托起下颌开放气道,吸痰,及时清除呼吸道分泌物,保证呼吸道通畅,必要时加压面罩给氧。

153. 小儿石膏固定术的麻醉关注点?

(1) 局部血液循环障碍:严重者产生缺血性挛缩立即拆除石膏。

(2) 神经性麻痹:立即拆除石膏。

(3) 烫伤:石膏固定术后石膏本身会产热,不要覆盖石膏,以免产热对患儿造成烫伤。

154. 小儿先天性斜颈手术的麻醉方法？

（1）幼儿可在保留自主呼吸，静脉全身麻醉下完成胸锁乳突肌切断松解术。近期有上呼吸道感染、咳嗽、流涕病史患儿禁用此麻醉方法。术中活动患儿颈部来判断胸锁乳突肌切断松解的效果时，保持患儿呼吸道通畅。

（2）学龄儿童手术操作相对复杂，麻醉选择气管插管全身麻醉为宜，术中活动患儿颈部判断胸锁乳突肌肉松弛解的效果，所以气管导管要固定牢固，术中活动颈部时要特别留意，避免发生气管导管脱出及扭曲。

第六节　小儿骨髓炎手术麻醉

155. 儿童急性血源性骨髓炎的定义？

急性骨髓炎的多数病例系化脓细菌经血行侵袭骨髓内结缔组织所引起的炎症，所以本症也称急性血源性骨髓炎（acute hematogenous osteomyelitis），少数从邻近软组织感染扩散而来或继发于开放性骨折。若不及时治疗，会使骨结构破坏发生残疾，甚至感染扩散，危及生命。有些病例可转成慢性病变，病程冗长，影响小儿营养和生长发育。

156. 儿童急性血源性骨髓炎形成的病理生理原因？

小儿长管状骨的干骺端和骨骺间的血运不直接相通，干骺端营养动脉的分支近端折回呈小襻状，再注入窦内较大静脉，该处血流速度减慢，成为致病菌滞留繁殖的理想条件，是小儿骨髓炎较成人多见的病理生理方面的原因。

157. 儿童急性血源性骨髓炎的病理生理？

感染早期为骨髓的蜂窝织炎。髓腔内充血、水肿和广泛的炎性浸润，继之形成多发小脓肿，髓腔内压力增加，炎性渗出物穿过哈弗管及伏克曼管向外扩散，聚集在骨膜下，形成骨膜下脓肿。感染如未控制，骨膜下脓肿可沿骨干上下蔓延或穿破骨膜渗入软组织。如干骺端位于关节内脓液可进入关节引起化脓性关节炎。骨膜的掀起，感染导致的静脉窦破坏及血栓性静脉炎均可造成骨质坏死。同时，骨的修复有新骨形成，有时形成骨包壳并进入慢性期。

158. 儿童急性血源性骨髓炎的治疗原则?

（1）必须尽早治疗。骨髓炎的抗菌治疗通常始于确诊之前。当明确致病菌和敏感的抗生素后,立即更换有效的药物。

（2）患肢用石膏或皮牵引固定于功能位以保证休息、减少疼痛并防止感染扩散与病理骨折。

（3）全身支持疗法不容忽视,如退热剂、补液、输新鲜血液、高蛋白饮食和多种维生素等。全身中毒症状严重者,可酌情采用肾上腺皮质激素。

（4）急性骨髓炎常需手术引流。

159. 儿童急性血源性骨髓炎手术的麻醉方法?

儿童急性血源性骨髓炎虽然是短小手术,但是不能忽略术中的麻醉风险,所以还是以全身麻醉为主,如喉罩全身麻醉或者气管插管全身麻醉。

160. 儿童急性血源性骨髓炎麻醉关注点?

儿童急性血源性骨髓炎麻醉过程中要注意患儿的体温,一般患儿都会伴有发热症状。此外,在手术过程中需要反复冲洗骨髓腔内感染灶,要提防坏死物或脂肪颗粒,小的栓子被冲入开放的静脉窦,造成栓塞,若发生此种情况对患儿将是致命的危险。

161. 如何避免儿童急性血源性骨髓炎的气体栓塞?

急性骨髓炎手术患儿术中冲洗坏死物时,尽量采用低压反复冲洗,切勿用高压冲洗枪进行,以免将气泡、坏死物或栓子冲入开放的静脉窦,造成栓塞。

162. 儿童急性血源性骨髓炎术后镇痛管理?

急性骨髓炎患儿术中疼痛刺激不强,术后无需另外加用术后镇痛泵,可以临近手术结束后给予非甾体类抗炎药进行镇痛,如布洛芬注射液或者肛栓。

第七节　小儿骨科肿瘤手术麻醉

163. 小儿骨科肿瘤临床表现?

患儿多因疼痛和肿物就诊,疼痛为恶性骨肿瘤的特征之一。良性骨肿瘤除能引起活动不便和病理骨折之外，常无疼痛。恶性骨肿瘤的疼痛性质可以是间歇性的，也可能为持续性的。疼痛多在活动后或睡眠时加重。肿瘤生长速度加快或发生瘤内出血时，疼痛加重。此外，患儿可能发生肌力减弱、有跛行和一定程度的运动受限。原发或继发性骨恶性肿瘤以及良性肿瘤均可发生病理骨折。

164. 小儿骨科肿瘤治疗原则？

转移性骨肿瘤的治疗在诊断明确之后，及时采用综合治疗的方法，原发性肿瘤病变的治疗是整个治疗中的主要环节。骨骼的病变可以采用手术清除、局部放疗和全身性化学治疗等方法。出现骨骼并发症如病理性骨折的病例，要及时治疗出现的并发症。骨转移的治疗是综合治疗。包括放疗、激素治疗、化疗、手术治疗、止痛对症治疗。

165. 小儿转移性骨肿瘤定义？

原发于身体其他部位的肿瘤，主要是恶性肿瘤，通过各种途径转移至骨骼并在骨内继续生长，形成子肿瘤。在骨肿瘤中占有一定的比例。原发肿瘤诊断明确并经治疗后转移至骨骼，一般较易发现。但原发肿瘤部位和症状隐匿，以转移性骨肿瘤作为主要就诊主诉时，诊断上往往容易混淆，甚至将转移性的骨肿瘤当作骨原发肿瘤进行诊断和治疗。

166. 小儿转移性骨肿瘤的病因？

转移性骨肿瘤的产生主要通过淋巴或血液2条途径，全身各处任何器官的恶性肿瘤都可以通过血液循环或淋巴系统，转移至骨骼。

167. 小儿转移性骨肿瘤发病机制？

肿瘤的骨骼转移中，静脉系统，特别是椎静脉系统起着主要的作用。儿童中最易肿瘤骨骼转移的是神经母细胞瘤、肺癌、甲状腺癌、乳腺癌。转移性骨肿瘤好发于躯干骨，其次是股骨和肱骨的近端，发生在股骨和肱骨远端的较少。转移性骨肿瘤的部位也同原发肿瘤生长的部位有关，如乳腺癌的骨转移通常发生在胸椎和肱骨近端，甲状腺癌则常见于颈椎和颅骨，当然有时转移性肿瘤的发生也与原发肿瘤的部位无关。

168. 小儿骨肿瘤手术的麻醉风险?

小儿骨肿瘤的治疗根据年龄,肿瘤类型,大小,性质和部位,采用不同治疗方式。麻醉过程中要注意骨折的风险,尤其是椎体骨折,可能造成截瘫。

169. 小儿骨肿瘤术后镇痛的管理?

对于小儿骨肿瘤术后镇痛,依然推荐静脉自控镇痛,使用剂量为 $10~\mu g/(kg \cdot d)$ 的芬太尼或使用剂量为 $1~\mu g/(kg \cdot d)$ 的舒芬太尼术后持续输注镇痛可保证术后的中重度疼痛镇痛满意度达 90% 以上。疼痛行为评分为 0~3 分,镇痛效果良好,且血液动力学维持稳定。对于长期的骨痛,还需要具体到疼痛门诊治疗,遵循 WHO 三阶梯止痛原则。

(刘国亮)

参考文献

[1] Markus Zadrazil, Philipp Opfermann, et al. British journal of anaesthesia 2020 07; 125 (1): 104 – 109.

[2] DJ Wedel, JS Krohn, JA Hall. Brachial plexus anesthesia in pediatric patients. Mayo Clinic proceedings 1991 Jun; 66(6): 583 – 8 doi: 10.1016/s0025-6196(12)60516-3.

[3] Liang Chen, Yang Shen, Shuangmei Liu, et al. Minimum effective volume of 0.2% ropivacaine for ultrasound-guided axillary brachial plexus block in preschool-age children. Scientific reports 2021 08 20; 11(1): 17002.

[4] Yi Gao, Pengqi Dai, Lei Shi, et al. Effects of ultrasound-guided brachial plexus block combined with laryngeal mask sevoflurane general anesthesia on inflammation and stress response in children undergoing upper limb fracture surgery. Minerva pediatrics 2021 Dec 21.

[5] Rita Regufe, Vanessa Artilheiro, Maria Beatriz Dias, et al. Continuous costoclavicular brachial plexus block in a pediatric patient for postfracture rehabilitation. Paediatric anaesthesia 2020 06; 30(6): 720 – 721.

[6] Santhanam Suresh, Claude Ecoffey, Adrian Bosenberg, et al. The European Society of Regional Anaesthesia and Pain Therapy/American Society of Regional Anesthesia and Pain Medicine Recommendations on Local Anesthetics and Adjuvants Dosage in Pediatric Regional Anesthesia. Regional anesthesia and pain medicine 2018 Feb; 43 (2): 211 – 216.

[7] Marion Wiegele, Peter Marhofer, Per-Arne Lönnqvist. Caudal epidural blocks in

paediatric patients: a review and practical considerations. British journal of anaesthesia 2019 Apr; 122(4): 509 - 517.

[8] Giorgio Veneziano, Joseph D Tobias. Chloroprocaine for epidural anesthesia in infants and children. Paediatric anaesthesia 2017 Jun; 27(6): 581 - 590.

[9] Sheng-Chin Kao, Chia-Shiang Lin; Caudal Epidural Block. An Updated Review of Anatomy and Techniques. BioMed research international 2017; 2017: 9217145.

[10] Hae Keum Kil. Caudal and epidural blocks in infants and small children: historical perspective and ultrasound-guided approaches. Korean journal of anesthesiology 2018 12; 71(6): 430 - 439.

[11] Jeffrey P Wu. Pediatric Anesthesia Concerns and Management for Orthopedic Procedures. Pediatric clinics of North America 2020 02; 67(1): 71 - 84.

[12] Nicole M Elsey, Joseph D Tobias, Kevin E Klingele, et al. A prospective, double-blinded, randomized comparison of ultrasound-guided femoral nerve block with lateral femoral cutaneous nerve block versus standard anesthetic management for pain control during and after traumatic femur fracture repair in the pediatric population. Journal of pain research 2017; 10: 2177 - 2182.

[13] Craig Morrison, Brigid Brown, D-Yin Lin, et al. Analgesia and anesthesia using the pericapsular nerve group block in hip surgery and hip fracture: a scoping review. Regional anesthesia and pain medicine 2021 02;46(2): 169 - 175.

[14] A Stančák, J Kautzner, T Trč, et al. [Treatment of pelvic avulsion fractures in children and adolescents]. Rozhledy v chirurgii : mesicnik Ceskoslovenske chirurgicke spolecnosti Spring 2017; 96(4): 156 - 162.

[15] David L Rothberg, Christopher A Makarewich. Fat Embolism and Fat Embolism Syndrome. The Journal of the American Academy of Orthopaedic Surgeons 2019 Apr 15; 27(8): e346 - e355.

[16] Rim Frikha. Klippel-Feil syndrome: a review of the literature. Clinical dysmorphology 2020 Jan; 29(1): 35 - 37.

[17] Mefkur Bakan. [Anesthesia in a newborn with Klippel-Feil syndrome]. Revista brasileira de anestesiologia 2017 Nov - Dec; 67(6): 665 - 666.

[18] Ravindra Kumar Garg, Dilip Singh Somvanshi. Spinal tuberculosis: a review. The journal of spinal cord medicine 2011; 34(5): 440 - 454.

[19] Sarah Eisen, Laura Honywood, Delane Shingadia, et al. Spinal tuberculosis in children. Archives of disease in childhood 2012 Aug; 97(8): 724 - 729.

[20] Christopher S Lee, Soroush Merchant, Vidya Chidambaran. Postoperative Pain Management in Pediatric Spinal Fusion Surgery for Idiopathic Scoliosis. Paediatric drugs 2020 Dec; 22(6): 575 - 601.

[21] Florence Julien-Marsollier, Rita Assaker, Daphné Michelet, et al. Effects of opioid-reduced anesthesia during scoliosis surgery in children: a prospective observational study. Pain management 2021 Nov; 11(6): 679 - 687.

[22] V Cunin. Early-onset scoliosis: current treatment. Orthopaedics & traumatology, surgery

&. research: OTSR 2015 Feb; 101(1 Suppl): S109 – S118.

[23] Lakshmi Nagarajan, Soumya Ghosh, David Dillon, et al. Intraoperative neurophysiology monitoring in scoliosis surgery in children. Clinical neurophysiology practice 2019; 4: 11 – 17.

[24] Mohamed Nassef, William Splinter, Natalie Lidster, et al. Intraoperative neurophysiologic monitoring in idiopathic scoliosis surgery: a retrospective observational study of new neurologic deficits. Canadian journal of anaesthesia = Journal canadien d'anesthesie 2021 Apr; 68(4): 477 – 484.

[25] M Wenk, D Jockenhöfer, DM Pöpping, et al. [Scoliosis surgery in children from the viewpoint of anaesthesiology]. Der Orthopade 2009 Feb; 38(2): 170 – 175.

[26] PRJ Gibson. Anaesthesia for correction of scoliosis in children. Anaesthesia and intensive care 2004 Aug; 32(4): 548 – 559.

[27] Claire Dupuis, Daphné Michelet, Julie Hilly, et al. Predictive factors for homologous transfusion during paediatric scoliosis surgery. Anaesthesia, critical care &. pain medicine 2015 Dec; 34(6): 327 – 332.

[28] Robert Przybylski, Daniel J Hedequist, Viviane G Nasr, et al. Adverse Perioperative Events in Children with Complex Congenital Heart Disease Undergoing Operative Scoliosis Repair in the Contemporary Era. Pediatric cardiology 2019 Oct; 40(7): 1468 – 1475.

[29] Garrett E Wahl, Scott J Luhmann. Intraoperative red blood cell salvage in posterior spinal fusions for idiopathic scoliosis: identifying potential criteria for selective use. Spine deformity 2021 03; 9(2): 355 – 363.

[30] Robert M Campbell. Spine deformities in rare congenital syndromes: clinical issues. Spine 2009 Aug 01; 34(17): 1815 – 1827.

[31] Shawn S Funk, Lawson A B Copley. Acute Hematogenous Osteomyelitis in Children: Pathogenesis, Diagnosis, and Treatment. The Orthopedic clinics of North America 2017 Apr; 48(2): 199 – 208.

[32] Pavel S Yarmolenko, Avinash Eranki, Ari Partanen, et al. Technical aspects of osteoid osteoma ablation in children using MR-guided high intensity focussed ultrasound. International journal of hyperthermia: the official journal of European Society for Hyperthermic Oncology, North American Hyperthermia Group 2018 02; 34(1): 49 – 58.

[33] A Gupta, J Meswania, R Pollock, et al. Non-invasive distal femoral expandable endoprosthesis for limb-salvage surgery in paediatric tumours. The Journal of bone and joint surgery. British volume 2006 May; 88(5): 649 – 654.

[34] Guanliang Wang, Jianping Li, Xiling Xu, et al. Association of ERCC gene polymorphism with osteosarcoma risk. African health sciences 2020 Dec; 20(4): 1840 – 1848.

[35] Karun V Sharma, Pavel S Yarmolenko, Haydar Celik, et al. Comparison of Noninvasive High-Intensity Focused Ultrasound with Radiofrequency Ablation of Osteoid Osteoma. The Journal of pediatrics 2017 11; 190: 222 – 228. e1.

［36］　倪鑫,孙宁,王维林,等.张金哲小儿外科学(第 2 版)［M］.北京：人民卫生出版社,2020.

［37］　蔡威,张潍平,魏光辉,等.小儿外科学(第 6 版)［M］.北京：人民卫生出版社,2020.

［38］　张建敏,王芳,李立晶,等.小儿手术麻醉典型病例精选［M］.北京：人民卫生出版社,2015.

第十一章

儿科普外、泌尿、
烧伤整形手术的麻醉

1. 肝脏肿瘤患儿的麻醉准备相关事项有哪些?

术前应该检查各系统功能,特别是肝脏功能。对于肝功能异常患儿应加强保肝治疗;合并阻塞性黄疸的患儿可导致胆盐、胆固醇代谢异常,维生素 K 吸收障碍,致使维生素 K 参与合成的凝血因子不足,发生出凝血功能异常,凝血酶原时间延长,对于这类患儿,术前可给予维生素 K 治疗,使凝血酶原时间恢复正常。

2. 肝脏肿瘤患儿通常选择哪些麻醉方式?

全身麻醉、气管插管。

3. 肝脏肿瘤患儿是否术前置入硬膜外导管?

是否置入硬膜外导管应根据手术方案和患儿凝血情况来确定。

4. 肝脏手术患儿术中输血指征如何把握?

根据 2021 年中华医学会麻醉学分会器官移植麻醉学组专家共识,对于没有严重并发症或出血、病情稳定的患儿,围术期输血阈值为 70 g/L。

5. 在肝脏手术中由于牵拉造成低血压时,该如何处理?

在肝脏肿瘤手术中,在游离胆囊床、胆囊颈和探查胆总管时,可发生胆心反射,患者不仅出现牵拉痛,而且可引起反射性冠状动脉痉挛、心肌缺血导致心律失常、心率下降,此时应立即停止手术操作。应采取预防措施,如局部神经阻滞、应用哌替啶、阿托品或氟芬合剂等。

6. 肝脏肿瘤患儿美国医师协会（ASA）监测标准？

动脉留置管,中心静脉导管,大孔静脉通路,留置鼻饲管,留置导尿管,体温探测仪,考虑胸前多普勒或经食管心动图,术中实验室检测(动脉血气 ABGs,血常规,凝血功能、血糖、电解质)。

7. 嗜铬细胞瘤患儿最常见症状是什么？

持续性高血压。

8. 嗜铬细胞瘤患儿是否常规使用 β 受体阻断剂？

不必常规使用 β 受体阻断剂,因为单独使用 β 受体阻断剂会由于阻断 β 受体介导的舒血管效应反而使血压升高,甚至发生肺水肿。如果要使用 β 受体阻断剂,需先使用 α 受体阻断剂使血压下降。

9. 嗜铬细胞瘤患儿关于血流动力学控制有哪些术前准备？

① 术前使用 α 肾上腺素能阻滞剂,如酚苄明和酚妥拉明,通过阻滞 α 肾上腺素受体将肾上腺素和去甲肾上腺素作用降至最低。② 若静息发生心动过速需应用普萘洛尔和拉贝洛尔等 β 肾上腺素能阻滞剂,必须预先应用 α 肾上腺素能阻滞剂,因为单独使用 β 肾上腺素能阻滞剂会由于阻断 β 肾上腺素能受体介导的舒血管效应而导致血压升高,严重者会发生肺水肿。③ 血压控制和心功能改善后,予以患者高钠饮食,有助于减轻 α 肾上腺素能受体阻滞相关的直立性低血压,恢复血管内容量。④ 术前准备好去甲肾上腺素,肾上腺素,异丙肾上腺素,酚妥拉明,普萘洛尔等升压和降压药物。⑤ 术前给予适当的镇静。

10. 嗜铬细胞瘤患儿术前准备中,循环血容量恢复的评估标准是什么？

循环血容量的恢复的评估是通过无明显的直立位低血压、血细胞比容降低和体重增加进行的。

11. 嗜铬细胞瘤患儿术前准备中酚苄明的用量如何计算？

0.25～1.0 mg/(kg·d),使血压降至正常。

12. 嗜铬细胞瘤患儿术前可以选择哪些镇静药物？

苯二氮䓬类、右美托咪定等。

13. 嗜铬细胞瘤患儿术中血流动力学管理？

建立有创动脉和中心静脉压监测,给予血管活性药物。

14. 嗜铬细胞瘤患儿术中中心静脉压的控制范围？

在处理肿瘤血管的过程中,需快速静脉输液扩张血容量,使中心静脉压保持在 $9\sim11\ cmH_2O$,防止血压突然下降。

15. 如何选择嗜铬细胞瘤患儿麻醉药物？

通常采用静吸复合麻醉,诱导药物可以采用芬太尼或舒芬太尼、丙泊酚、维库溴铵或罗库溴铵,麻醉维持可吸入七氟烷复合丙泊酚、瑞芬太尼持续泵注。

16. 嗜铬细胞瘤患儿术中监测包括哪些？

心率、脉搏氧饱和度、体温、有创动脉血压和中心静脉压。

17. 嗜铬细胞瘤患儿术后如何处理？

术后采用多模式镇痛,包括区域阻滞和静脉镇痛药物的使用等;若患者生命体征平稳,应尽早拔出各种导管以降低感染风险,减少对患儿术后活动的影响;应鼓励患儿尽早进食,促进胃肠功能恢复。

18. 小儿肠套叠的临床表现有哪些？

腹痛、呕吐、腹部包块、可能有果冻样便或血样黏性便。

19. 肠套叠患儿术前脱水情况如何评估？

根据严重程度可分为 3 种:

(1)重度脱水:失水量占体重的 10% 以上。患儿呈重病容,精神极度萎靡,表情淡漠,昏睡甚至昏迷;皮肤灰白或有花纹,失去弹性;眼窝、前囟深度凹陷;哭时无泪;舌无津,口唇黏膜极干燥,脉细而快,血压下降,四肢厥冷,尿少或无尿等。

(2)中度脱水:失水量占体重的 5%~10%。患儿精神萎靡或烦躁不安,皮肤干燥,弹性差;眼窝、前囟明显凹陷;哭时少泪;口唇黏膜干燥;四肢稍凉,尿量明显减少。

(3)轻度脱水:失水量占体重的 5% 以下。患儿精神正常或稍差;皮肤稍干燥,弹性尚可;眼窝、前囟轻度凹陷;哭时有泪;口唇黏膜稍干;尿量稍减少。

20. 小儿肠套叠的分型有哪些?

回盲型、回结型、回回结型、小肠型、结肠型和多发型。

21. 肠套叠患儿的麻醉相关问题有哪些?

① 术前准备:禁饮禁食,胃肠减压,评估患儿全身情况(生命体征、静脉通路、补液量、尿量、血电解质),手术前给予广谱抗生素。术前备血;② 术中准备:静吸复合麻醉,麻醉前维持七氟烷吸入或静脉输注丙泊酚,禁用氧化亚氮;③ 术中切除不可复位或坏死肠管时应根据情况给予输血。

22. 小儿腹腔镜手术中人工气腹对患儿有哪些影响?

二氧化碳气腹时腹内压增高,膈肌上抬,功能残气量减少,肺顺应性降低,呼吸道阻力增加,气道内压增高,肺内气体不均,通气/血流比失调,可能发生缺氧和二氧化碳潴留;气腹时的血流动力学变化:静脉回心血量减少,体循环阻力增加,心脏前负荷减少,后负荷增加,心室功能曲线右移,心搏量减少;胃内压增加,容易引起反流误吸;气腹刺激腹腔交感神经,腹膜血管收缩,肝血流减少,同时肾血管阻力增加,肾小球滤过率下降,尿量降低,肾功能受损。

23. 小儿腹腔镜手术通常选择的麻醉方式和麻醉药物有哪些?

选择静吸复合麻醉,采用七氟烷吸入诱导或静脉诱导。术中间断追加阿片类药物和肌肉松弛药,复合吸入七氟烷或静注异丙酚维持麻醉,禁用氧化亚氮,因为会引起肠管扩张。

24. 小儿腹腔镜手术常用的气腹压力值如何选择?

宜选择低于 12 mmHg。

25. 小儿腹腔镜手术通常选择气管插管还是喉罩全身麻醉?

大多采用气管插管麻醉,但是短小手术也可以根据情况采用喉罩全身麻醉。

26. 联体儿的分类有哪些?

胸部连胎、脐部连胎、臀部连胎、坐骨连胎、颅部连胎。

27. 联体儿通常的手术时机在哪个月龄？

出生后 4~11 个月。

28. 哪些情况下的联体儿应考虑急诊手术？

连桥部位被破坏；其中一个患儿的病情威胁到另一个患儿；两个患儿因血流动力学或呼吸功能不全使得病情恶化；其中一个患儿根本无法存活下来，而另一个患儿生存希望很大。

29. 小儿神经母细胞瘤的流行病学特点是什么？

儿童神经母细胞瘤是婴幼儿和儿童最常见的实体肿瘤之一，发病率约为 1/7 500~1/10 000。

30. 神经母细胞瘤患儿的麻醉相关问题有哪些？

神经母细胞瘤的假包膜易破碎，且常常粘连大血管，术中可能发生肿瘤破溃和大出血，同时是否注意是否有瘤栓形成；颈部肿瘤可能导致气管移位，纵隔肿瘤可能导致心脏、大血管和气管受压，胸腔内肿瘤则可能因为压迫肺脏引起呼吸衰竭；进展期神经母细胞瘤患儿因骨髓转移造成血小板减少，肝脏转移导致凝血因子生成障碍，可出现出血倾向。

31. 神经母细胞瘤治疗的主要方法是什么？

手术切除。

32. 神经母细胞瘤患儿麻醉要点有哪些？

① 切除肿瘤位于大口径静脉附近或肿瘤周围有大血管，在手术期间有大出血的风险；② 腹部巨大肿瘤应选择上肢静脉；③ 长时间手术或预计失血量大时，应留置动脉导管，如肿瘤靠近大血管或肝、胸部肿瘤切除，患者（治疗或证实儿茶酚胺诱导）存在高血压；④ 化疗应留置中心静脉导管；胸部或腹部肿瘤切除时也应留置静脉导管。

33. 脾切除术的指征有哪些？

遗传性球形红细胞症，免疫性血小板减少性紫癜，镰状细胞病，珠蛋白生成障碍性贫血，戈谢病，脾脓肿。

34. 脾切除术的麻醉相关问题有哪些？

严重贫血,血小板减少,是否合并凝血功能异常,巨脾导致腹腔压力增加,通气受限。

35. 脾切除术患儿术前有哪些准备？

① 检测血常规,关注患儿术前红细胞和血小板水平;② 术前禁食,留置鼻胃管进行胃肠减压;③ 麻醉后留置尿管;④ 建立大的静脉通路,以利于输血;⑤ 手术前给予抗生素。

36. 脾切除术患儿的术中如何管理？

术中使用保温毯和输液加温仪;术中持续维持胃肠减压;快速诱导后气管插管,采用压力控制模式通气,术中维持麻醉给予阿片类镇痛药复合吸入七氟烷或静脉输注丙泊酚;巨脾患儿在开腹减压和脾脏切除后会发生血压波动,需密切关注并及时补充血容量。

37. 对于反流误吸高风险患儿如何实施气管插管？

麻醉前应该进行有效的胃肠减压,先用吸引器抽吸胃内容物后,再开始麻醉。根据情况可以采用保留自主呼吸气管插管,也可以采用清醒镇静下气管插管。

38. 高反流误吸风险患儿术前需要常规给予激素预防气道水肿？

尚无高级别证据推荐。

39. 非消化道手术患儿术后多长时间可以进食？

清醒即可进食。

40. 行骶管阻滞的患儿手术后还需要使用镇痛泵吗？

根据患儿需求选择,给予个体化镇痛。

41. 对于术后需要肠外营养的患儿,术前是否需要行中心静脉穿刺？

术前可以考虑中心静脉穿刺,也可以根据情况采用经外周静脉穿刺中心静脉(PICC)置管。

42. 小儿的开腹手术如何在保证安全前提下更好地进行术后镇痛？

多模式镇痛,包括神经阻滞,NSAIDS,阿片类药物。

43. 儿科腹腔镜腹股沟斜疝手术不使用肌肉松弛剂是否合适？

可以根据情况不给予肌肉松弛剂,但要维持足够的麻醉深度。

44. 小儿腹腔镜或者腹部手术是否喉罩使用的禁忌证？

不是,短小手术可以考虑置入喉罩。

45. 胃窦超声如何获取？如何评价胃内容物及量？

(1)探头位置:放置于剑突下,正中线略偏右,探头标志点朝向头部,以腹主动脉及肝左叶作为胃窦切面标志,胃窦位于肝脏和腹主动脉组成的三角内。

(2)胃窦面积的计算:① 直接描记得出;② 采用双直径法,分别测量胃窦前后径和头尾径,胃窦面积＝$(\pi \times$前后径$\times$头尾径$)/4$。

46. 创伤腹腔出血的目标导向超声评估(focused assessment with sonography for trauma, FAST)流程如何实施？

FAST 流程的检查包括:① 从剑突下检查心包腔;② 从左侧腋中线检查脾肾间隙;③ 从右侧腋中线检查肝肾间隙;④ 从耻骨联合上方检查盆腔的直肠膀胱凹陷(男性)或子宫直肠陷凹(女性)。

47. eFAST 方案的内容有哪些？有何用途？

可以通过 8 个部位,包括右上腹、左上腹、骨盆区域、剑突下区域、左右腋前线第 6~9 肋间,左右锁骨中线第 2~3 肋间,评估膈下区域、肝脏、胆囊、肾脏肝肾间隙、脾肾间隙、主动脉、下腔静脉、肠道、膀胱等。

48. 小儿喉罩移位的风险大吗？

大,可能造成通气不良,缺氧,喉痉挛,胃内压增高导致反流误吸等。

49. 小儿肝移植适应证有哪些？

适应证:胆汁淤积和非胆汁淤积性硬化、急性肝衰竭、某些代谢性肝病、特定肿瘤引起的终末期肝脏疾病等。

50. 小儿肝移植术前评估要点及术前准备要点？

① 肝移植前需评估原发疾病对心血管功能的影响，同时伴发畸形；② 终末期肝病影响肺实质、肺循环和胸膜腔；③ 尿钠是术前肾评估的重要指标，肝肾综合征，低血容量和其他肾前原因引起的肾功能不全常表现为少尿和尿钠含量降低；④ 术前用药可选择口服咪达唑仑；⑤ 患儿和家属围术期心理准备。

51. 何谓肝移植手术的四个阶段？

麻醉诱导至切断肝脏血供为肝切除期；取出病肝至供肝完成腔静脉和门静脉吻合，为无肝期；腔静脉和门静脉开放后，进入再灌注期；胆道的重建过程为胆道重建期。

52. 肝移植患儿术前镇静为何需要谨慎使用？

等待肝移植的患儿可能有不同程度的脑病和颅内压增高；此外，代谢紊乱使他们对苯二氮䓬类药物的镇静作用更加敏感。

53. 小儿肝移植麻醉诱导及术中维持麻醉用药如何选择？

此类患儿通常伴有胃排空减慢，反流误吸风险高，可当饱胃处理。麻醉诱导用药：舒芬太尼或芬太尼，复合丙泊酚或依托米脂复合氯化琥珀胆碱行快速顺序诱导；麻醉维持用药：采用静吸复合麻醉，可选用丙泊酚、依托米脂或氯胺酮，镇痛药可选用舒芬太尼或芬太尼，肌肉松弛药以顺式阿曲库铵为首选，因其通过霍夫曼效应降解而无器官依赖。

54. 小儿肝移植术中常用监测指标及其临床有何意义？

常规项目包括体温、心电图、无创血压、脉搏血氧饱和度、$EtCO_2$、有创血压、中心静脉压、体温和尿量，还应定期进行血气分析、血栓弹力图、凝血和血小板功能分析、血常规、凝血功能和肝肾功能检测。术中应加强血流动力学监测。肺动脉漂浮导管并非常规监测项目，但合并严重先天性心脏病或肺动脉高压时应考虑放置。经食管超声心动图可用于儿童，有助于术中紧急事件（如心力衰竭等）的快速诊断，但有引起食管曲张静脉破裂出血的风险。

55. 小儿肝移植围术期如何进行肺保护性通气策略？

术中机械通气选用压力模式，以便肺顺应性下降时有利于气体在肺内均匀分布,改善通气效果。为防止术中发生肺不张,可常规使用 0.49 kPa 水平的 PEEP。

56. 小儿肝移植围术期如何进行液体管理?

围术期液体管理应该根据患儿的具体情况、临床需要、监测指标和实验室检查结果来指导输血、输液。术中补液以胶体为主,如 5% 的白蛋白或人造血浆代用品,胶体液应按照血容量的需要补充,严格以 CVP 和 PAWP 的变化指导补液。

57. 小儿肝移植手术最严重的并发症有哪些?

肝动脉血栓形成是小儿肝移植手术最为严重的并发症。当肝脏恢复灌注后,血细胞比容易控制在 20%～30%,以免增加血栓形成的风险。

58. 如何监测肝动脉血栓?

多普勒超声是肝动脉血栓的首选监测手段,动脉开放后应立即行多普勒超声观察动脉血流情况,并在术后定期复查。

59. 小儿肝移植麻醉中血流动力学管理目标有哪些?

无肝前期:维持有效的循环血容量;纠正贫血;维持适当的 MAP,保证重要器官的灌注,维持尿量 >0.5 mL/(kg·h);定期监测动脉血气,纠正酸中毒和电解质紊乱。

无肝期:维持生命体征平稳;若血流动力学不稳定主要由于前期扩容不足导致,应用血管收缩药物同时给予白蛋白扩容;血压维持稳定后,适当减慢补液速度,防止 CVP 过高。

新肝期:根据循环数据来指导补液和血管活性药物的使用,适当提高 MAP 和增加胶体渗透压改善肾灌注,增加肾小球滤过率,及时使用利尿药。

60. 小儿肝移植围术期成分输血种类如何选择?

在监测血红蛋白浓度和凝血功能的前提下有针对性地使用血液制品。术中维持红细胞压积在 20%～30% 或血红蛋白浓度在 70～100 g/L;当国际标准化比值 <2.5 或 Sonoclot 分析仪测定的纤维蛋白凝集速率 >7 signal/min 时,不必输注新鲜冰冻血浆;当纤维蛋白原浓度 >1 g/L 时,不必输注人纤维蛋白原;当血小板计数 $>30\times10^9$/L 或 Sonoclot 分析仪测定的血小板功能 >1 时,不必输注血小板。

61. 小儿肝移植围术期凝血功能监测及管理有哪些要点?

除了常规的 PT、APTT、血小板计数、纤维蛋白原含量和 D-二聚体测定等检测外,应用 TEG(Thrombelstography,TEG)对肝移植手术患儿进行更深入的评估。

62. 小儿肝移植术中再灌注综合征的发生原因及防治策略有哪些?

随着门静脉和腔静脉开放,患儿可能出现严重低血压、心动过缓、室上性或室性心律失常、甚至心脏骤停。这可能是残余高钾保存液对心脏的直接干扰作用或所谓的"再灌注综合征",其病因不明,可能与缺血供肝释放大量血管活性物质和血钾浓度突然升高等有关。再灌注期体循环阻力明显降低,适当水平的平均动脉压就足以维持充分的组织灌注,切忌大幅提高充盈压,以免造成移植后肝充血和手术创面渗血增加,甚至发生肺水肿和心功能不全。

63. TEE 在小儿肝移植术中有哪些应用价值?

经食管超声心动图可用于儿童,有助于术中紧急事件(如心力衰竭、心肌缺血或梗死、心包填塞、心内血栓和空气栓塞等)的快速诊断,但有引起食管曲张静脉破裂出血的风险。

64. 肝移植手术无肝期的特点?

无肝期下腔静脉阻断后可导致心输出量减少、中心静脉压降低、左房压降低,同时出现反射性心动过速和体循环阻力升高。此时可给予晶体液和胶体液扩容,并且应用儿茶酚胺类药物进行强心和缩血管治疗。要以尽可能低的充盈压(中心静脉压或左房压)维持足够的灌注压(平均动脉压)。

65. 终末期肝病患儿的严重程度如何评估?

推荐使用 PELD 评分(<12 周岁)与 MELD 评分(≥12 周岁)来评定儿童终末期肝病的严重程度,尸体器官应优先分配给 PELD 评分较高的患儿。

66. 何谓终末期肝病患儿肾功能不全的三大因素?

肾前因素、急性肾小管坏死、肝肾综合征。

67. 终末期肝病患儿可能合并的血液问题有哪些?

　　贫血、血小板减少、凝血功能障碍。

68. 什么是肝肺综合征?

　　肝肺综合征(HPS)是在慢性肝病和(或)门脉高压的基础上出现肺内血管异常扩张、气体交换障碍、动脉血氧合作用异常,导致的低氧血症及一系列病理生理变化和临床表现,临床特征为:排除原发心肺疾患后的三联征——基础肝脏病、肺内血管扩张和动脉血氧合功能障碍。肺气体交换障碍导致的动脉血液氧合作用异常——肺泡气-动脉血氧分压差上升、低氧血症,是肝肺综合征的重要生理基础,肝肺综合征是终末期肝脏病的严重肺部并发症。

69. 门脉性肺动脉高压患儿移植前肺动脉压力如何控制范围?

　　门脉性肺动脉高压患儿移植前应将肺动脉压力控制在 35 mmHg 以内。

70. 何谓脓毒症患儿液体复苏?

　　建议能实施重症监护的医疗单位,对脓毒性休克或脓毒症相关器官功能障碍患儿进行初始液体复苏,第 1 小时给予多达 40~60 mL/kg 的液体推注(每次 10~20 mL/kg),当滴定至目标心输出量和出现液体超负荷时停止推注。缺少重症监护的医疗单位,如果患儿不存在低血压,给予维持输注而非推注(推荐);如果患儿存在低血压,第 1 小时给予累计 40 mL/kg 的液体推注(每次 10~20 mL/kg),滴定至目标心输出量和出现液体超负荷时停药。

71. 脓毒性休克患儿初始液体复苏种类有哪些?

　　对脓毒性休克患儿或脓毒症相关器官功能障碍患儿,初始液体复苏使用晶体液而非白蛋白;建议采用平衡盐液/缓冲液而非生理盐水。快速复苏不推荐羟乙基淀粉和明胶。

72. 脓毒性休克患儿使用的一线血管活性药物推荐有哪些?

　　指南建议选择肾上腺素或去甲肾上腺素而非多巴胺作为治疗脓毒性休克的一线血管活性药物,如需大剂量的儿茶酚胺可添加血管加压素或进一步滴定儿茶酚胺,但起始的血管加压素的最佳阈值尚未达成共识。

73. 脓毒症患儿是否应该使用激素治疗？

液体复苏和血管加压药物治疗后血流动力学稳定的脓毒性休克患儿，不建议静脉氢化可的松治疗，但血流动力学仍不稳定者，使用或不使用静脉氢化可的松均可以。

74. 脓毒性休克或脓毒症相关器官功能障碍患儿的输血指征有哪些？

如血流动力学稳定，血红蛋白浓度≥70 g/L，则不建议输注红细胞；对血流动力学不稳定的脓毒性休克危重患儿，暂无血红蛋白输注阈值推荐。

75. 什么是脓毒症的集束化治疗观念？

脓毒症的集束化治疗观念基本被接受，包括：① 快速识别；② 快速循环稳定（液体复苏、血管活性药物和正性肌力药物、体外生命支持）；③ 微生物学处理（病原学识别、病灶清除和抗微生物治疗），其他包括各系统治疗等。

76. 血流动力学平稳的开腹手术术中补液类型如何选择？

围术期可供选择的液体包括晶体液和胶体液，应根据患儿的需要并考虑液体的电解质、含糖量和渗透浓度进行选择。通常，小儿围术期使用无糖等张平衡盐溶液（balanced electrolyte solutions. BEL）是比较理想的，而较小的婴幼儿可以酌情使用含 1%～2.5% 葡萄糖的平衡盐溶液，当手术中失液、失血较多时应增补胶体液，可视具体情况选用白蛋白等血液制品或经乙基淀粉、明胶类等血浆代用品，但羟乙基淀粉禁用于脓毒血症、肾功能损害或重症患者。

77. 在小儿麻醉中，血浆的输入指征？

使用 FFP 的指征用于围术期凝血因子缺乏的患儿。① PT 或 APTT 大于正常值的 1.5 倍或 INR>2.0，创面弥漫性渗血；② 患儿急性大出血输入大量库存全血或浓缩红细胞（出血量或输血量相当于患儿自身血容量）；③ 病史或临床过程表现有先天性或获得性凝血功能障碍。

78. 在小儿麻醉中，血小板的输入指征？

① 术前血小板计数<50×10⁹/L，应考虑输注血小板；② 血小板计数在（50～100）×10⁹/L，应根据是否有自发性出血或伤口渗血决定是否输血小板；③ 如术中出现不可控性渗血，经实验室检查确定有血小板功能低下，输血小板不受上述指征

的限制;④ 血小板功能低下对出血的影响比血小板计数更重要;⑤ 小儿每 5 kg 体重输入 1 U 血小板能提高血中血小板(20~50)×10^9/L。

79. 小儿气腹的病理生理是什么?

① 二氧化碳气腹时腹内压增高,膈肌上抬,功能残气量减少,肺顺应性降低,呼吸道阻力增加,气道内压升高,肺内气体分布不均,通气/血流比值失调,可能发生缺氧和二氧化碳潴留。② 气腹时静脉回心血量减少,体循环阻力增加,心室功能曲线右偏,心搏量减少。③ 人工气腹时胃内压升高,且小儿奥迪括约肌发育不完善,容易引起胃液反流。④ 气腹刺激腹腔交感神经,腹膜血管收缩,肝血流减少,肾血管阻力增加,肾小球滤过率下降,尿量减少,肾功能受损。⑤ 人工气腹时,可能因二氧化碳进入静脉而发生气体栓塞。⑥ 腹膜膨胀或内脏受牵拉引起的迷走神经功能亢进可能导致心动过缓。

80. 何谓腹腔间隔室综合征的定义?

腹腔间隔室综合征的定义为腹腔内高压伴多器官功能障碍或衰竭的综合征,是由于各种原因导致腹腔压力急剧升高,引起少尿、肺、肾及腹腔内脏灌注不足,进而出现一系列病理生理改变。

81. 小儿腹腔间隔室综合征的诊断标准是什么?

世界腹腔间隔室综合征协会制订的儿童腹腔间隔室综合征诊断标准:小儿腹腔内压力(IAP)>10 mmHg,并有新发生的器官功能不全或衰竭。临床诊断为嵌顿性腹股沟斜疝患儿,若出现腹胀、呕吐、便秘等肠梗阻症状,并存在无尿、心率加快、呼吸困难等器官功能不全的表现,均需测量 IAP。一般危重患儿 IAP 为 4~10 mmHg,IAP>10 mmHg 即可诊断腹腔间隔室综合征。

82. 腹腔巨大占位患儿的麻醉诱导?

若上腹部存在巨大肿瘤引起幽门梗阻需要进行快速顺序诱导。

83. 急腹症时,小儿快速序贯诱导如何实施?

可以采用七氟烷吸入诱导或静脉诱导,诱导时按压环状软骨以防发生反流。

84. 感染性休克患儿实施急诊手术的麻醉如何管理？

感染性休克患者身体内环境紊乱，多器官功能受损，麻醉手术难度大，因此需要选择合适的麻醉方法及药物。感染性休克多为冷休克，山莨菪碱可通过拮抗肾上腺素及 5-羟色胺作用，解除血管和平滑肌痉挛。通常选择气管插管全身麻醉，选择对循环影响小的药物，除常规监测生命体征外，还应在桡动脉穿刺监测动脉血压，同时行血气分析，积极纠正贫血、酸碱失衡和电解质紊乱。

85. 幽门狭窄患儿的典型症状有哪些？

非胆汁性喷射性呕吐，左上腹肉眼可见蠕动波。

86. 幽门狭窄患儿常见的电解质紊乱类型？

低钾低氯性碱中毒。

87. 先天性肥厚性幽门狭窄的麻醉诱导方案如何选择？

按饱胃处理，胃肠减压，快速顺序诱导，插管时注意按压环状软骨。

88. 先天性肥厚性幽门狭窄的术中如何管理？

术中予吸入七氟烷维持麻醉。切开幽门肿块时需确保患儿肌肉松弛完全，可静注罗库溴铵 0.6 mg/kg，咳嗽和体动有可能导致黏膜穿孔。手术结束时，在腹部伤口处做局部浸润麻醉可提供良好的镇痛效果。

89. 先天性胆道闭锁患儿的发病率如何？

$1/(10\,000{\sim}16\,700)$，女性患儿多见，男女比例 $1:(1.4{\sim}1.7)$。

90. 何谓先天性胆道闭锁患儿的麻醉相关问题？

肝功能受损，且凝血功能可能异常；术中胆管造影评估胆管发育及鉴别是否存在胆汁浓缩形成梗阻。

91. 先天性胆道闭锁患儿的术前如何准备？

患儿除了常规准备之外，需注意凝血功能指标。手术前数日起给患儿肌内注射维生素 K_1 $1{\sim}2$ mg/kg，每天 1 次；准备好全血、新鲜冰冻血浆和冷沉淀以备术中所需；选择上肢静脉置管，建议开放 $2{\sim}3$ 道静脉通路以备术中补液输血；行颈内静脉置管用于术后静脉营养;手术切皮前应用广谱抗生素。

92. 先天性胆道闭锁患儿麻醉诱导如何管理?

采用面罩吸入七氟烷诱导或静脉诱导,阿片类药物可选择芬太尼或舒芬太尼,而肌肉松弛药多选择顺式阿曲库铵(0.1 mg/kg)。

93. 先天性胆道闭锁患儿如何麻醉维持?

术中以吸入七氟烷复合间断追加阿片类药物和肌肉松弛药维持麻醉。

94. 先天性胆道闭锁是否需要持续胃肠减压?

术后持续胃肠减压直至肠道功能恢复。

95. 先天性胆道闭锁术后常见的并发症?

胆管炎是肝门肠吻合术后最常见最严重的并发症,发生率约为:33%~60%。

96. 严重烧伤患儿的病理生理特点?

① 小年龄儿童的体表面积与体重之比几乎是成人的 3 倍,儿童水分蒸发程度较大,液体需要量较多;② 烧伤后血浆炎症因子随烧伤面积成比例增加;③ 低龄儿童皮肤和皮下脂肪层薄,热量和水分丢失大,处于临界循环状态下的烧伤儿童会迅速进入低体温期;④ 儿童代谢率相对高,肺功能储备少,病情恶化快;⑤ 液体复苏好转后,低龄儿童较成人或年长儿童易出现积聚性水肿和腹腔间隔综合征,影响伤口愈合和质量。

97. 何谓烧伤的临床分期?

体液渗出期,急性感染期,修复期。

98. 烧伤患儿体液丧失的速度在何时达到高峰?

伤后 6~8 小时,大部分为血浆,易发生低血容量休克。

99. 严重烧伤患儿手术过程中液体管理?

① 术前积极补充晶体和胶体液;② 晶体液/胶体液视烧伤面积和深度而定;③ 小儿烧伤容量复苏应根据患儿具体情况和输液调节变化做必要的实验室检查,

调节量和速度；④ 避免过度液体复苏。

100. 小儿烧伤的评估原则是什么？

首先，烧伤评估按照 ABC（气道、呼吸、循环）评估；其次评估要考虑烧伤的特殊性，如在封闭空间内烧伤可能有吸入性损伤；仔细评估烧伤的面积和深度，与所需液体量成正比。

101. 小儿烧伤面积如何评估？

Lund-Browder 法和中国九分法。

102. 如何对烧伤患儿的气道进行评估？

① 面部和上呼吸道烧伤，及可能存在吸入性烧伤，即使开始气道梗阻不明显，伴随着液体复苏特别容易发生过度的积聚性水肿，因此在水肿发生前，尽快行气管插管；② 烫伤的患儿咽喉部很少肿胀，但是面部和舌部可能出现严重的水肿导致上呼吸道梗阻；③ 对面部、口周、颈部烧伤的患儿，可能会影响到麻醉面罩的使用，张口困难或颈部活动受限可能会影响气管插管的操作，应避免对这些患儿盲目的快诱导，可在麻醉状态下保留自主呼吸进行气管插管。

103. 对于额、面部烧伤的可能影响面罩给氧的患儿如何进行诱导？

保留自主呼吸进行气管插管。

104. 烧伤患儿头颈部瘢痕对气管插管的影响？

头颈部瘢痕最大的影响就是气道，瘢痕挛缩可以造成张口困难、鼻孔缩小、头颈活动受限，部分患儿甚至伴有颌胸粘连等严重畸形，造成气道管理极度困难；口咽部化学烧伤瘢痕可引起气道结构的严重改变，严重影响气道管理。

105. 烧伤患儿术中补液类型如何选择？

术中机体的不显性失水，多用低张钠盐溶液或不含钠的葡萄糖溶液补充；术中机体丢失细胞外液或有细胞外液转移至第三间隙而成为非功能性细胞外液，多用乳酸林格液或醋酸林格液为主；术中丢失量以胶体为主，可选用明胶和羟乙基淀粉，必要时补充白蛋白或新鲜冰冻血浆。

106. 烧伤患儿术前补液的计算公式是什么?

每日补液量按患儿体重和烧伤面积进行计算: 帕克兰公式补液量(mL)＝乳酸林格液 4.0 mL * 体重 kg * 体表面积％＋生理需要量; 布鲁克公式补液量(mL)＝晶体液 1.5 mL * 体重 kg * 体表面积％＋胶体液 0.5 mL * 体重 kg * 体表面积％＋生理需要量。

107. 烧伤患儿晶体液/胶体液如何决定?

中小面积浅表烧伤,可单纯给予电解质溶液,较重患儿,晶体液和胶体液比例以 1.5∶1 为宜;大面积烧伤患儿,晶体液和胶体液比例以 1∶1 为宜。

108. 烧伤患儿液体复苏的目标尿量是多少?

0.5～1 mL/(kg • h)。

109. 烧伤患儿如何术中监测?

ECG 监测、外周脉搏血氧饱和度监测、有创动脉压监测。

110. 烧伤患儿的气管导管如何选择?

尽量采用有套囊的气管导管,无气囊导管术中应在导管周围塞入无菌纱布,手术结束需清理上呼吸道,特别是避免口咽腔凝血块、纱布等异物残留。

111. 头面部烧伤患儿的气管导管怎么固定安全、不易感染又不容易影响手术?

可采用缝扎丝线固定导管。

112. 烧伤患儿如何体温管理?

保持患儿正常体温,可采用加温床垫、保温毯、液体加温仪等。

113. 对预计烧伤后困难气道的患儿应该如何处理?

对估计气管插管困难的患儿,可采用可视喉镜或纤维支气管镜引导下插管,并备好多个型号的普通喉罩或插管型喉罩。对能合作的患儿也可采用盲探气管插管,但必须在声门已良好表面麻醉的前提下进行。在没有上述条件的情况下可采用局部麻醉下先行口、颈部松解后再行气管内插管。

114. 烧伤患儿肌肉松弛药如何选择?

通常采用非去极化肌肉松弛药,避免使用琥珀胆碱。

115. 烧伤患儿禁用琥珀胆碱有何原因?

烧伤患儿禁用琥珀胆碱,由于烧伤后肌肉内钾离子渗出,应用琥珀胆碱可引起短暂高血钾,导致致命的心律失常。

116. 烧伤患儿术后有何心理影响?

烧伤后患儿需多次进修瘢痕整形手术,术前的恐惧和术后疼痛可能给患儿造成极大的心理创伤。

117. 烧伤患儿术后如何进行镇痛管理?

采用多模式镇痛,即联合对乙酰氨基酚、非甾体类抗炎药、局部麻醉药和阿片类药物。

118. 烧伤患儿拔管的注意事项?

维持苏醒期平稳,镇痛避免躁动;使用胃管清除胃内积液和术中吸入的积血,避免术后反流误吸。

119. 减少烧伤患儿苏醒期躁动的要点是什么?

给予充分的镇痛,同时避免膀胱过度膨胀。

120. 儿童常见的泌尿外科手术有哪些?

先天性泌尿系统畸形和后天获得性疾病,如肿瘤、创伤、感染等。

121. 儿科泌尿外科手术的特点?

① 常合并其他畸形;② 泌尿生殖系统疾病尤其是肾脏疾病常常合并水电解质紊乱;③ 小儿泌尿系统肿瘤往往发病年龄小,恶性程度高,转移早,常常伴有全身情况不良和贫血;④ 大量冲洗液的应用可能导致术中低体温,要注意术中保温;⑤ 泌尿生殖系统疾病本身和手术均会对患儿的心理造成不良影响。

122. 小儿膀胱镜检查麻醉方式的选择？

膀胱镜检查多在静脉、吸入全身麻醉或骶管阻滞下进行，麻醉期间可采用面罩、喉罩或气管插管维持气道管理。

123. 小儿尿道下裂常选择的麻醉方式？

长时间可气管插管全身麻醉，短小手术亦可选择喉罩下的全身麻醉或骶管阻滞麻醉。

124. 哪些神经阻滞可用于泌尿外科手术？

① 髂腹下髂腹股沟阻滞、髂腹下神经阻滞、可以用于睾丸手术、疝气手术或鞘膜积液手术；② 腰方肌阻滞、腹横肌平面阻滞、竖脊肌阻滞等可以用于肾脏手术或疝气手术；③ 阴茎背神经阻滞适用于阴茎手术，不影响患者行走能力。

125. 睾丸下降固定术可采用的麻醉方式？

喉罩或气管插管全身麻醉，骶管阻滞。

126. 睾丸下降固定术牵拉精索时可能发生的不良反应？

心动过缓，可静脉给予阿托品 $0.01 \sim 0.02$ mg/kg。

127. 膀胱外翻的典型表现？

下腹壁和膀胱前壁缺损，膀胱后壁向前外侧翻，外翻膀胱黏膜长期暴露在外，容易出血，输尿管口直接暴露于体表且间断有尿液排出，耻骨联合分离，多数伴有尿道上裂。

128. 膀胱外翻的手术目的？

修复腹壁和外翻膀胱，重建尿道，控制排尿。

129. 膀胱外翻的麻醉方式如何选择？

全身麻醉复合区域阻滞。

130. 膀胱外翻的麻醉中监测有何重点？

麻醉过程中需要留置中心静脉导管以便于补液或监测容量，留置动脉导管以利于血压监测、血气分析等。

131. 小儿肾母细胞瘤有何流行病学特点?

肾母细胞瘤又叫维尔姆斯瘤,是小儿最常见的恶性肿瘤之一,高发年龄为2~3岁,约占小儿腹膜后肿瘤的50%,其中5%~10%是双侧的。

132. 小儿肾母细胞瘤有何常见症状?

腹部肿块、发热、腹痛、血尿、高血压、体重下降。

133. 小儿肾母细胞瘤的麻醉前评估有何要点?

肿瘤大小,胃排空延迟导致反流误吸的风险,营养状况、贫血、是否合并高血压,是否有瘤栓,是否存在远处转移。

134. 儿童肾母细胞瘤麻醉可能的相关问题?

胃排空延迟导致反流误吸的风险,术前可以留置胃管、使用抑酸药物;贫血,术前需要准备血液制品;如患儿合并高血压,术前和术中需要干预;合并瘤栓需警惕瘤栓脱落。

135. 小儿肾母细胞瘤的麻醉方式有何选择及监测?

气管插管全身麻醉,留置动脉导管、中心静脉导管,密切监测动脉压和中心静脉压。

136. 小儿肾母细胞瘤术中发生高血压时应如何处理?

增加麻醉药物的浓度或量,必要时采用硝普钠、尼卡地平降压。

137. 小儿机器人手术适宜的年龄范围?

目前,文献报道机器人手术已经可以用于新生儿患者。

138. 小儿肾移植术前评估有何要点?

注意肾衰竭的程度及肾衰竭对其他器官功能和生长发育的影响。此外,需要了解患儿最后一次透析的时间及方式,以便与外科医师一起决定患儿术前是否需要再次透析治疗,以免血钾过高。

139. 小儿肾移植的适应证有哪些?

原则上各种原因导致的儿童终末期肾病都可以选择肾移植。

140. 小儿肾移植的目的?

让孩子接受透析的时间最小化,尽快让儿童回归社会,正常生活。

141. 小儿肾移植更倾向于接受活体肾移植还是尸体肾移植?

活体肾移植,成人供肾是目前小儿肾移植中最常用的肾源。

142. 小儿肾移植麻醉药物的选择?

尽量避免采用通过肾脏代谢的药物或具有肾毒性的药物,肌肉松弛药应采用不经过肾脏排泄的顺式阿曲库铵,避免使用琥珀胆碱,避免使用氧化亚氮(可能引起肠胀气)。

143. 小儿肾移植麻醉避免使用琥珀胆碱有何原因?

因其可能使血钾升高 $0.5 \sim 0.7$ mmol/L。

144. 为了保证肾脏的灌注,术中中心静脉压维持的最佳范围?

$1.17 \sim 1.37$ kPa。

145. 肾动脉开放前,促进排尿的药物有哪些?

甘露醇($0.5 \sim 1$ g/kg)和呋塞米($0.5 \sim 1$ mg/kg)。

(崔宇 黄清华)

参考文献

[1] 中华医学会麻醉学分会器官移植麻醉学组. 小儿肝移植术麻醉管理专家共识[J]. 临床麻醉学杂志,2021.
[2] 李超,成黎明,衡新华,译. 婴幼儿麻醉及常见综合征手册(第 6 版)[M]. 上海:世界图书出版公司,2013.
[3] 连庆泉,张马忠等. 小儿麻醉手册[M]. 上海:世界图书出版公司,2017.

［4］　Lee JJ，Price JC，Duren A，et al. Ultrasound Evaluation of Gastric Emptying Time in Healthy Term Neonates after Formula Feeding. Anesthesiology［J］. 2021.

［5］　Komer M，Krutz MM，Degenhart C，et al. Current Role of Emergency US in Patients with Major Trauma［J］. Radiographies，2008.

［6］　中国研究型医院学会加速康复外科专业委员会. 儿童肝移植围手术期管理专家共识［J］. 中华外科杂志，2021.

［7］　罗伯特·霍尔兹曼等. 小儿麻醉实践方法［M］. 上海：世界图书出版公司，2020.

［8］　中国抗癌协会小儿肿瘤专业委员会，中华医学会小儿外科分会肿瘤专业组. 儿童肝母细胞瘤多学科诊疗专家共识（CCCG-HB-2016）［J］. 中华小儿外科杂志，2017.

［9］　中华医学会器官移植学分会；中国医师协会器官移植医师分会. 中国儿童肝移植临床诊疗指南（2015版）［J］. 中华移植杂志（电子版），2016.

［10］　程晔，应佳云，刘彦婷，等.《2020拯救脓毒症运动国际指南：儿童脓毒性休克和脓毒症相关器官功能障碍管理》解读［J］. 中国小儿急救医学，2020.

［11］　梁玉坚，徐玲玲，唐雯. 2013版儿童腹腔内高压及腹腔间隙综合征国际指南解读［J］. 中华危重病急救医学，2014.

第十二章

小儿围术期疼痛管理

第一节　区域麻醉

1. 局麻药的毒性反应有哪些？

　　儿童局麻药的毒性包括心血管和中枢神经系统毒性以及对酯类局麻药溶液的过敏反应。可以表现为中枢神经系统先兴奋（烦躁、抽搐、耳鸣、眩晕、恶心呕吐、惊厥等），然后抑制（嗜睡、神志淡漠、昏迷等）、心血管系统抑制（血压心率下降甚至休克等）甚至心搏骤停，以及过敏反应（皮疹、支气管痉挛、喉头水肿甚至休克等）。目前已知的药代动力学差异，加上血脑屏障发育的不成熟，可能使新生儿更容易出现中枢神经系统毒性。

2. 小儿接受全身麻醉时，全身麻醉的共同给药会不会对局麻药的毒性反应有影响？

　　全身麻醉时的共同给药可能掩盖全身毒性的早期体征和症状。尤其是婴儿和有特殊需要的儿童，中枢神经系统毒性的早期迹象往往因镇痛效果不佳而被误诊；因此，必须始终对这些患者保持高度怀疑。虽然已经认识到，在儿科患者中，婴儿发生全身毒性的风险更高，但所有年龄段的儿童都应该谨慎行事，因此建议使用最小有效剂量。

3. 如何预防局麻药毒性反应？

　　① 选择毒性较小的药物（例如，左旋布比卡因或罗哌卡因）；② 不超过最大剂量（在新生儿中，可以考虑将最大剂量减半）；③ 将药量分为几个小等分量注

入并在注射间隙反复抽吸观察有无回血。允许使用较低剂量的药物和可视化设备辅助注射；④ 谨防重复给药，并将新生儿输注限制在 48 小时内；⑤ 含肾上腺素的试验剂量可用于识别血管内注射，但受全身麻醉剂的限制；⑥ 无论使用哪种技术，所有儿童在接受任何局麻药，尤其是连续输注时，都应持续监测不良反应。

4. 产生局麻药毒性反应后,如何治疗？

① 停止局麻药注射；② 建立基本生命支持，并呼叫援助；③ 保护气道，纯氧通气，开放静脉通路；④ 运用脂肪乳剂。最大剂量不可超过 12 mL/kg。初始剂量：静脉缓慢注射 20％脂肪乳剂 1.5 mL/kg（超过 1 分钟）后以 15 mL/(kg·h)的量持续静脉维持。若 5 分钟后心肺复苏未成功、循环衰竭，则重复同样量（1.5 mL/kg）进行静脉推注（含初始次数内最多可进行 3 次推注）。同时静脉持续输注量可增加到 30 mL/(kg·h)；⑤ 使用苯二氮䓬类药物或麻醉诱导剂来控制癫痫发作；⑥ 心律失常通常较难治，应延长复苏时间；⑦ 循环支持，适当补充血容量，维持血流动力学稳定；⑧ 如发生心脏骤停，应立即开始高级生命支持。

5. 局麻药的超敏反应是什么？

局麻药超敏反应较多见，表现为局部红斑、荨麻疹、水肿。全身超敏反应罕见，表现为广泛的红斑、荨麻疹、水肿、支气管痉挛、低血压甚至循环衰竭。

6. 发生局麻药过敏反应后该怎么处理？

治疗原则是对症处理和全身支持疗法。立即停止局麻药注射，若仅表现为轻度过敏反应可密切观察病情变化，暂不予特殊处理。若表现为严重过敏反应应做如下处理：① 建立基本生命支持，并呼叫援助；② 保护气道，用 100％氧气通气；③ 开放静脉通路，快速补充晶体液，必要时使用血管活性药物维持循环；④ 静注肾上腺素、糖皮质激素等药物抢救；⑤ 如果发生心脏骤停，立即开始高级生命支持。

7. 小儿区域麻醉包括哪些？

小儿区域麻醉包括椎管内麻醉和周围神经阻滞。椎管内麻醉有蛛网膜下腔阻滞、硬膜外间隙阻滞、骶管阻滞。

8. 小儿脊柱解剖的发育特点?

　　小儿椎骨的解剖结构和脊髓在椎管中的相对位置随年龄而变化。经典文献指出,与成人的 L_1 相比,婴儿的脊髓末端(脊髓圆锥)低至 L_3 椎骨。在 6 岁左右达到成人水平。脊柱在出生时是一直线。随着婴儿抬头和坐立,颈椎和腰椎向前凸会发展,通常在 1 年达到成人水平。骨骼,包括椎骨,在出生时并未完全骨化。它们是软骨性的,对针头前进的阻力很小。穿过非骨化骨骼的穿刺针可能会损伤骨化核。

9. 小儿骶管解剖的发育特点?

　　与成人终止于 S_1 相比,新生儿和婴儿的硬膜囊可能向下延伸至 $S_3 \sim S_4$。因此,在行骶管阻滞过程中必须小心谨慎,以防止无意中刺破硬脑膜。在婴儿、幼儿和较小的儿童中,小儿的骶骨裂孔腔隙是敞开的,被骶尾韧带覆盖,穿刺针可以轻松进入硬膜外腔。但随着小儿生长发育,尾骨轴发生变化的同时,骶管裂孔将发生骨化和最终闭合,对年龄较大的儿童和成人来说,骶管阻滞就会具有一定难度。

10. 区域阻滞时使用的设备要求有哪些?

　　适合年龄的设备是儿童区域阻滞安全和成功执行的关键。更小规格、更短的穿刺针头对于椎管内阻滞至关重要。短阻滞针可用于周围神经阻滞。由于体格较小,所以婴幼儿区域阻滞时定位需要高度精确。运用超声引导可视化技术和神经刺激仪,可提高小儿区域阻滞的成功率和安全性。X 线透视和 CT 仅在特殊情况下使用。

11. 超声引导技术在小儿区域麻醉中的应用优势是什么?

　　超声引导技术不仅增加了外周神经阻滞在小儿这种的使用率,在椎管内麻醉中也起到了一定作用:

　　(1) 超声引导技术可为区域麻醉阻滞实施提供了直观、无创、实时可视化的条件。

　　(2) 超声引导技术除了可以直视相关定位标志、神经穿刺针位置外,还可实时观察局麻药药液注入情况及确定导管位置。

　　(3) 麻醉医师通过超声引导可以注意观察特定神经及其周围组织结构的内部解剖结构,提高小儿区域麻醉的准确性、安全性和成功率。

12. 小儿椎管内麻醉的禁忌证有哪些?

脊柱畸形、外伤或有严重腰背痛病史,凝血功能异常、穿刺部位感染、中枢神经系统疾病、菌血症患儿。严重低血容量患儿。

13. 小儿蛛网膜下腔阻滞的适应证是哪些?

蛛网膜下腔阻滞可以安全、有效地应用于小儿特别是婴幼儿患儿脐部以下的外科手术。

14. 小儿蛛网膜下腔阻滞定位与成人相比,特殊点在哪?

最近的影像学研究显示,婴儿脊髓终止的中位水平是 L_2。新生儿/婴儿进行蛛网膜下腔阻滞时,从 $L_4 \sim L_5$ 或 $L_5 \sim S_1$ 空隙进入蛛网膜下腔相当于成人的 $L_2 \sim L_3$ 和 $L_3 \sim L_4$ 空隙。两侧髂棘最高点连线与后正中线的交点通常作为识别腰椎水平的标志,对应于成人的 $L_3 \sim L_4$,而对应于新生儿的是 $L_4 \sim L_5$。

15. 小儿蛛网膜下腔阻滞的注意事项是什么?

相比年长儿,对婴儿实行蛛网膜下腔阻滞穿刺时,进针方向需比年长儿童更垂直。婴儿蛛网膜下腔与皮肤间距更短,脑脊液回流可能更慢,黄韧带薄而不致密。蛛网膜下腔阻滞后不要为了贴电极片而将婴儿腿过于抬高,这样可能会使阻滞平面向头部扩散导致高位阻滞。婴儿蛛网膜下腔阻滞时即使阻滞平面相对较高也很少出现低血压,由于心脏副交感神经功能减弱,往往心率变化不大,首要表现通常是呼吸暂停。

16. 用于婴儿蛛网膜下腔阻滞的局麻药如何选择?

婴儿阻滞时间与年长儿比相对短,可选择长效局麻药或等比重、重比重药物。所需剂量也比成人大。还应仔细考虑局部麻醉剂的浓度。通常小儿在全身麻醉下行蛛网膜下腔阻滞,因此可选择较低浓度的长效局麻药,满足镇痛需要即可。更低浓度的局麻药有助于降低新生儿中毒风险,并且不太可能掩盖室间隔综合征或延迟下床活动。

17. 小儿硬膜外阻滞的适应证有哪些?

硬膜外腔是一个连续的、潜在的腔隙,从骶骨一直延伸到颈椎,位于黄韧带和硬脊膜之间。直接在脊椎胸段放置硬膜外导管或从骶管及腰段向头侧置管,可进行上腹部和胸部阻滞。

18. 小儿硬膜外阻滞如何定位？

一般很难预测置入导管尖端的最终位置。可通过行硬膜外影像学检查，注射非离子型造影剂 1～2 mL 行荧光成像确认导管位置。在幼儿，可应用超声可视化技术来引导导管的放置。根据手术麻醉平面需求确定硬膜外穿刺位点。

19. 小儿硬膜外阻滞的注意事项是什么？

尽管没有十分可靠的公式能计算出达到特定阻滞平面所需的局麻药量，但是若注入硬膜外腔的药物容量足够大的话，可达到较高的阻滞平面。和蛛网膜下腔阻滞类似，婴儿及 6 岁以下儿童即使在高位硬膜外阻滞时也很少发生低血压。

20. 用于小儿硬膜外阻滞的局麻药如何选择？

硬膜外腔阻滞可选用多种不同浓度的局麻药。和蛛网膜下腔阻滞类似，通常小儿在全身麻醉下行硬膜外阻滞，因此仅需要满足镇痛即可。

21. 用于小儿硬膜外阻滞的局麻药药量如何计算？

利多卡因是硬膜外腔阻滞的常用药物。可按 8 mg/kg、选用 0.75％～1％ 浓度，采用导管连续注药法给药，"实验剂量"为总量的 1/4。新生儿和一岁以内婴儿通过硬膜外腔输注较低浓度（0.125％）罗哌卡因 0.2～0.4 mg/(kg·h) 可达到满意的镇痛效果，且有助于降低新生儿中毒风险，并不太可能掩盖室间隔综合征或延迟下床活动。

22. 小儿骶管阻滞的适应证有哪些？

骶管阻滞能满足小儿包括任何引起下腹部、会阴部及下肢大部分手术的要求。

23. 小儿骶管阻滞如何定位？

儿童的骶管裂孔位置固定并易于识别。找到髂后上棘并画出指向骶尾端的三角形，这样可以帮助定位骶骨角。在该三角形最尾端的点附近，可触及骶骨角。但是这个三角形角度随年龄产生变化，传统中所描述的等边三角形已被证实不可靠。如果骶骨角难以识别，操作者也可尝试沿中线触摸腰椎间隙并向尾端移动直到触及骶骨角。体表标志不明显时，使用超声引导可让骶骨角清楚显像。

24. 小儿骶管阻滞的禁忌证有哪些?

骶骨畸形、脊膜突出和脑脊髓膜炎、颅内高压、凝血功能异常、严重低血容量患者、穿刺部位皮肤感染等。

25. 小儿骶管阻滞的注意事项是什么?

① 小儿骶管内蛛网膜囊位置较低,如穿刺过深,有误入蛛网膜下腔造成全脊髓麻醉的可能。骶管阻滞应选用短斜面穿刺针以免刺破硬脊膜。② 随年龄增长,小儿骶裂孔可能发生闭锁。③ 婴幼儿骶管腔内充满脂肪和疏松的网状结缔组织,局麻药易扩散。④ 6～7 岁儿童硬膜外间隙脂肪变得更紧密,局麻药不易扩散。⑤ 骶管腔脂肪内含较多无瓣膜的血管,意外的血管内注药可立即导致局麻药全身扩散,引起中毒症状。⑥ 骶管腔与腰骶部神经丛(腰骶干)周围间歇相通,所以骶管阻滞时需足够剂量的局麻药才能获得满意的感觉阻滞平面。

26. 用于小儿骶管阻滞的药物有哪些?

骶管阻滞时可将镇痛药加入局麻药中进行术后镇痛。可选用利多卡因或长效局麻药如布比卡因、罗哌卡因。可联合的镇痛药有:氯胺酮、曲马多、可乐定、阿片类等,但应注意术后监护。

27. 用于小儿骶管阻滞的局麻药药量如何计算?

骶管麻醉局麻药用量可参考许多数学模式和方程式计算,其中最可靠的是 Busoni 和 Andreucetti 的计算公式,Armiitage 的计算公式更实用。分别注射 0.5 mL/kg、1 mL/kg、1.25 mL/kg 局麻药可达骶、腰部上段和胸部上段感觉阻滞平面。大剂量局麻药(1～25 mL/kg)偶尔可导致过高平面(超过 T_4 椎体)。如果所需局麻药超过 1 mL/kg,则不宜采用骶管阻滞,最好选择更高位的硬膜外麻醉。

28. 超声引导下骶管阻滞的体位是怎么样的?

患儿侧卧位,略屈膝,或俯卧位,双下肢自然伸直,充分暴露患儿腰骶部。操作前适当镇静、镇痛。

29. 小儿超声引导下骶管阻滞如何定位?

① 骶正中嵴平面:探头放置在股沟的正中线上,探头长轴与正后中线平行。

向尾侧移动探头到 S_4 正中嵴处。在超声下骶骨板与骶尾后纵韧带之间的三角形间隙即为骶管部分声像。② 骶角平面：探头垂直于后正中线放置股沟上,向尾侧移动至骶 4 正中嵴消失,出现两侧骶角处。两骶角间、骶骨板和骶尾后纵韧带声像之间的低回声区即为骶管声像。

30. 超声引导下的骶管阻滞如何进针?

骶正中嵴平面多采用平面内进针技术,由探头尾侧端进针,穿过骶尾后韧带后感受到落空感即到骶管。骶角平面多采用平面外进针技术,由探头尾侧进针后穿过骶尾后纵韧带即至骶管。

31. 小儿椎管内麻醉后不良反应和并发症会有哪些? 如何防治?

小儿椎管内麻醉后发生的不良反应和并发症情况和成人相似,可分为椎管内阻滞生理效应相关并发症、椎管内阻滞药物毒性相关并发症和椎管内穿刺与置管相关并发症三类。

具体可参照《椎管内阻滞并发症防治专家共识(2017 版)》的相关内容。

第二节   外周神经阻滞

32. 小儿外周神经阻滞的适应证有哪些?

小儿四肢的外周神经阻滞通常于全身麻醉联合应用,多应用于小儿上下肢手术的麻醉。随着超声引导技术的普及,躯干神经阻滞、头面部神经阻滞在小儿手术中的应用也越来越广泛。

33. 小儿外周神经阻滞的不良反应有哪些?

局麻药的全身毒性反应是最严重的不良反应。临床症状和治疗措施同成年患者相似。与应用肾上腺素有关的并发症是局部血管收缩以及因误注入血管内引起的室性心律失常。因此,肾上腺素常禁用于由末梢动脉供血的区域或短时间手术后血供差的区域的神经阻滞。儿科患者应用不超过 $2\ \mu g/kg$ 的可乐定一般不会产生不良血流动力学反应。但是,可乐定的镇静作用可延长小儿术后的恢复时间。感觉神经或运动神经阻滞时间过长可引起皮肤坏死。

34. 小儿外周神经阻滞的定位方法有哪些？

外周神经阻滞除了传统的体表标志定位法外，还可以通过超声引导穿刺和应用神经刺激仪指导阻滞。

35. 小儿超声引导下外周神经阻滞的注意事项是什么？

轻柔操作，警惕神经阻滞相关并发症：① 推荐联合神经刺激器定位或在小儿无体动风险时操作。② 推荐使用彩色多普勒以区分血管及周围结构，避免血管内注药及进针过程中的血管损伤。③ 危险区域建议采用平面内技术。④ 针尖难以分辨时，使用水定位技术确认针尖位置；当针尖与神经、血管等结构贴近时，采用水分离技术推开针尖周围的组织结构，减少不必要的穿刺损伤。⑤ 超声引导技术可减少区域神经阻滞局麻药用量，合理选择局麻药的最适容量及最适浓度。

36. 小儿常用的上肢臂丛神经阻有哪几种方法？

肌间沟阻滞、锁骨上阻滞、锁骨下阻滞和腋路臂丛神经阻滞。

37. 小儿肌间沟入路的臂丛神经阻滞适应证有哪些？

肌间沟臂丛神经阻滞主要适用于肩部、远端锁骨、肩锁关节和近端肱骨等部位手术的麻醉和镇痛。

38. 超声引导下小儿肌间沟入路的臂丛神经阻滞的操作技术？

① 头部稍转向侧面，即可触及胸锁乳突肌前部。② 在颈后三角内斜角肌后方，锁骨中点的内上方即可除触及肌间沟。③ 使用带有短延长管的22G、1-in针（如果应用神经刺激仪需用绝缘针）。大约在 C_6 水平将针沿探头长轴刺入进行平面内穿刺操作。④ 超声引导下可以看到锁骨下动脉和臂丛神经横截面。臂丛神经干呈线性方式，以圆形、串珠样强回声显像排列。

39. 小儿肌间沟入路的臂丛神经阻滞的不良反应和并发症会有哪些？

除了区域阻滞常见并发症外，肌间沟臂丛神经的潜在并发症还包括气胸、迷走和膈神经阻滞、霍纳综合征、喉返神经麻痹、血管损伤、硬膜外/蛛网膜下腔隙给药、全脊麻、脊髓损伤和神经损伤及局麻药中毒。

第十二章

40. 小儿肌间沟入路的臂丛神经阻滞禁忌证有哪些？

严重的凝血功能障碍和穿刺部位感染；双侧肌间沟阻滞；对侧已经存在膈神经损伤或麻痹；对侧气胸、对侧严重肺功能障碍、对侧肺叶切除；局麻药过敏；患者拒绝等。

41. 小儿锁骨上入路的臂丛神经阻滞适应证有哪些？

几乎适用于所有手和手臂手术。是目前儿童最常用的上肢阻滞方法。主要适用于肩部、近端肱骨等部位手术的麻醉和镇痛，在一定程度上可以完全代替肌间沟臂丛神经阻滞。

42. 超声引导下小儿锁骨上入路的臂丛神经阻滞的操作技术？

该阻滞首选超声引导，如果超声不可用，应考虑改为腋路臂丛神经阻滞。

（1）患者仰卧位，头稍转向侧面。向后下方推压患者肩膀使第一肋骨向前移动，使臂丛神经和锁骨下动脉更贴近皮肤。

（2）将高频超声探头长轴放置在锁骨稍上方，超声波束向轴向和尾部投射。颈动脉作为起始标记，探头沿锁骨横向滑动，直到锁骨下动脉显示。超声图像中臂丛位于锁骨下动脉侧方，呈"葡萄串样"或"干莲蓬样"。

（3）使用带有延长管的 22G、1 - in 穿刺针进行平面内穿刺操作。

43. 小儿锁骨上入路的臂丛神经阻滞的不良反应和并发症会有哪些？

除神经损伤、局麻药中毒等并发症外，锁骨上臂丛神经阻滞最常见的并发症是气胸和锁骨下动脉损伤，膈神经阻滞较少见。平面内侧入路进针时可能存在局麻药在第一肋和臂丛之间扩散不佳，影响尺神经阻滞效果和起效时间。

44. 小儿肌间沟入路的臂丛神经阻滞禁忌证有哪些？

注射部位感染或有蜂窝织炎的患儿，肺储备较差的患儿（气胸、肺叶切除者）禁忌实施锁骨上臂丛神经阻滞。对侧膈神经麻痹的患儿也应谨慎使用。

45. 小儿锁骨下入路的臂丛神经阻滞适应证有哪些？

从解剖上来说，锁骨下臂丛神经阻滞可以被视为高位的腋路臂丛神经阻滞、适用于几乎上臂至指尖手术的麻醉和镇痛。

46. 超声引导下小儿锁骨下入路的臂丛神经阻滞的操作技术？

① 患者平卧，头稍转向侧面，被阻滞侧手臂内收，肘部屈曲 90°。② 触诊识别锁骨和喙突。清醒或镇静患儿可在喙突下方行局部浸润麻醉。③ 超声探头放置于喙突内侧、锁骨下方的旁矢状位。调整探头角度使腋动脉横截面及伴行的臂丛三束支显像清楚。臂丛从锁骨下穿过，即为穿刺点。④ 采用平面内法时，需向后侧和头侧进针。保持针在矢状面推进，进针方向从尾侧向头侧可以降低气胸风险。⑤ 为延长麻醉和镇痛时长，可置管行连续臂丛神经阻滞。

47. 小儿锁骨下入路的臂丛神经阻滞的不良反应和并发症会有哪些？

并发症有血管、臂丛神经损伤、气胸等。经典入路由内侧束靠近动脉后内侧，常会出现阻滞效果不佳。

48. 小儿锁骨下入路的臂丛神经阻滞的局麻药用法？

一旦准确定位神经并调整好穿刺针位置，即可注射 0.2～0.3 mL/kg 局麻药。局麻药总量不超过 3 mg/kg 或 20 mL、新生儿用量是计算值一半。局麻药应达到包裹神经的效果。

49. 小儿腋路入路的臂丛神经阻滞适应证有哪些？

主要适用于肱骨中段至指尖手术的麻醉和镇痛。腋路神经阻滞后，若涉及上臂内测时，应联合肋间臂神经阻滞。

50. 超声引导下小儿腋路入路的臂丛神经阻滞的操作技术？

① 患者取仰卧位，头稍转向对侧。被阻滞手臂外展，屈曲 90°，触摸到腋动脉搏动；② 使用带有延长管的 22G、1-in 短斜面穿刺针（如果应用神经刺激仪需用绝缘针）。采用平面内技术时，在稍远离探头处进针，针斜面朝上且尽量与皮肤平行。针尖刺入探头下方皮肤后，必须先在超声图像中显影后再推进，不可盲目进针；③ 围绕腋动脉周围进针，可单独或成组阻滞。单独神经阻滞可能效果更好；④ 桡神经位于动脉后方，可能会较难阻滞。

51. 小儿腋路入路的臂丛神经阻滞的不良反应和并发症会有哪些？

腋路臂丛神经阻滞相对安全，主要是避免血管内注药和局麻药中毒。

52. 小儿腋路入路的臂丛神经阻滞的局麻药用法?

腋路臂丛神经单次注药可获得至多 8~9 小时的镇痛时间,也可通过在腋鞘留置导管持续给药延长阻滞时间。局麻药的剂量和锁骨下阻滞一样。肌皮神经通常不能被阻滞,可以额外在喙肱肌内或神经周围注射 1~3 mL 局麻药。

53. 小儿常用的下肢臂丛神经阻滞有哪几种方法?

股神经、股外侧皮神经、髂筋膜阻滞、隐神经阻滞(内收肌管阻滞)和腘窝坐骨神经阻滞。

54. 小儿股神经阻滞适应证有哪些?

股神经阻滞适用于大腿内侧、膝部和小腿内侧以及脚踝内侧部手术的麻醉和镇痛。联合股外侧皮神经和髂筋膜阻滞可用于股骨中段或中下 1/3 骨折及大腿软组织损伤的患者。

55. 超声引导下小儿股神经阻滞的操作技术?

① 股神经阻滞定位是通过超声显像股动脉,位于股动脉外侧面,阔筋膜和髂筋膜下;② 患者平卧,双腿略分开,阻滞侧下肢稍外旋;③ 高频探头长轴平行放于腹股沟韧带处,确认股动静脉后可在股动脉外侧显示高回声的梭形或蜂窝状股神经声像;④ 使用带有延长管的 22G、1‐in 短斜面穿刺针(如果应用神经刺激仪需用绝缘针);⑤ 与皮肤保持小角度进针,针尖指向股神经外侧皮肤,直到穿刺针穿过筋膜鞘。

56. 小儿股神经阻滞的不良反应和并发症会有哪些?

股神经位置表浅,超声下易分辨,因此股神经阻滞相对安全。少见并发症有神经损伤,股动脉损伤,血肿,局麻药中毒及阻滞失败等。

57. 小儿股神经阻滞的局麻药用法?

单次给局麻药 0.3 mL/kg,也可放置导管行连续鞘内注射给药。

58. 小儿股外侧皮神经如何阻滞?

股外侧皮神经从骨盆内侧到前髂骨穿出或者在髂前上棘下方靠近腹股沟韧带 1~2 cm 穿出。提供大腿外侧部的感觉神经支配。1% 利多卡因 1 mg/kg 或

0.25％丁卡因 0.25 mg/kg 能提供最佳阻滞。

59. 超声引导下小儿髂前上棘下(腹股沟韧带)水平髂筋膜阻滞平面髂筋膜阻滞技术?

将局麻药注射到筋膜平面。髂筋膜内有股神经、闭孔神经和股外侧皮神经通过。把探头平行放置于股骨沟韧带上,轻移探头至髂前上棘和趾骨结节连线的外 1/3 处,超声下可见高回声的阔筋膜、髂筋膜和髂腰肌等声像。髂筋膜和髂腰肌之间的间隙即为髂前上棘下(腹股沟韧带)水平髂筋膜阻滞平面。

60. 超声引导下小儿髂前上棘水平髂筋膜阻滞平面髂筋膜阻滞技术?

将探头平移到髂前上棘水平,超声下显示腹外斜肌与腹内斜肌肌腱膜、腹横肌、髂筋膜等声像,髂筋膜和髂腰肌之间的间隙即为髂前上棘水平髂筋膜阻滞平面。

61. 超声引导下小儿髂前上棘上水平髂筋膜阻滞平面髂筋膜阻滞技术?

继续向头侧移动探头,可显示腹外斜肌肌腱膜、腹内斜肌、腹横肌、髂筋膜、髂腰肌等声像,髂筋膜和髂腰肌之间的间隙即为髂前上棘上水平髂筋膜阻滞平面。

62. 小儿髂筋膜阻滞的局麻药用法?

单次注射 0.3 mL/kg 的局麻药与髂筋膜层可阻滞股神经、闭孔神经和股外侧皮神经,为股骨外科手术提供最佳镇痛。

63. 小儿隐神经阻滞(内收肌管阻滞)适应证有哪些?

隐神经阻滞是一个特殊的股神经阻滞。适用于膝下前部、小腿内侧部、足踝内侧部的手术和麻醉。联合坐骨神经阻滞将会麻醉整条小腿和脚,可以预防来自膝以下的止血带疼痛。

64. 超声引导下小儿隐神经阻滞(内收肌管阻滞)的操作技术?

① 患者平卧,双腿略分开,阻滞侧肢稍外展、外旋。充分暴露大腿内侧区;② 将高频超声探头横置于大腿中段内侧,与股骨垂直,位于缝匠肌和股薄肌之间的肌间沟上,缓慢向头侧移动探头到股内侧顶部的缝匠肌。通过滑动探头朝向手术台后侧扫描,直至隐神经可视。神经可能会以明亮圆圈或三角形显示;③ 多采

用平面内进针,由探头外侧刺入皮肤,向目标神经缓慢推进。

65. 小儿隐神经阻滞(内收肌管阻滞)的局麻药用法?

给予负荷测试剂量后,注入局麻药浸润水化内收肌管间隙。按 0.1 mL/kg 推注局麻药(最大剂量 10 mL)。放置导管连续神经阻滞的注射速率以 0.1 mL/kg 为宜。

66. 小儿隐神经阻滞(内收肌管阻滞)不良反应和并发症有哪些?

超声引导隐神经阻滞较安全,少见并发症有股动脉损伤、血肿、隐神经损伤、局麻药中毒、阻滞范围过广等。

67. 小儿腘窝坐骨神经阻滞适应证有哪些?

坐骨神经阻滞可适用于除足内侧外整个足部以及外踝等部位的麻醉和术后镇痛。联合隐神经阻滞等可用于膝关节以下部位手术的麻醉和术后镇痛。

68. 超声引导下小儿腘窝坐骨神经阻滞的操作技术?

① 患者可取平卧位也可取侧卧位或俯卧位。平卧位时在小腿下方垫高小腿,侧卧位时弯曲小腿即可。俯卧位时小腿伸直。② 坐骨神经在腘窝分为胫神经和腓总神经。将高频探头横置于腘窝,向头侧扫描,直至看到胫神经和腓总神经会合成坐骨神经,然后从大腿与探头接触点外侧方进针。③ 在腘窝顶端外侧缘的股二头肌肌腱前方,也能看到坐骨神经。穿刺时阻滞针水平稍向头侧进针即可。

69. 小儿腘窝坐骨神经阻滞的不良反应和并发症会有哪些?

坐骨神经相关并发症主要有穿刺部位出血、神经损伤、局麻药中毒等。这些并发症在超声引导下较罕见。

70. 小儿腘窝后侧坐骨神经阻滞的局麻药用法?

在接近腘窝顶端位置行单次注射给药即可阻滞胫神经和腓总神经。注入局麻药 0.2 mL/kg。

71. 小儿枕大神经阻滞的阻滞范围?

枕大神经位于颈后部枕动脉内侧表面上,提供枕后部区域皮肤感觉的神经支配,沿上向线旁侧能触及枕动脉。

72. 小儿枕大神经阻滞适应证有哪些?

枕大神经阻滞已经普遍用于治疗枕部神经痛,也能用于后颅窝手术术后的镇痛。

73. 小儿枕大神经阻滞的局麻药用法?

在枕动脉双侧皮下注射局部麻醉药 1～2 mL。

74. 小儿枕大神经阻滞的不良反应和并发症会有哪些?

枕大神经阻滞相对安全,少见的并发症有穿刺部感染、枕动脉损伤、血管内注药等。枕大神经阻滞还有引起昏迷、面神经麻痹、毛囊炎等报道。

75. 小儿眶下神经阻滞的阻滞范围?

眶下神经是三叉神经第二支(上颌神经)的终末分支,走行于小的眶内管道出眶下孔,支配下睑、鼻外侧和上唇的皮肤。

76. 小儿眶下神经阻滞适应证有哪些?

眶下神经阻滞用于唇裂修补术的术中镇痛。尽管患者可能行单侧唇裂修补,但应该阻滞双侧眶下神经,因为唇裂修补术通常会扩大到唇中线。

77. 小儿眶下神经阻滞的局麻药用法?

在下眼睑中线下方能触及上颌骨眶下沟位置。27～30G 穿刺针与皮肤成 45°进针,回抽无血后注入局部麻醉药 0.3～0.5 mL。

78. 小儿眶下神经阻滞的不良反应和并发症会有哪些?

有发生神经损伤的风险。因此眶下神经阻滞时要注意观察穿刺针尖位置,不要进入眶下沟内,避免神经内注射损伤神经。

79. 小儿常用的躯干神经阻滞有哪几种方法?

椎旁神经阻滞、腹直肌鞘平面阻滞、腹横肌平面阻滞、髂腹股沟和髂腹下神经阻滞。

80. 小儿椎旁神经阻滞适应证有哪些?

椎旁神经阻滞可替代胸段硬膜外,脊椎旁神经阻滞可有效地改善胸科手术的疼痛,包括漏斗胸修复、肋下腹部手术、乳房区域手术和泌尿外科手术。

81. 横向法超声引导下小儿椎旁神经阻滞的操作技术?

① 已被麻醉的小儿侧卧,需要被阻滞的一面朝上;② 决定需要镇痛患者的穿刺椎体水平后再确定阻滞平面宽度;③ 超声探头横向、平行于肋骨,置于脊柱旁;④ 向侧面移动探头,经肋间隙确定肺的位置;⑤ 定位肋间隙内膜;⑥ 使用平面内法将阻滞针由侧面往中间缓慢推进。针尖插入横突边界的中间后进入椎旁间隙,且正好在胸内筋膜和胸膜的上方。胸膜向前的移动可以确定正确的针的位置。

82. 小儿椎旁神经阻滞的不良反应和并发症有哪些?

潜在的并发症包括气胸、神经损伤、鞘内注射、硬膜外阻滞、出血和局麻药全身毒性反应。

83. 小儿椎旁神经阻滞的局麻药用法?

当针进入椎间旁间隙时,先注入一个实验剂量的局麻药。如果每个阻滞平面的测试剂量都没有异常反应,缓慢注入负荷剂量的局麻药。多部位注射疗效更佳。局麻药负荷剂量:>6 个月的婴幼儿使用罗哌卡因 0.2%~0.5%或丁哌卡因 0.25%~0.5%(1∶400 000~1∶200 000 肾上腺素)0.5 mL/kg(最大剂量 20 mL 或 2.5 mg/kg)。较高浓度的局麻药只适用于术中麻醉。

84. 小儿腹直肌鞘滞适应证有哪些?

腹直肌鞘阻滞适用于前腹壁正中切开的腹膜、肌肉、皮肤的镇痛。

85. 超声引导下小儿腹直肌鞘阻滞的操作技术?

① 患儿取仰卧位,将超声探头置于腹白线上,阻滞侧对面;② 在腹白线旁缓慢移动超声探头,使其在超声界面上显示腹直肌肌腹部、前后腹直肌鞘、腹横筋膜、腹膜腔;③ 继续移动超声探头直到能清晰辨认前后腹直肌鞘边缘。用穿刺针在腹直肌和三腹肌间的交界处进针;④ 先穿刺到腹直肌后缘(但不超过后缘),远离腹直肌鞘,推注实验剂量局麻药浸润水化腹直肌。

86. 小儿腹直肌鞘阻滞的不良反应和并发症会有哪些?

并发症包括阻滞失败、肠道损伤、出血和感染。

87. 小儿腹直肌鞘阻滞的局麻药用法?

先推注实验剂量局麻药,无异常反应后推注负荷剂量,局部麻醉药 0.2 mL/kg,每侧最大剂量为 10 mL,同时不超过按照患者体重计算的最大药量。

88. 小儿腹横肌神经阻滞适应证有哪些?

腹横肌平面阻滞注药用于腹壁手术的麻醉和镇痛。包括前、外侧和一侧腹壁手术。如造瘘术、阑尾切除术、腹股沟疝修补术、腹腔镜肠道和胆囊手术。

89. 超声引导下小儿腹横肌神经阻滞的操作技术?

① 患儿仰卧位,高频探头横置于需要阻滞的腹横肌神经平面头侧,以覆盖手术区域;② 探头下观察到三层肌肉和其筋膜层;③ 为达到最佳平面的局部麻醉,尽可能向后移动探头,阻滞支配前腹壁内侧部分的外侧神经节前分支;④ 注意腹横肌和腹内斜肌间筋膜表面距离。在腹前外侧壁,穿刺针进针深度等于探头到筋膜平面距离。在腹横肌和腹直肌间隙给药。

90. 小儿腹横肌神经阻滞的不良反应和并发症会有哪些?

潜在并发症包括腹膜裂伤、肠管损伤、血肿、感染、肌肉损伤、阻滞失败和局麻药中毒等。

91. 小儿腹横肌神经阻滞的局麻药用法?

推注实验剂量后无异常反应,可给予局部麻醉药每侧 0.2～0.4 mL/kg,但不超过 2.5 mg/kg,最大容量每侧 10 mL(新生儿减半)。如果超声显像下,局麻药扩散充分,则小剂量的局麻药即可满足阻滞需要。

92. 小儿髂腹下、髂腹股沟神经阻滞适应证有哪些?

髂腹股沟和髂腹下神经阻滞同属于筋膜间神经阻滞。通常用于小儿腹股沟疝修补、精索静脉曲张和隐睾手术。

93.　超声引导下小儿髂腹下、髂腹股沟神经阻滞的操作技术？

　　① 把超声探头放置于需阻滞侧的髂前上棘并朝向脐部，通常可看到 2～3 个肌层和下面移动的腹腔内容物；② 当探头向腹股沟韧带下端移动时，腹外斜肌移行成下腹部结缔组织腱膜层；③ 超声探头下端边缘内侧稍旁开处为进针穿刺方位；④ 穿刺针横置于髂前上棘，略平行于皮肤进针。神经位于腹内斜肌和腹横肌之间的筋膜平面。

94.　小儿髂腹下、髂腹股沟神经阻滞的不良反应和并发症会有哪些？

　　超声引导下髂腹下、髂腹股沟神经阻滞并发症较少见，包括血管损伤、腹膜及腹腔脏器损伤等。

95.　小儿髂腹下、髂腹股沟神经阻滞的局麻药用法？

　　推注实验剂量无异常反应后，给予局部麻醉药每侧 0.1～0.2 mL/kg。在合适位置注药时，可清晰看见肌层与筋膜层被分隔开。

96.　小儿术后要不要镇痛？

　　越来越多的证据表明，早产儿和足月儿均能感受到伤害性刺激带来的疼痛并产生应激反应，除近期生理指标及血流动力学波动、行为改变、激素水平变化，还能导致远期的痛觉敏感性改变、神经系统重塑、内分泌系统改变、免疫应答失衡、情感认知及行为障碍。即使在儿童尤其是幼儿中，识别有无疼痛及疼痛的严重程度然后对其进行治疗可能存在困难。但是仍应确保所有年龄段的儿童均能获得充分的镇痛治疗。

97.　小儿疼痛如何评估？

　　儿童常用的疼痛评估方法有：

　　（1）自我评估：患儿根据提供的量表自己评估和描述疼痛程度。

　　（2）行为学/观察评估：测量疼痛相关的行为学表现或对由患儿父母或监护人提供的疼痛的叙述进行评估。手术后应该定时进行行为学评估和记录。这种评估最好与其他常规评估同时进行，以避免对小儿不必要的打扰。

　　（3）生理学评估：根据疼痛引起的生理学变化进行评估。在定时评估的同时，若有生命体征改变如低血压、心动过速和发热等，应立即评估是否存在严重疼痛。

98. 小儿术后镇痛的原则是什么?

① 多模式镇痛;② 非药物疗法用于患儿术后镇痛;③ 患者自控镇痛(PCA)和护士控制镇痛(NCA);④ 超声引导神经阻滞。

99. 什么叫多模式镇痛?

多模式镇痛也称平衡镇痛,是指将作用于疼痛传导通路不同部位的药物或方法联合应用,实现镇痛效应的协同作用,以达到最佳镇痛效果和最低不良反应。

100. 小儿多模式镇痛常用的方法有哪些?

小儿多模式镇痛常用的方法有:区域阻滞、硬膜外镇痛、静脉镇痛、局部浸润阻滞以及非药物疗法如安抚奶嘴、蔗糖、按摩、音乐等。

101. 小儿多模式镇痛常用的药物有哪些?

小儿多模式镇痛常用口服或者静脉药物有:对乙酰氨基酚、非甾体类抗炎药物(NSAIDs)、曲马多、可待因、强效阿片类药物(吗啡、芬太尼、舒芬太尼、羟考酮)、右美托咪定等。

102. 小儿自控镇痛的方法有哪些?

① 硬膜外 PCA:通过骶管裂孔或棘突间隙在硬膜外间隙留置导管持续给药。局麻药联合镇痛药适用于行腹部及下肢手术后的中重度疼痛患儿。② 静脉 PCA:经静脉持续将镇痛药物按设定方案注入体内。适用于全身任何部位的术后镇痛。③ 皮下 PCA:在患儿三角肌皮下置入留置针,用保护膜固定,连接 PCA 泵持续经皮下给药。适用于儿童、静脉置管困难的患儿。④ 区域阻滞 PCA:置入可固定导管,将局麻药和镇痛药通过 PCA 泵持续应用于相应部位的神经阻滞,主要适用于四肢手术的患儿。

103. 小儿术后自控镇痛的不良反应有哪些?

呼吸抑制、恶心呕吐、尿潴留、瘙痒、低血压、神经损伤等。

104. 小儿术后镇痛时出现恶心呕吐如何防治?

术后恶心呕吐(PONV):PONV 是阿片类镇痛药最常见的不良反应,应该使用相应药物进行控制,而不是简单取消镇痛药物的使用。小儿常用预防恶心呕吐药物有 5 - HT 受体拮抗剂昂丹司琼 0.02～0.1 mg/kg 静脉滴注,地塞米松 0.1～0.15 mg/kg 静脉滴注,地塞米松和昂丹司琼效果相似,两者合用可进一步降低恶心呕吐风险。胃复安是一种非常便宜的止吐药物,但用于预防恶心呕吐的效果不确切,而且可能出现锥体外系症状,仅用于治疗昂丹司琼、地塞米松使用后仍发生恶心呕吐的患儿,用法用量 0.25 mg/kg 静脉滴注。

105. 小儿术后镇痛时出现呼吸抑制如何防治?

呼吸抑制是静脉自控镇痛最严重的并发症,也是发生率最低的一种并发症。通过严格的个体化的剂量管理,监测 SPO_2 和呼气末二氧化碳,临床定期随访,可以预防呼吸抑制的发生。

106. 小儿术后镇痛时出现皮肤瘙痒如何防治?

皮肤瘙痒也是术后镇痛常见的不良反应,发生率仅次于恶心呕吐。皮肤瘙痒的发生与阿片药物的种类、用法剂量显著相关,全身给药的发生率为 2%～10%,硬膜外或腰麻的发生率高达 30%～100%。舒芬太尼和芬太尼导致的皮肤瘙痒持续时间短,降低剂量可以缓解,而吗啡引起的皮肤瘙痒持续时间长,更难治疗,小剂量持续泵注纳洛酮 0.25 μg/(kg·h) 可以有效降低静脉吗啡自控镇痛相关的瘙痒反应。

107. 小儿术后镇痛时出现便秘如何防治?

便秘主要由阿片类药物抑制肠蠕动和肠道平滑肌张力增加所致,早期下床活动,服用软化大便的药物可以预防便秘的发生。

108. 小儿术后镇痛时出现其他不良反应如何防治?

其他不良反应与术后镇痛的方式、镇痛药物种类、剂量和使用时间相关,应尽可能采用多模式镇痛以减少阿片药物用量来防范不良反应的发生。

109. 术后镇痛药物的使用会不会影响小儿手术伤口愈合?

事实上,目前并无术后镇痛影响伤口愈合或增加感染的临床实验结论。相反,有人观察导良好的术后镇痛可改善伤口部位的组织氧分压,这可能和镇痛可抑制患者的应激反应,降低体内儿茶酚胺的水平,从而改善伤口部位的血供有关。

110. 新生儿需不需要镇痛?

新生儿对疼痛的生物学感知能力与成人相比更加强烈、持久,对疼痛也会存在记忆,而且疼痛带来的各种负面影响可长期存在。孕 25 周时,胎儿疼痛感受器已经发育。新生儿不仅能感受疼痛,而且会因为镇痛不充分,带来日后疼痛反应增强。因此,规范适宜的疼痛管理,可以减轻或防止疼痛对身体和心理造成的不利影响,加快康复进程。

111. 新生儿疼痛如何评估?

新生儿疼痛评估方法的选择取决于其个体和疼痛类型;由于新生儿处于被动状态,动作少,面部表情不明显,心率和呼吸率变异性低,评估方法推荐生理和行为等多项指标的综多维评估;非紧急情况下,推荐联合应用几种量表评估。量表中的各种判定依赖于观察者的主观判断,评估结果受中枢神经系统疾病或使用镇静药物影响;因此评估量表不能充分评估新生儿持续性或慢性疼痛的强度,临床工作中不应完全依赖评估量表而忽视患儿自身的痛觉体验。

112. 常用新生儿评估量表有哪些?

① 早产儿疼痛量表(premature infant pain profile,PIPP);② 新生儿疼痛/激惹与镇静量表(neonatal pain, agitation and sedation scale,N-PASS);③ 新生儿疼痛量表(neonatal infant pain scale,NIPS);④ 新生儿术后疼痛评估量表(crying, requires increased oxygen administration, increased vital signs, expression, and sleeplessness,CRIES);⑤ 新生儿面部编码系统(neonatal facial coding system,NFCS);⑥ 新生儿急性疼痛评估量表(neonatal infant acute pain assessment scale,NIAPAS);⑦ 新生儿疼痛与不适量表(echelle douleur inconfort nouveau-Né,EDIN)。

113. 新生儿轻度疼痛怎么处理?

轻度疼痛管理,包括手指血及足跟血采样。主要以环境措施为主(温柔抚触、母亲亲喂),辅以非药物措施(舒缓音乐疗法、非营养吸吮联合蔗糖水喂养)。

114. 新生儿中度疼痛的怎么处理?

中度疼痛包括外周动静脉穿刺、肌内及皮下注射,蔗糖、母乳和非营养性吸吮虽对缓解中度疼痛有效,但不足以显著缓解相关疼痛,选用合适套管针(24~

26G)、精准穿刺是减少疼痛的重要前提。另外,穿刺部位应用局麻类药物亦有效,不推荐静脉用药。

115. 新生儿中-重度疼痛怎么处理?

中-重度疼痛包括各种穿刺(腰椎、胸腔、腹腔、侧脑室穿刺)、各种置管(气管插管、胸腔引流管、导尿管、经皮中心静脉置管)、ROP 筛查。除轻度疼痛所用措施外,操作前需摆好体位,做到精准穿刺,可局部应用麻醉药物,而静脉应用镇静药物,如何权衡其利弊、目前证据不一。

116. 新生儿重度疼痛怎么处理?

对于重度疼痛刺激,多需使用局部及静脉联合镇静、镇痛、肌肉松弛药物,如EMLA 霜、咪达唑仑、芬太尼、对乙酰氨基酚、吗啡,但目前我国尚缺少全国性大样本的多中心研究,更多的是一些单中心的经验性应用。

117. 新生儿长期慢性疼痛如何处理?

长期慢性疼痛包括长期机械通气、各种深静脉置管、动脉导管、引流管、导尿管置管、手术切口、术后组织损伤、术后并发症期(如坏死性小肠结肠炎术后造瘘)等引起的慢性疼痛。加强各种切口和管路的护理,避免感染,可以应用镇静镇痛药物如吗啡、芬太尼、咪达唑仑,但有一定成瘾性,且总体而言目前尚缺乏有效且不良反应较少的举措。另外,因慢性疼痛长期使用镇痛镇静药物,应注意药物不良反应的产生。

118. 新生儿紧急情况下疼痛如何处理?

对于紧急情况下新生儿疼痛,尚缺乏足够的研究证据及评估有效手段,处理以救治为第一原则。

119. 局部麻醉药在小儿术后镇痛中如何运用?

局部麻醉药可以通过手术切口局部浸润、区域神经丛、外周神经干单次或者持续阻滞,椎管内单次或者持续阻滞方法治疗术后疼痛。

血管收缩剂(如肾上腺素)与局麻药一起使用可以减少药物吸收入血的全身毒副作用,还可以延长局麻药的作用时间。局部麻醉药物中加入中枢镇痛药物如氯胺酮、可乐定、右美托咪定、阿片类药物(如芬太尼)可以延长神经阻滞作用时间。

部分研究发现局部麻醉药物中加入地塞米松其神经阻滞时间成倍延长。

120. 小儿术后镇痛常用局麻药有哪些?

　　① 布比卡因:主要用于浸润麻醉、外周神经阻滞和椎管内阻滞;② 左旋布比卡因:左旋布比卡因与布比卡因药效相当,用途相同,推荐使用剂量也相同,但是毒副作用小于布比卡因;③ 罗哌卡因:起效时间和维持时间和布比卡因类似,但运动神经阻滞的发生和持续时间较短,强度也较弱;④ 氯普鲁卡因:脂类局麻药氯普鲁卡因可作为小儿硬膜外镇痛酰胺类局麻药的替代品[浓度 1.50%,术后硬膜外持续输注速率 0.25~1.5 mL/(kg·h)]。

121. 布比卡因、左旋布比卡因和罗哌卡因在小儿术后镇痛中推荐的最大用量是多少?

　　① 婴儿:单次注射最大剂量:2 mg/kg;常用浓度 0.0625%~0.15%,持续术后(区域阻滞)最大剂量:0.2 mg/(kg·h);② 儿童:婴儿:单次注射最大剂量:2.5 mg/kg;常用浓度 0.015%~0.25%,持续术后(区域阻滞)最大剂量:0.4 mg/(kg·h)。

122. 小儿硬膜外术后镇痛的局麻药和阿片药物配方是什么?

　　① 局麻药:罗哌卡因 0.1%~0.2%,布比卡因 0.1%~0.125%,左旋布比卡因 0.1%~0.2%,氯普鲁卡因 0.8%~1.4%;② 阿片类药物:舒芬太尼 0.5 μg/mL,芬太尼 2 μg/mL,吗啡 10 μg/mL;③ PCEA 方案:首次剂量 0.1~0.3 mL/kg,维持剂量 0.1~0.3 mL/(kg·h),冲击剂量 0.1~0.3 mL/kg,锁定时间 20~30 分钟。

123. 小儿静脉自控镇痛时阿片类药物的使用方案是什么?

　　① 吗啡:负荷剂量:50 μg/kg;单次冲击剂量:10~20 μg/kg;锁定时间:5~10 分钟;持续背景输注剂量:0~4 μg/(kg·h);② 芬太尼:负荷剂量:0.5~1.0 μg/kg;单次冲击剂量:0.1~0.2 μg/kg;锁定时间 5~10 分钟;持续背景输注剂量:0.3~0.8 μg/(kg·h);③ 舒芬太尼:负荷剂量:0.05 μg/kg;单次冲击剂量:0.01~0.02 μg/kg;锁定时间 5~10 min;持续背景输注:0.02~0.05 μg/(kg·h)。

124. 非甾体抗炎药 NSAIDs 类药物用于小儿术后镇痛的指征是什么?

① 中小手术后镇痛;② 大手术与阿片类药物或曲马多联合或多模式镇痛,有显著的阿片节俭作用;③ 大手术后 PCA 停用后,残留痛的镇痛;④ 术前给药,发挥术前抗炎和抑制超敏作用。

125. 非甾体抗炎药 NSAIDs 类药物用于小儿术后镇痛的用药量如何?

① 布洛芬:口服剂量 5～10 mg/kg,间隔时间 6～8 小时,每日最大剂量 30 mg/kg,适用年龄:＞3 个月;② 双氯芬酸:口服剂量 1 mg/kg,间隔时间 8 小时,每日最大剂量 3 mg/kg,适用年龄:＞6 个月;③ 塞来昔布:口服剂量 1.5～3 mg/kg,间隔时间 12 小时,每日最大剂量 6 mg/kg,适用年龄:＞1 岁。

126. 使用 NSAIDs 类药物可能的不良反应和注意事项有哪些?

① 延长出血时间,有出血性疾病和接受抗凝治疗的儿童禁用。手术范围广泛的外科手术后也最好不用。② 可引起不同程度的肾脏损伤,且存在永久性肾损害的可能,不与有肾毒性的药物合用。③ 可使胃激惹和引起消化道出血。消化道出血高风险的患儿联用质子泵抑制剂和 H_2 受体拮抗剂可降低风险。④ 可加重哮喘。有哮喘病史的儿童,用前须询问既往用史,禁用于重症哮喘患儿。⑤ 大剂量使用可能影响骨发育,不建议小儿长期大量使用。⑥ 可能影响脑肺血流调节,不推荐新生儿使用。⑦ 对该类药物过敏的患儿禁用,有严重湿疹和过敏体质的儿童慎用,可引起不同程度的肝功能损害,包括转氨酶升高、电解质紊乱,甚至肝细胞坏死,肝功能衰竭的儿童禁用。

127. 小儿耳鼻喉科、头面部相关手术合适的镇痛方法有哪些?

① 鼓膜切开术:口服 NSAIDs(布洛芬、双氯芬酸或酮咯酸)或对乙酰氨基酚;② 扁桃体切除术:术前口服对乙酰氨基酚和(或)NSAIDs,术中使用阿片类镇痛药或联合止吐药;扁桃体窝局部应用局麻药;术后监护下使用吗啡或芬太尼,之后规律使用 NSAIDs 和对乙酰氨基酚;③ 乳突和中耳手术:耳大神经阻滞,对乙酰氨基酚和 NSAIDs 类药物;④ 唇腭裂修补术:眶下神经阻滞。

128. 小儿眼科相关手术合适的镇痛方法有哪些?

① 斜视手术:术中局麻药无阻滞(对边阻滞、或球周阻滞),术中或术后使用阿片类镇痛药或 NSAIDs;② 玻璃体视网膜手术:NSAIDs 类药物和球周阻滞与阿片

类药物相比可以提供相同的镇痛效果并减少恶心呕吐的发生。

129. 小儿口腔科手术合适的镇痛方法有哪些？

拔牙：NSAIDs 或联合对乙酰氨基酚，拔牙后局部棉签浸润布比卡因的方法镇痛效果不佳。

130. 小儿普外科小手术合适的镇痛方法有哪些？

① 脐平面以下的手术：局麻药伤口浸润，腹横肌平面阻滞，髂腹股沟神经阻滞或者骶管阻滞；② 开放腹股沟疝修补术：局麻药伤口浸润，髂腹股沟神经阻滞，腹横肌平面阻滞或骶管阻滞；③ 脐疝修补术：多模式镇痛，局部麻醉和阿片类镇痛药，术后使用对乙酰氨基酚和或 NSAIDs 至少超过 48 小时。

131. 小儿普外科大手术合适的镇痛方法有哪些？

① 腹部外科手术：多模式镇痛，静脉持续输注或 NCA/PCA 给予阿片类药物或者硬膜外镇痛，联合 NSAIDs 类药物；椎管内给予可乐定或阿片类药物可有效镇痛但可能增加副反应发生。② 开腹阑尾切除术：PCA 技术联合使用 NSAIDs 类药物。③ 开放胃底折叠术：硬膜外阻滞加阿片类药物。④ 腹腔镜手术：多模式镇痛，腔镜穿刺通道的局麻药浸润或腹直/横肌平面阻滞，联合阿片类、NSAIDs 类药物和对乙酰氨基酚。

132. 小儿泌尿外科相关手术合适的镇痛方法有哪些？

① 包皮环切术：骶管阻滞和阴茎背神经阻滞。② 新生儿包皮环切术：首选局部麻醉，阴茎背神经阻滞比皮下环阻滞和局部麻醉更有效果。③ 尿道下裂手术：在骶管阻滞或阴茎背神经阻滞镇痛或基础上结合对乙酰氨基酚规律给药，PCA 等多模式镇痛。④ 睾丸固定术：骶管阻滞效果理想并可以减少并发症和药物不良反应。⑤ 泌尿外科大手术：多模式镇痛，非口服阿片类药物或局部麻醉联合全身 NSAIDs 和对乙酰氨基酚。

133. 小儿四肢外科相关手术合适的镇痛方法有哪些？

① 下肢手术：多模式镇痛，周围神经阻滞相比静脉给予阿片类药物镇痛效果更好、不良反应更少，硬膜外给予阿片类药物效果好但增加副反应发生率，可以通过留置导管进行持续外周神经及硬膜外阻滞，口服对乙酰氨基酚和 NSAIDs。

第十二章

② 上肢手术：术前臂丛神经阻滞。

134. 小儿神外、脊柱手术合适的镇痛方法有哪些？

① 脊柱外科矫形手术：硬膜外阻滞（确定神经系统功能正常后才能使用），鞘内注射阿片类药物，术后 3～5 天内使用阿片类镇痛药物静脉镇痛。② 神经外科手术：多模式镇痛，伤口局麻药浸润，对乙酰氨基酚，NSAIDs 药物（一般 24 小时后才能使用），必要时可以使用阿片类药物（监护下使用）。

135. 小儿心胸外科手术合适的镇痛方法有哪些？

① 心脏外科手术：术中和术后静脉使用阿片类药物镇痛，最常用的是吗啡和芬太尼，可以联合规律使用对乙酰氨基酚，硬膜外阻滞能有效镇痛；② 胸科手术：硬膜外麻醉或者连续椎旁阻滞。

136. 小儿术后镇痛的注意事项有哪些？

① 术后镇痛应在麻醉期间充分镇痛后，于麻醉复苏时就开始，证实止痛方案安全有效后可让患儿离开。麻醉科医生有责任制订具体的术后镇痛方案并术前告知家长。② 疼痛在术后 24～72 小时内最为严重，个别患儿可持续数日或数周。③ 在术后早期可按时间规律给药，后期可以根据疼痛评估结果按需给药。④ 应尽可能联合给药。但每种药物不应超过推荐的最大剂量。⑤ 镇痛药物的给予应按照个体化原则。⑥ 必须通过疼痛评估观察镇痛效果。同时监测有无不良反应并及时防治。

137. 小儿肿瘤患儿围术期疼痛管理策略是什么？

以多模式镇痛为原则，建立多学科疼痛管理团队。术后急性疼痛管理需要麻醉科、外科和护理学科在患者疼痛管理全程中的不同阶段担任疼痛评估、疼痛评分记录、镇痛方案制订和调整等职责。多模式镇痛是联合应用作用机制不同的镇痛药或镇痛技术，作用于疼痛传导通路（外周或中枢神经系统）的不同靶点，可联合非药物干预措施发挥镇痛的相加或协同作用，使每种镇痛药物的剂量减少，不良反应相应减轻，在安全的前提下达到持续有效的镇痛。

（顾志清 魏嵘）

参考文献

［1］　邓小明,姚尚龙,于布为,等.现代麻醉学(第5版)[M].北京:人民卫生出版社,2021.

［2］　俞卫锋,石学银,姚尚龙,等.临床麻醉学理论与实践[M].北京:人民卫生出版社.2017.

［3］　中华医学会麻醉学分会.中国麻醉学指南与专家共识2017版[M].北京:人民卫生出版社.2017.

［4］　Robert S. Holzman.小儿麻醉实践方法(第2版)[M].李超,谷海飞,杜文康,等译.上海:世界图书出版公司,2020.

［5］　王爱忠,范坤,赵达强,等.超声引导下的神经阻滞技术[M].上海:上海交通大学出版社,2019.

［6］　Bowness J, Taylor A. Ultrasound-Guided Regional Anaesthesia: Visualising the Nerve and Needle[J]. Adv Exp Med Biol. 2020;1235: 19-34. doi: 10.1007/978-3-030-37639-0_2. PMID: 32488634.

［7］　Suresh S, Ecoffey C, Bosenberg A, et al. The European Society of Regional Anaesthesia and Pain Therapy/American Society of Regional Anesthesia and Pain Medicine Recommendations on Local Anesthetics and Adjuvants Dosage in Pediatric Regional Anesthesia[J]. Reg Anesth Pain Med. 2018 Feb; 43(2): 211-216. doi: 10.1097/AAP.0000000000000702. PMID: 29319604.

［8］　中华医学会麻醉学分会区域麻醉学组.外周神经阻滞并发症防治专家共识[J].临床麻醉学杂志,2020(9). DOI: 10.12089/jca.2020.09.017.

［9］　万丽,赵晴,陈军,等.疼痛评估量表应用的中国专家共识(2020版)[J].中华疼痛学杂志,2020,16(3): 177-187. DOI: 10.3760/cma.j.cn101379-20190915-00075.

［10］　中国医师协会新生儿科医师分会,中国当代儿科杂志编辑委员会.新生儿疼痛评估与镇痛管理专家共识(2020版)[J].中国当代儿科杂志,2020,22(9): 923-930. DOI: 10.7499/j.issn.1008-8830.2006181.

［11］　中国抗癌协会肿瘤麻醉与镇痛专业委员会.中国肿瘤患者围术期疼痛管理专家共识(2020版)[J].中国肿瘤临床,2020(14). DOI: 10.3969/j.issn.1000-8179.2020.14.584.